Haug

Heilpraktiker-Kolleg

Lernmodul 1:

Beruf Heilpraktiker

Anette Oberhauser

69 Abbildungen

Karl F. Haug Verlag · Stuttgart

Bibliografische Information der Deutschen Nationalbibliothek
Die Deutsche Nationalbibliothek verzeichnet diese Publikation in der Deutschen Nationalbibliografie; detaillierte bibliografische Daten sind im Internet über http://dnb.d-nb.de abrufbar.

Ihre Meinung ist uns wichtig! Bitte schreiben Sie uns unter:
www.thieme.de/service/feedback.html

Wichtiger Hinweis: Wie jede Wissenschaft ist die Medizin ständigen Entwicklungen unterworfen. Forschung und klinische Erfahrung erweitern unsere Erkenntnisse, insbesondere was Behandlung und medikamentöse Therapie anbelangt. Soweit in diesem Werk eine Dosierung oder eine Applikation erwähnt wird, darf der Leser zwar darauf vertrauen, dass Autoren, Herausgeber und Verlag große Sorgfalt darauf verwandt haben, dass diese Angabe **dem Wissensstand bei Fertigstellung des Werkes** entspricht.
Für Angaben über Dosierungsanweisungen und Applikationsformen kann vom Verlag jedoch keine Gewähr übernommen werden. **Jeder Benutzer ist angehalten**, durch sorgfältige Prüfung der Beipackzettel der verwendeten Präparate und gegebenenfalls nach Konsultation eines Spezialisten festzustellen, ob die dort gegebene Empfehlung für Dosierungen oder die Beachtung von Kontraindikationen gegenüber der Angabe in diesem Buch abweicht. Eine solche Prüfung ist besonders wichtig bei selten verwendeten Präparaten oder solchen, die neu auf den Markt gebracht worden sind. **Jede Dosierung oder Applikation erfolgt auf eigene Gefahr des Benutzers.** Autoren und Verlag appellieren an jeden Benutzer, ihm etwa auffallende Ungenauigkeiten dem Verlag mitzuteilen.

Karl F. Haug Verlag in Georg Thieme Verlag KG
Rüdigerstraße 14, 70469 Stuttgart, Germany
www.thieme.de

Printed in Germany

Zeichnungen: Agnieszka & Martin Waletzko, Leonberg
Covergestaltung: © Thieme
Layout: J. Böger/Thieme
Satz: L42 AG, Berlin
Druck: AZ Druck und Datentechnik GmbH, Kempten

DOI 10.1055/b000 000 686

ISBN 978-3-13-243970-2 1 2 3 4 5 6

Auch erhältlich als E-Book:
eISBN (PDF) 978-3-13-244116-3
eISBN (epub) 978-3-13-244117-0

Wo datenschutzrechtlich erforderlich, wurden die Namen und weitere Daten von Personen redaktionell verändert (Tarnnamen). Dies ist grundsätzlich der Fall bei Patienten, ihren Angehörigen und Freunden, z. T. auch bei weiteren Personen, die z. B. in die Behandlung von Patienten eingebunden sind. Eventuelle, personenbezogene Daten in den Fallbeispielen, Prüfungsdialogen, Vertiefungsfragen sind fiktiv. Die jeweilige Handlung ist frei erfunden.

Die abgebildeten Personen haben in keiner Weise etwas mit der Krankheit zu tun.

Thieme Publikationen streben nach einer fachlich korrekten und unmissverständlichen Sprache. Dabei lehnt Thieme jeden Sprachgebrauch ab, der Menschen beleidigt oder diskriminiert, beispielsweise aufgrund einer Herkunft, Behinderung oder eines Geschlechts. Thieme wendet sich zudem gleichermaßen an Menschen jeder Geschlechtsidentität. Die Thieme Rechtschreibkonvention nennt Autor*innen mittlerweile konkrete Beispiele, wie sie alle Lesenden gleichberechtigt ansprechen können. Die Ansprache aller Menschen ist ausdrücklich auch dort intendiert, wo im Text (etwa aus Gründen der Leseleichtigkeit, des Text-Umfangs oder des situativen Stil-Empfindens) z. B. nur ein generisches Maskulinum verwendet wird.

Herzlich Willkommen!

Ihr Ziel ist die Erlaubnis zum Ausüben der Heilkunde. Wir möchten Sie auf diesem Weg begleiten. Die Lernmodule des **Heilpraktiker-Kollegs** vermitteln Ihnen alle Kenntnisse, die Sie als Grundlage für diesen Beruf und für das Bestehen der amtsärztlichen Überprüfung benötigen.
Auf dieser Seite geben wir Ihnen eine Einführung in die didaktischen Elemente der einzelnen Lernmodule, damit Sie mit dem HP-Kolleg optimal lernen können. **Viel Erfolg!**

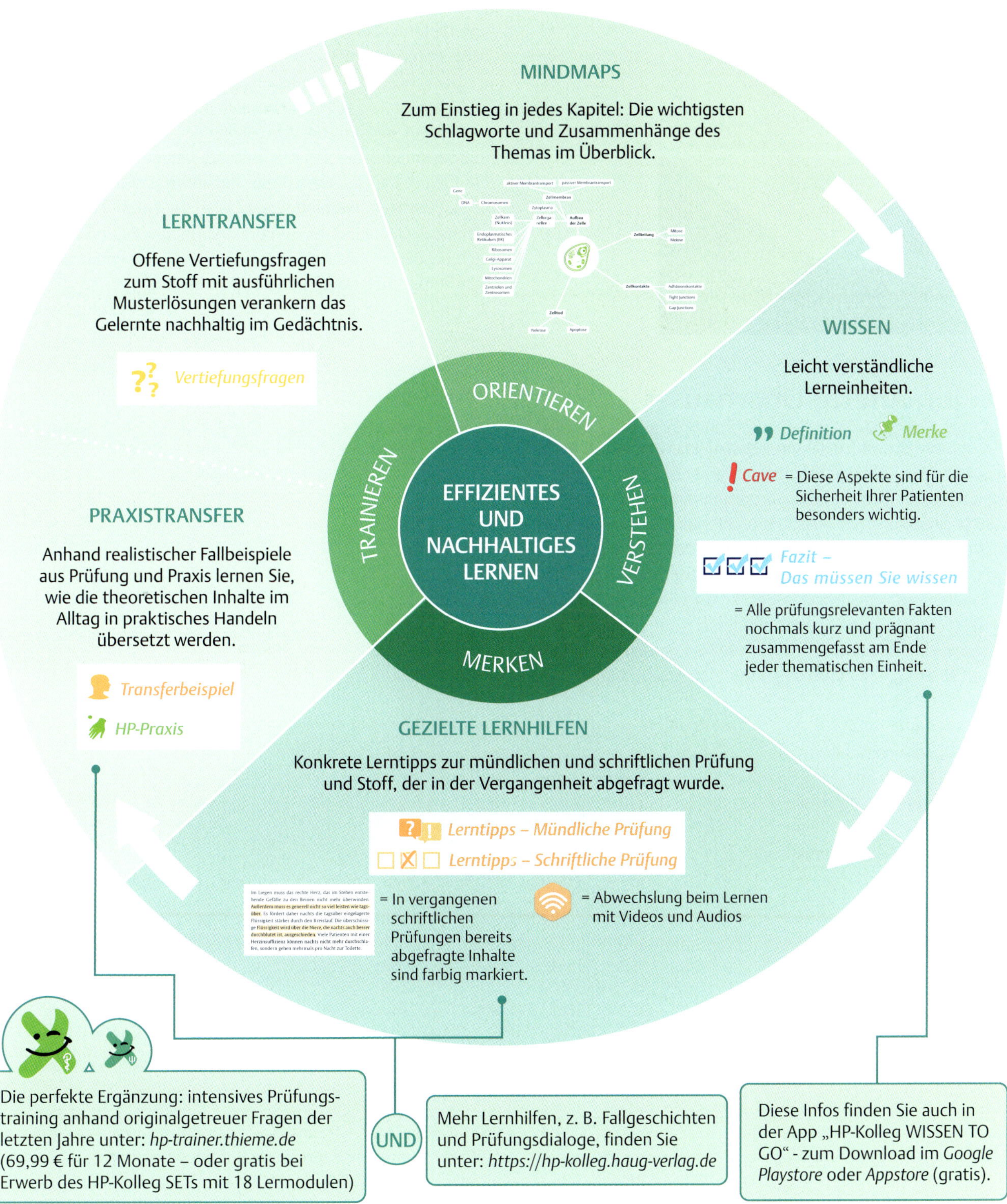

Die Autorin

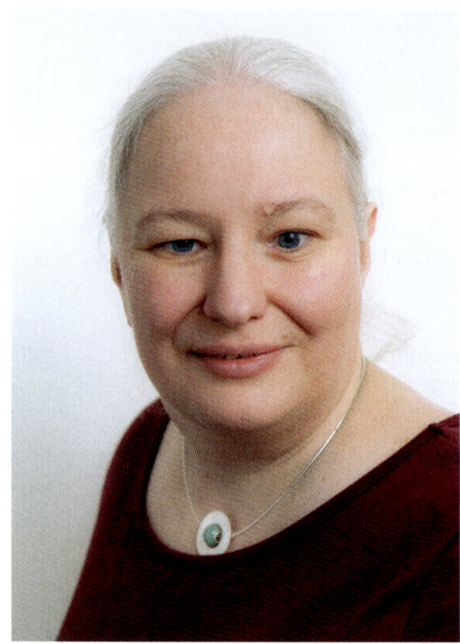

Dr. jur. Anette Oberhauser

Die Autorin ist seit 20 Jahren selbstständig in eigener Rechtsanwaltskanzlei (www.medizinrecht-heilpraktiker.de) tätig. Sie hat sich schon früh auf Medizinrecht, insbesondere die Schwerpunkte alternative Heilverfahren und Heilpraktikerrecht, spezialisiert. Nach ihrer Promotion erlangte sie 2008 die Zulassung als Fachanwältin für Medizinrecht. Sie greift auf eine jahrzehntelange Beratungspraxis zurück, in der ihr die verschiedensten Konstellationen und interessante Gründerideen in der Berufspraxis begegnet sind. Die Autorin ist seit 1997 erfolgreich als freiberufliche Dozentin an diversen Ausbildungsinstituten in ganz Deutschland tätig.

Anette **Oberhauser**
Sturmstr. 10
90478 Nürnberg
Deutschland
www.medizinrecht-heilpraktiker.de

Vorwort

Wegen eines gesundheitlichen Problems, das beinahe mein Jurastudium verhindert hätte, hatte ich damals mehrere Heilpraktiker aufgesucht. Dabei habe ich als Patientin so gute Erfahrungen gemacht, dass ich mich auf deren rechtliche Bedürfnisse spezialisiert habe. Die Anfragen meiner Mandanten aus der Berufsgruppe Heilpraktiker betreffen auch das Prüfungswesen sowie Unsicherheiten wegen Rechten und Pflichten in diesem Beruf.

Die Anfrage des Thieme-Verlags, für dessen Begleitung ich sehr herzlich danken möchte, hat mich daher so sehr begeistert, dass ich dieses Buchprojekt, trotz laufenden Kanzleibetriebs, einfach übernehmen „musste“. Ohne die vielfältige Unterstützung aller in meiner Kanzlei, wäre dieses Buchprojekt nicht möglich gewesen. Besonders wertvoll waren dabei die Hinweise von Frau Assunta Dell‘Annunziata, Heilpraktikerin für Psychotherapie, der ich für die lebensnahe Formulierung und Anwendungssicherheit der Praxis- und Übungsfälle danken möchte.

Ich wünsche viel Freude und Erfolg bei der Prüfungsvorbereitung.

Nürnberg, im August 2022

Inhaltsverzeichnis

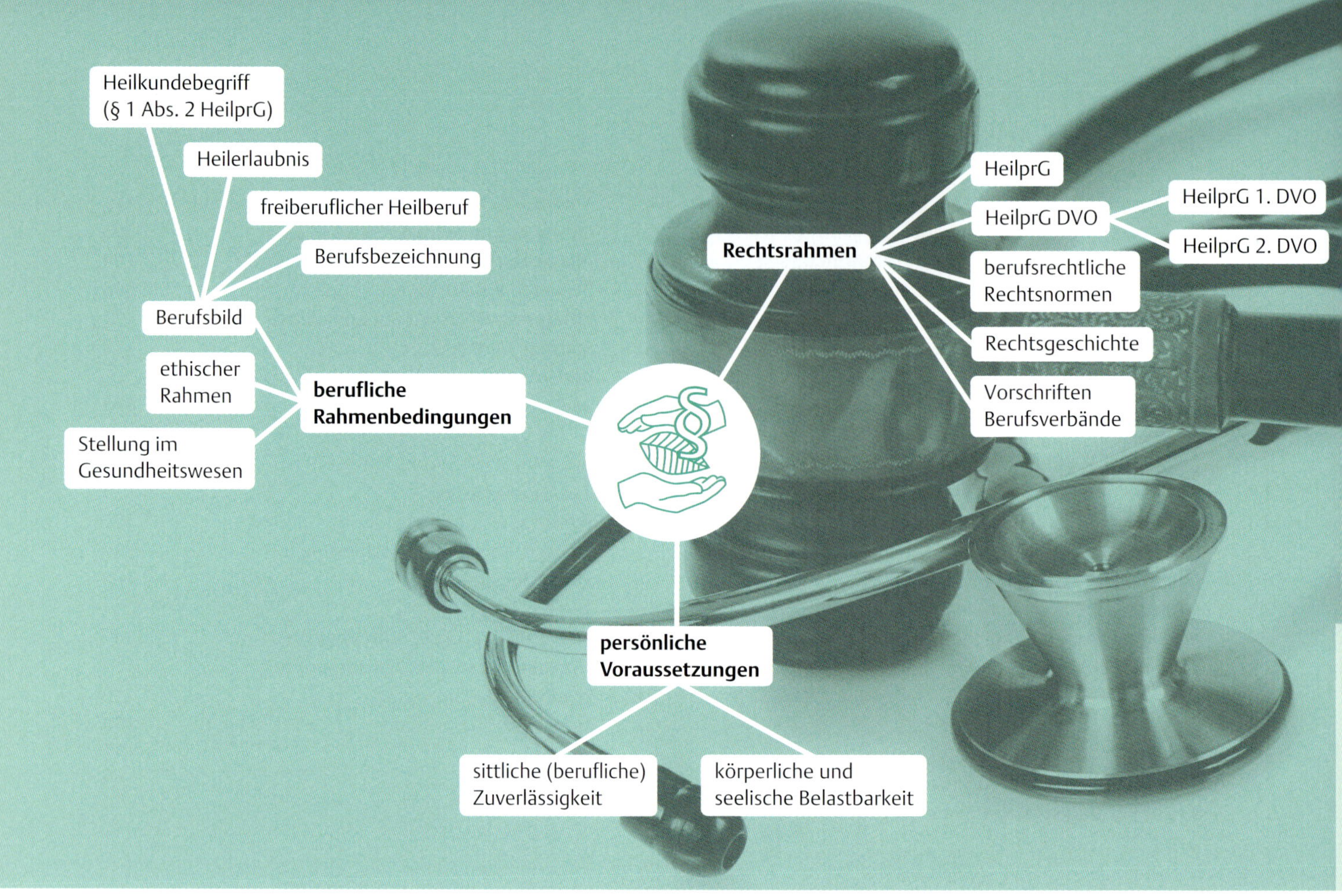

1 Heilpraktiker – Berufsbild und Rechtsgrundlagen

1.1 Beruf und Selbstverständnis des Heilpraktikers

1.1.1 Berufsbild Heilpraktiker

Deutschland ist eines der wenigen Länder weltweit, die neben Ärzten, psychologischen Psychotherapeuten und Gesundheitsfachberufen wie Pflege oder Physiotherapie eine weitere Berufsgruppe zum Ausüben der Heilkunde zulassen: Den Beruf des **Heilpraktikers** bzw. der **Heilpraktikerin**. Der Umstand, dass es diesen Beruf gibt, ist eine riesige Chance für alle, die sich hierzulande für einen heilkundlichen Beruf interessieren. Eigene Patienten ganzheitlich versorgen, mit alternativen Therapieverfahren zur „Schulmedizin“ zu ihrer Heilung beitragen, miterleben, wie behandelte Patienten wieder gesund werden – das kann eine Lebensaufgabe sein, die Sinn stiftet, erfüllend ist und Spaß macht. Das Tolle ist: Bei der Auswahl dieser alternativen Heilmethoden genießen Heilpraktiker innerhalb bestimmter gesetzlicher Grenzen **Therapiefreiheit**. In diesem Lernmodul lernen Sie diese und andere **gesetzlichen Rahmenbedingungen** kennen.

Heilpraktikerberuf: erfüllend, vielseitig, eigenverantwortlich

Therapeutischer Freiraum. Heilpraktiker üben einen besonderen Beruf aus, in dem sie zur Gesundheit und zum Wohl anderer Menschen maßgeblich beitragen können. Gleichzeitig haben Sie viel Freiraum darin, wie sie ihren Arbeitsalltag gestalten und welche Schwerpunkte Sie setzen.

Sie möchten den Beruf des Heilpraktikers ausüben und sich Ihre eigene Praxis aufbauen? Sie können entscheiden, welche Heilmethoden Sie erlernen und anwenden wollen! Wir kennen mittlerweile über **400 naturheilkundliche Methoden**, z. B. Ab- und Ausleitungsverfahren, Sauerstoffbehandlungen, Akupunktur, Hydrotherapie, Reflexzonentherapien (▸ **Abb. 1.1**) – und vieles mehr. Deshalb gibt es auch nicht DAS Heilpraktikerprofil: Die Heilpraktikerschaft bietet sehr heterogene heilkundliche Dienstleistungen an.

Wirtschaftlich selbstständig. Aus betriebswirtschaftlicher Sicht sind Heilpraktiker selbstständig, eigenverantwortlich und freiberuflich tätig. Das bedeutet, sie genießen steuerliche Vorteile und haben relativ einfach erfüllbare buchhalterische Pflichten. Zum Einstieg können Sie auch eine nebenberufliche Praxis führen, falls Sie nicht ganz ins kalte Wasser springen möchten.

Abb. 1.1 Beispiel einer ganzheitlichen Behandlungsmethode: Fußreflexzonenmassage.

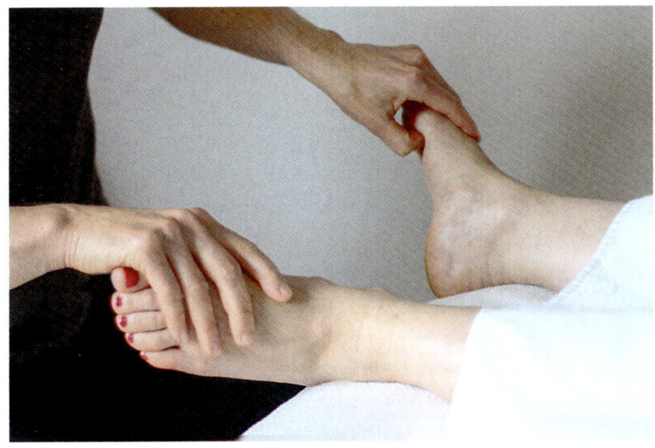

Die Fußreflexzonenmassage nimmt bei ganzheitlichen Behandlungsmethoden einen wichtigen Stellenwert ein. Sie kann für eine Vielzahl von Krankheiten angewendet werden: z. B. Erkrankungen des Bewegungs- und Stützapparats, des Atmungs- und Genitaltrakts. Symbolbild. *Foto: K. Oborny, Thieme Group*

Abb. 1.2 Behandlungsgespräch: Heilpraktikerin mit Patientin.

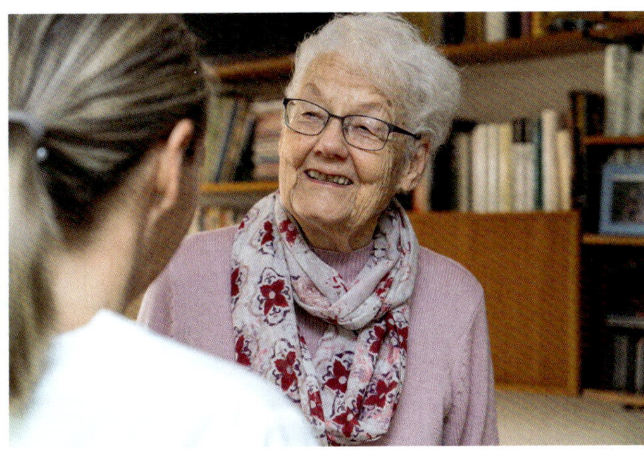

Viele Patienten suchen Heilpraktiker auf, weil diese sich genügend Zeit für die spezifischen Anliegen der Patienten nehmen können. Symbolbild. *Foto: K. Oborny, Thieme Group*

Patientenwohl: immer im Vordergrund! Das Wohl der Patienten ist ein hohes Gut. Deshalb hat der Gesetzgeber darauf geachtet, dass es bestmöglich geschützt wird. Neben den standesethischen Regeln gibt es eine Reihe von gesetzlich verankerten **Berufspflichten** (Kap. 2.2) und auch **Behandlungsverboten** (Kap. 2.1), deren Behandlung Ärzten vorbehalten ist (Arztvorbehalt).

Gleichzeitig stellen Heilpraktiker, natürlich auch unabhängig von gesetzlichen Regelungen, hohe Ansprüche an sich und ihre Arbeit: Aus den ethischen Rahmenrichtlinien der Heilpraktikerschaft lässt sich u. a. der Anspruch ableiten, dass Heilpraktiker ihren Patienten **auf Augenhöhe** begegnen. Es zeichnet die Angehörigen dieses Berufsstands ganz besonders aus, dass sie sich immer **genügend Zeit** nehmen, um ihre Patienten individuell und gewissenhaft heilkundlich zu versorgen (▶ **Abb. 1.2**) – oft ein Merkmal heilkundlicher Behandlungen, das die Patienten im Vergleich zur oft hektischen Betriebsamkeit in schulmedizinischen Versorgungseinrichtungen besonders schätzen.

Nach der von 6 Heilpraktikerverbänden verabschiedeten **BOH** (Berufsordnung für Heilpraktiker – siehe Kap. 1.1.2) verpflichten sich Heilpraktiker, ihren Beruf gewissenhaft auszuüben. Wie ernst Heilpraktiker diese Verpflichtung nehmen, spiegelt sich in einer vom Berufsverband Freie Heilpraktiker e. V. in Auftrag gegebenen und von Paulina Pabel im Jahr 2020 verfassten Studie zu Behandlungsfehlervorwürfen wider („Statistisches Gutachten zur Untersuchung von Behandlungsfehlern im Heilpraktiker-Beruf"). In dieser Arbeit wird u. a. eine bundesweite Multicenterstudie von B. Madea et. al aus dem Jahr 2005 zitiert. Diese Multicenterstudie kommt zu dem Ergebnis, dass aus den insgesamt 4 450 erhobenen Behandlungsfehlervorwürfen verschiedener Arzt- bzw. Berufsgruppen aus dem Gesundheitswesen auf Heilpraktiker nur ganze 12 Fälle entfallen. Die Studie steht zum Download bereit unter https://freieheilpraktiker.com (Suche: „Behandlungsfehler").

Zuerst: Die Prüfung. Bevor Sie sich der Arbeit mit Patienten zuwenden können, gibt es allerdings eine herausfordernde (und wichtige!) Hürde zu überwinden: Die schriftliche und mündliche Heilpraktikerprüfung. Auch für die rechtlichen Fragen rund um dieses wichtige Element heilpraktischer Ausbildung möchte Sie dieses Lernmodul vorbereiten und sensibilisieren. Mehr dazu im Kapitel „Überprüfung beim Gesundheitsamt" (S. 147). Zudem erhalten Sie einige erste Inputs zum Thema „Grundlagen der Praxisführung" (S. 125) – soweit sie für die Heilpraktikerprüfung bereits relevant sind.

Definition des Handlungsspektrums

Rechtliche Definition. Systematisch betrachtet ist ein Heilpraktiker zunächst nicht auf bestimmte Methoden oder Krankheitsbilder beschränkt, da der **Heilkundebegriff** des § 1 Absatz 2 Heilpraktikergesetz (HeilprG) sehr **weit** ausgelegt wird (S. 10). Von der umfassenden **grundsätzlichen Therapiefreiheit** als Grundlage werden dann durch einschlägige Fachgesetze, die in diesem Lernmodul behandelt werden, allerdings Abstriche gemacht, sowohl in methodischer als auch krankheitsspezifischer Hinsicht). Das Prinzip der Therapiefreiheit beinhaltet außerdem die Vorgabe, dass gleichzeitig das Prinzip der **Sorgfaltspflicht** absolut beachtet wird.

Das **Berufsbild** des Heilpraktikers wird also **nicht „positiv"** definiert durch die Zuweisung bestimmter Merkmale, sondern **„negativ"** durch diejenigen Befugnisse, die übrig bleiben, wenn man Verbote durch gesetzliche Grenzen „abzieht" (Kap. 2). Keinesfalls ist der Heilpraktiker jedoch ein „Resteberuf", der nehmen muss, was „übrigbleibt". Die in diesem Lernmodul beschriebenen gesetzlichen Grenzen lassen immer noch ein breites Spektrum von Behandlungsmöglichkeiten zu.

Dazu trägt auch bei, dass das Behandlungs-Spektrum im Heilpraktikerberuf – anders als in der Medizin – nicht in unterschiedliche Fachgebiete unterteilt ist. In der Medizin gibt es z. B. den Kardiologen, der „für's Herz" zuständig ist, der Unfallchirurg kümmert sich um traumatologische Erkrankungen, der Neurologe um Erkrankungen des Nervensystems. Diese Analogie zu diesen Facharztweiterbildungen, also den „Fachheilpraktiker", gibt es im Heilpraktikerberuf ausdrücklich nicht. Sich als „Fachheilpraktiker" zu positionieren ist daher nicht erlaubt (S. 11).

Lerntipps – Mündliche Prüfung

Darf ein Heilpraktiker operieren?

Die beliebte Prüfungsfrage, ob ein Heilpraktiker operieren (S. 10) dürfe, ist keinesfalls eine Scherz- oder Fangfrage. Heilpraktiker dürfen im Rahmen ihrer Therapiefreiheit **theoretisch** durchaus Operationen durchführen, wenn sie diese lege artis (= nach den Regeln der Kunst) beherrschen und es ihnen gelingt, eine gegebenenfalls erforderliche Narkose ohne verschreibungspflichtige Medikation sicher und sorgfaltsgerecht auszuführen. Dies ist gegeben, wenn ein Heilpraktikeranwärter **nachweisen** kann, dass er eine Heilmethode erlernt hat und diese auch sicher beherrscht. Diese Voraussetzungen erfüllen die zu Prüfenden in der Regel aber nicht.

Nach dem ganzheitlichen Heilbegriff, der für den Beruf Heilpraktiker gilt, dürfen Heilpraktiker prinzipiell auch private Krankenanstalten eröffnen (vergleiche § 30 „Privatkrankenanstalten" Gewerbeordnung).

Definition durch Verbraucherwahrnehmung. Heilpraktiker werden per se als **Naturheilkundler** wahrgenommen. Dies ergibt sich zwar auch aus den gesetzlichen Vorgaben, beruht jedoch im Wesentlichen auf der **Grundsatzentscheidung** des jeweiligen **Heilpraktikers,** die Heilkunde mit naturheilkundlichen Methoden auszuüben; aus betriebswirtschaftlicher Sicht spricht man von marketingpolitischen Entscheidung der angebotenen Heilverfahren. Älteren Umfrageergebnissen zufolge suchen Patienten einen Heilpraktiker auf, weil dieser in Abgrenzung zur als „seelenlos" erlebten „Apparatemedizin" sich mehr Zeit nehme und „sanfte" Medizin bereithalte.

Das **Berufsbild** des Heilpraktikers ist daher heute nicht nur durch die **Rechtsordnung** beschrieben, sondern auch durch die **Verbraucherwahrnehmung** und vor allem durch das Selbstverständnis der Berufsträger und ihrer Berufsverbände. Das **Berufsbild** gilt nach wie vor im Rahmen der gesetzlichen Grenzen als **umfassend**.

Heilkundebegriff

Definition

Legaldefinition: Heilkunde § 1 Abs. 2 HeilprG

Der Begriff der **Heilkunde** ist im § 1 Abs. 2 HeilprG (S. 22) definiert. Demnach ist Heilkunde „jede berufs- oder gewerbsmäßig vorgenommene Tätigkeit zur Feststellung, Heilung oder Linderung von Krankheiten, Leiden oder Körperschäden bei Menschen, auch wenn sie im Dienst von anderen ausgeübt wird".

Zur Ausübung von Heilkunde bedarf es einer staatlichen (Heil-) Erlaubnis, man muss also entweder als Arzt oder psychologischer Psychotherapeut approbiert sein, oder die **Heilpraktikererlaubnis** erworben haben. Um zu beantworten, welche Möglichkeiten man hat, wenn man zur Ausübung der Heilkunde berechtigt ist, ist es wichtig, sich mit diesem Begriff auseinanderzusetzen. Ein Heilpraktiker betätigt sich nämlich in einem weiten Feld, das auch Themen berührt, die im Praxisalltag zwar eine wichtige Rolle spielen, vom Heilkundebegriff aber **nicht** erfasst werden, z. B. in der Prävention und in der Psychosomatik. Hier muss der Heilpraktiker aufpassen, dass er seine rechtlichen Grenzen nicht überschreitet.

Zum anderen muss man sich vergegenwärtigen, dass die „Legaldefinition" des Heilpraktikergesetzes **sehr weit** gefasst ist. Natürlich ist zunächst die „medizinische Heilkunde" gemeint. Die psychotherapeutische Heilkunde ist jedoch ebenfalls erfasst. Weitere Erklärungen hierzu finden Sie im Lernmodul 15 „Psychiatrische Krankheitsbilder".

Heilkundebegriff in der Rechtsprechung

In den letzten Jahrzehnten haben sich in der Rechtsprechung **zwei Trends** entwickelt, wie der Heilkundebegriff interpretiert werden kann:

„Eindruckstheorie". Gemäß dieser Theorie liegt das Ausüben der Heilkunde immer schon dann vor, wenn ein durchschnittlicher Verbraucher den *Eindruck* hat, hier werde er wegen Krankheiten auch medizinisch behandelt. So gesehen erhält der **Patient** Definitionsmacht über den Heilkundebegriff.

Theorie der „objektiven Gefährlichkeit". Gemäß dieser Theorie wird jede Tätigkeit, die **unmittelbar** zu Gesundheitsgefährdungen führen kann, als Ausübung der Heilkunde definiert. Ganz besonders sind **invasive Methoden** erfasst, aber auch solche, die die psychische Erlebnis- und Gestaltungsfähigkeit des Patienten maßgeblich einschränken können, z. B durch entstehende ausgeprägte depressive Störungen. Eine hilfreiche „Eselsbrücke" ist: Heilkundliche Methoden die „hauen, stechen, brennen und vergiften" sind auf **jeden Fall** vom Heilkundebegriff erfasst und bedürfen deshalb der entsprechenden Erlaubnis:

- „hauen": Manipulation an der knöchernen Struktur;
- „stechen": alle invasiven Maßnahmen wie z. B. Injektionen, Akupunktur;
- „brennen": Methoden, die mit Hitze arbeiten, wie z. B. Moxibustion, Cantharidenpflaster;
- „vergiften": Maßnahmen, bei denen Patienten Substanzen verabreicht werden.

Bei **nichtinvasiven Methoden** muss differenziert werden:

- Ist die Methode **unmittelbar gefährlich** ist sie als Ausübung der Heilkunde definiert und nur für Personen mit entsprechender Erlaubnis zulässig.
- Ist die Methode an sich **nicht gefährlich**, kann es durch sie z. B. zu einer Verzögerung einer ordnungsgemäßen Untersuchung beim Arzt kommen, sodass eine **mittelbare Gesundheitsgefährdung** gegeben ist. Heilpraktiker müssen selbstverständlich Sorge dafür tragen, dass wichtige Untersuchungen oder Behandlungen beim Arzt aufgrund einer Maßnahme **nicht** versäumt werden. Eine solche Methode kann auch ohne Erlaubnis zur Ausübung der Heilkunde zulässig sein – aber nur dann, wenn der Anbieter z. B. im Rahmen einer Beratung (z. B. zu „gesunder Lebensführung") nicht fälschlich den Eindruck erweckt, er werde Krankheiten behandeln.

Lerntipps

Abgrenzung von invasiven und nichtinvasiven Methoden

Die Abgrenzung von **invasiven** zu **nichtinvasiven** Methoden und die Abgrenzung, ob eine Gesundheitsgefährdung **unmittelbar** oder nur **mittelbar** ist, sollte beherrscht werden.

Mithilfe dieser Begriffe kann präzisiert werden, wo die „rote Linie" hin zu Behandlungsverboten verläuft für Personen, die eben keine Erlaubnis zum Ausüben der Heilkunde haben. **Beratung** ist diesen Personen erlaubt – aber eben nur, wenn sie durch ihre Tätigkeit die „beratenen Personen" nicht gefährden. Es dürfen zudem keinesfalls falsche Erwartungen beim Kunden erzeugt werden, dass sie evtl. doch in irgendeiner Form eine Behandlung erfahren.

Fazit – Das müssen Sie wissen

Heilkunde und Tätigsein als Heilpraktiker

Der Begriff der Heilkunde ist im § 1 Abs. 2 HeilprG definiert („Legaldefinition"). Der **Heilkundebegriff** kann **sehr weit** ausgelegt werden. Deshalb müssen Heilpraktiker ihre **Grenzen** sehr gut kennen, um ihre Patienten nicht zu gefährden. Heilpraktiker haben eine umfassende **grundsätzliche** Therapiefreiheit, die jedoch durch eine Vielzahl von umfassenden **Fachgesetzen** in methodischer und krankheitsspezifischer Sicht eingegrenzt wird. Der **Heilkundebegriff** gehört deshalb zu den "negativ" definierten Rechgtsbegriffen.

Im Rahmen der grundsätzlichen **Therapiefreiheit** ist die **Sorgfaltspflicht** von elementarer Bedeutung: Ein Heilpraktiker muss nachweisen können, dass er ein Heilverfahren nach den Regeln der Kunst (Lege-artis-Prinzip) beherrscht und es auch im Rahmen einer fundierten Ausbildung erlernt hat.

Die Gesundheit von Patienten kann beim Ausüben der Heilkunde **mittelbar** und **unmittelbar** gefährdet werden (Prinzip der objektiven Gefährlichkeit). Heilpraktiker müssen wissen, dass z. B. invasive Verfahren unmittelbare Gefahren bergen. Mittelbare Gefahren entstehen bei der heilkundlichen Arbeit dann, wenn Heilpraktiker es z. B. versäumen, die Patienten rechtzeitig zu ärztlichen Untersuchungen/Abklärungen zu schicken oder mit supportiven Heilmethoden den Anschein erwecken, dass dadurch eine schulmedizinische Behandlung vollkommen ersetzt werden kann.

Sektorale Heilerlaubnis

Obgleich das Berufsbild des Heilpraktikers als umfassend gilt und es ausdrücklich keine „Fachheilpraktiker" geben soll, entstand das Bedürfnis, das Berufsbild zu **sektoralisieren**. Anwärter auf die Heilpraktikererlaubnis hielten es für grundrechtswidrig, in der Überprüfung über Inhalte abgefragt zu werden, die auf der Basis der angestrebten Spezialgebiete niemals zum beruflichen Alltag gehört hätten. Diesen Gedanken der **sektoralen Heilerlaubnis** hat die **Rechtsprechung** des Bundesverwaltungsgerichts für folgende Teilgebiete aufgegriffen:

- Psychotherapie (BVerwG, Urteil vom 10. Februar 1983 – 3 C 21.82),
- Physiotherapie (BVerwG, Urteil vom 26.08.2009 – 3 C 19.08),
- Logopädie (BVerwG, Urteil vom 10.10.2019 – 3 C 10.17),
- Ergotherapie (BVerwG, Urteil vom 10.10.2019 – 3 C 10.17; gleichzeitig verhandelt, daher gleiches Aktenzeichen wie bei Logopädie).

Dabei betonte das Bundesverwaltungsgericht jeweils, dass die **Anwärter** auf eine solche Heilerlaubnis zuvor den entsprechenden **Gesundheitsfachberuf** mit **staatlicher Anerkennung** durch ein Berufsgesetz erlernt haben müssen. Durch diese Ausbildung sei das Berufsbild klar umrissen und beschrieben. Die auf dieser Basis vergebene **sektoralisierte** oder **sektorale Heilpraktikererlaubnis** enthält eine eingeschränkte (Heil-)Erlaubnis für das jeweilige Fachgebiet.

Der **Vorteil** für die Inhaber einer sektoralen Heilpraktikererlaubnis besteht u. a. darin, dass man den zuvor erlernten Grundberuf nicht mehr ausschließlich auf der Basis einer zugrundeliegenden ärztlichen Verordnung ausüben darf. Sektorale Heilpraktiker dürfen mit einem **eigenen Patientenkontakt** und **eigenen Therapieentscheidungen** behandeln.

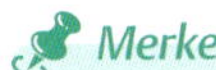

Merke

Ganzheitliches Berufsbild – trotz Sektoralisierung

Trotz teilweiser Sektoralisierung: Das Bild vom **Heilpraktiker** als **ganzheitlich** tätigem **Behandler** ist das Fundament für den Beruf.

Berufsbezeichnung

Heilpraktiker mit der **allgemeinen Heilerlaubnis** (medizinische Heilpraktiker) haben sowohl das Recht als auch die Pflicht, sich „Heilpraktikerin" oder „Heilpraktiker" zu nennen. Ergänzend steht Heilpraktikern das Recht zu, von ihnen praktizierte **Heilverfahren** auf dem Praxisschild, den Visitenkarten, dem Briefpapier, der Website u. a. spezifizierend zu ergänzen (▸ **Abb. 1.3**). Es darf **nicht** der irreführende Eindruck einer „arztähnlichen" Berufsbezeichnung entstehen, d. h., für Verbraucher muss klar erkennbar sein, dass es sich um **keine** Arztpraxis handelt.

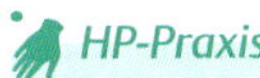

HP-Praxis

Heilpraktiker mit allgemeiner Heilerlaubnis **dürfen** sich z. B. als

- Heilpraktikerin – Akupunktur,
- Heilpraktiker – Homöopathie,
- Heilpraktiker – Osteopathie

bezeichnen.

Nicht erlaubt sind irreführende Berufsbezeichnungen wie:

- Heilpraktikerin – Akupunkteurin,
- Heilpraktiker – Homöopath,
- „Naturheilpraxis", OHNE die Berufsbezeichnung Heilpraktiker, da viele Ärzte auch die Bezeichnung „Naturheilpraxis" für ihren Außenauftritt wählen.

Bei **sektoralen** Heilerlaubnissen ist besondere Vorsicht geboten, da weder die allgemeine Bezeichnung „Heilpraktiker" noch die spezifische Bezeichnung „Psychotherapeut" geführt werden darf. Die Bezeichnung Psychotherapeut ist gesetzlich geschützt und darf ausschließlich von approbierten Ärzten oder psychologischen Psychotherapeuten geführt werden. Sehr häufig werden

Abb. 1.3 Beispiel für eine Berufsbezeichnung mit Angabe des Heilverfahrens: Heilpraktikerin – Akupunktur.

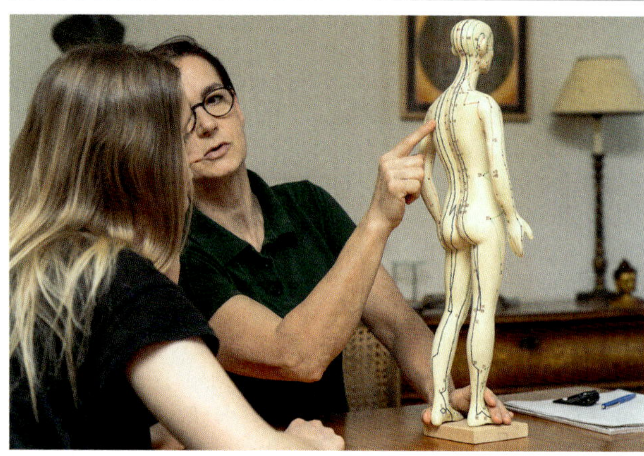

In der Berufsbezeichnung auf dem Praxisschild muss „Heilpraktiker" oder „Heilpraktikerin" stehen. Optional dürfen Heilpraktiker praktizierte Heilverfahren mit angeben, wie z. B. Akupunktur (Symbolbild). *Foto: K. Oborny, Thieme Group*

für sektorale Heilerlaubnisse Berufsbezeichnungen, wie z. B. „Heilpraktiker für Psychotherapie" oder „Heilpraktiker beschränkt auf das Gebiet der Psychotherapie" verwendet. So können irreführende und rechtswidrige Marktauftritte vermieden werden.

Welche Berufsbezeichnungen verwendet werden dürfen, war lange umstritten und konnte erst nach und nach durch die Rechtsprechung im **Wettbewerbsrecht geklärt** werden. Mehr zu dieser Thematik finden Sie im Kap. „Werbung mit irreführender Berufsbezeichnung" (S. 130) behandelt.

1.1.2 Ethische Rahmenrichtlinien

Ethische Rahmenrichtlinien gehören **nicht** zu den verbindlichen Rechtsgrundlagen des Heilpraktikerberufs im engeren Sinne. Normgeber sind hier Berufsverbände, die ähnliche Vorstellungen vom Berufsbild des Heilpraktikers haben. Derzeit haben sie aber noch **keinen echten Konsens** über einheitliche Berufsstandards gefunden und etabliert.

Der Grund liegt in der historischen Entwicklung. Für Heilpraktiker gibt es seit 1945 **kein** rechtswirksames Standesrecht (S. 22) mehr. Es gibt jedoch die „Berufsordnung für Heilpraktiker" (BOH), die von 6 großen Heilpraktikerverbänden im Jahr 1992 gemeinsam verfasst und verabschiedet wurde. Im Jahr 2007 wurde sie an rechtliche Grundlagen angepasst. Rechtlich sind die Bestimmungen der BOH als Satzungsbestimmungen vereinsrechtlicher Natur einzuordnen. Die Inhalte zeigen die Standesregeln auf, die auf dem breiten Konsens der 6 Berufsverbände basieren, die die BOH auf den Weg gebracht haben. Heilpraktiker sollten sich an die Standesregeln gemäß der BOH halten, jedoch sind diese gesetzlich **nicht verpflichtend**.

Zusatzinfo

Vollständiger Text der BOH

Die Regelungen der BOH hat der „Dachverband Deutscher Heilpraktikerverbände e. V." auf seiner Internetpräsenz im vollen Wortlaut veröffentlicht: https://ddh-online.de/infos/berufsordnung. Die vereinsrechtlichen Standesregeln und damit verbundene rechtlich verpflichtende Vorgaben werden hier ausführlich beschrieben.

Richtlinien der BOH. Die Richtlinien der BOH enthalten im Kern folgende Gebote und/oder Verpflichtungen:

- Pflicht zu professioneller Distanz (Beziehungsgestaltung),
- Aufklärungs-, Dokumentations- und Sorgfaltspflicht,
- Fortbildungspflicht,
- Pflicht zur Qualitätssicherung durch Praxismanagement (Praxisort, Praxisräume),
- Verschwiegenheitspflicht,
- Pflicht zur zurückhaltenden Werbung, Praxisschilder,
- Dokumentationspflicht,
- Vermeidung von Interessenkonflikten.

Neben diesen konkreten Pflichten werden noch Skills allgemeiner Natur verlangt, z. B. das **Kollegialitätsgebot**, die Achtung der **Menschenwürde** und die Fähigkeit, die **eigenen Grenzen (!)** zu erkennen (siehe hierzu unter Kap. 2.2, Kap. 3, Kap. 4, Kap. 5.1). Je nachdem, welchem Berufsverband man später angehört, variieren die Vorgaben im Detail.

Haftungsrechtliche Implikationen. Die Rahmenrichtlinien bilden für jeden Heilpraktiker eine Basis, die beschreibt, wie sich das **Berufsbild** in seinem **Selbstverständnis** entwickelt hat und welche gesellschaftlichen Erwartungen an einen Heilpraktiker bestehen. Heilpraktiker unterwerfen sich durch die Formulierung dieser Richtlinien durch ihre Berufsverbände, zusätzlich zur staatlichen Erlaubnis, einer **freiwilligen Selbstkontrolle**. Zu beachten ist in diesem Zusammenhang, dass für das **Haftungsrecht** mitunter gefolgert wird, dass auch diese ethischen, zunächst gesetzlich nicht verpflichtenden Rahmenrichtlinien beschreiben können, wie die **Sorgfalt** des **Heilpraktikers** im Allgemeinen auszusehen hat. Mithin sind daher auch solche freiwilligen **Standesregeln** Normen, die verpflichtend zu beachten sind, v. a. sofern sie Aspekte des Patientenschutzes betreffen. Solche Schutznormen können eine Haftung für Schadenersatz und Schmerzensgeld auslösen (näheres dazu im Kapitel „Haftungsrecht": Kap. 3). Manche Juristen schätzen diese freiwilligen Regeln als so universell ein, dass sie zumindest im Haftungsrecht auch für **nicht** berufsständig organisierte Heilpraktiker gelten sollen.

Lerntipps – Mündliche Prüfung

Pflichten für Heilpraktiker: Ethische Richtlinien relevant!

In der mündlichen Prüfung könnten Ihnen folgende Fragen gestellt werden:

- „Welche berufsrechtlichen Regeln gibt es für Heilpraktiker?"
- „Sind Sie als Heilpraktiker einer Berufsordnung unterworfen?"

Es ist wichtig, dass Sie erläutern, dass standesrechtliche Vorgaben **prinzipiell** nicht verpflichtend sind, wenn man kein Mitglied in einem Berufsverband ist. Die in den Satzungen der Berufsverbände enthaltenen, **patientenschützenden** Vorschriften sind jedoch **für alle**, so auch für **nicht berufsverbandlich organisierte** Heilpraktiker, verpflichtend.
Bei der Antwort auf die Frage: „Welche Vorschriften sind für Heilpraktiker relevant?", sollten Sie bei all den Vorschriften (Kap. 1.2.2) nicht vergessen, auch die **ethischen Rahmenrichtlinien** der Verbände mit zu erwähnen, weil diese patientenschützende und evtl. weitere rechtlich verbindliche Vorschriften enthalten, die einzuhalten sind, obwohl die ethischen Richtlinien keine Gesetze im engeren Sinne sind.

Fazit – Das müssen Sie wissen

Beruf Heilpraktiker: ethische Rahmenrichtlinien

Die Berufsordnung für Heilpraktiker (BOH) enthält **ethische Rahmenrichtlinien** zusammengeschlossener Berufsverbände auf vereinsrechtlicher Basis. Diese sind zwar für berufsrechtlich nicht organisierte Heilpraktiker standesrechtlich nicht verpflichtend, jedoch gelten die darin enthaltenen **patientenschützenden** und evtl. enthaltene sonstige **rechtlich verbindliche Vorschriften** für **alle** Heilpraktiker mit Heilerlaubnis.

1.1.3 Stellung des Heilpraktikers im Gesundheitssystem

Manche Rechtsexperten vertreten die Meinung, dass der Beruf **Heilpraktiker** nicht zum Gesundheitssystem gehört, weil er nicht an der Versorgung gesetzlich versicherter Patienten von Rechts wegen teilnimmt. Tatsächlich ist diese Einschätzung aber nicht haltbar. Heilpraktiker stehen in einer Vielfalt rechtlicher Beziehungen zu anderen Berufen und nehmen im **Gesundheitssystem** der Bundesrepublik Deutschland eine etablierte Stellung (S. 25) ein (▸ **Abb. 1.4**).

Unser Gesundheitssystem: gesetzlich vs. privat

Das deutsche Gesundheitssystem gliedert sich grob in die Versorgung **privat versicherter** Patienten und in die Versorgung **gesetzlich versicherter** Patienten. Es haben sich daher zwei verschiedene Versorgungsstrukturen etabliert, die nach völlig unterschiedlichen Prinzipien finanziert werden. Gänzlich unterschiedlich sind auch die Kriterien und Voraussetzungen, unter denen die Versicherungen den Versicherten ihre Behandlungen finanzieren bzw. gewähren.

Zwischen der gesetzlichen Krankenversicherung (GKV) und der privaten Krankenversicherung (PKV) bestehen wesentliche konzeptionelle Unterschiede (vgl. ▸ **Tab. 1.1**).

Bei der **PKV** bemisst sich der Beitrag eines Versicherten nach dem Äquivalenzprinzip, d. h. im Verhältnis zu seinen **individuellen Risikofaktoren**, wie z. B. Eintrittsalter, Geschlecht, Vorerkrankungen und dem vereinbarten Selbstbehalt (Selbstbeteiligung). Bei der **GKV** bemessen sich die Beiträge der Versicherten nach der **wirtschaftlichen Leistungsfähigkeit** (Solidaritätsprinzip) (▸ **Abb. 1.5**).

Behandlung gesetzlich Krankenversicherter

Arzt: braucht Vertrag mit GKV. Für die Behandlung **gesetzlich versicherter** Patienten ist nicht nur die **Approbation** als **Arzt** erforderlich. Man muss sich zusätzlich bei den kassenärztlichen Vereinigungen um einen **Versorgungsvertrag** bemühen und eine **Zulassung** zur Teilnahme an der vertragsärztlichen Versorgung erhalten.

Wie ein Versorgungsvertrag aussehen muss und welche Unterlagen und Qualifikationen beizubringen sind, damit ein Arzt **Krankenkassenleistungen** erbringen und auch direkt mit den Krankenkassen abrechnen kann, regelt das **SGB V**. Vertragsärzte reichen ihre Krankenscheine bei der kassenärztlichen Vereinigung ein und bekommen Honorarpunkte gutgeschrieben. Diese werden nach einem Planungssystem mit einem Geldwert versehen und quartalsweise überwiesen. Der Geldwert pro Honorarpunkt kann schwanken.

Tab. 1.1 Unterschiede zwischen der gesetzlichen (GKV) und der privaten (PKV) Krankenversicherung in der Bundesrepublik Deutschland.

Thema	GKV	PKV
Zugang	Pflichtversicherung	freiwillige Versicherung
Finanzierung	Beiträge nach dem Solidarprinzip	Beiträge nach dem Äquivalenzprinzip
Solidargemeinschaft	alle Pflichtversicherten	Risikokohorten gem. Versicherungsmathematik
Art der Leistung	in der Regel Sachleistung	Rechnungserstattung
Grundlegendes Prinzip	Kausalprinzip	Finalprinzip
Leistungsbeschreibung	Leistungskatalog	Versicherungsbedingungen/ Tarifbedingungen
Regelungsmaterie	Sozialrecht	Zivilrecht
Rechtsbeziehungen	durch sozialrechtlichen Status	durch Vertrag

Abb. 1.4 Das deutsche Sozial- und Gesundheitssystem.

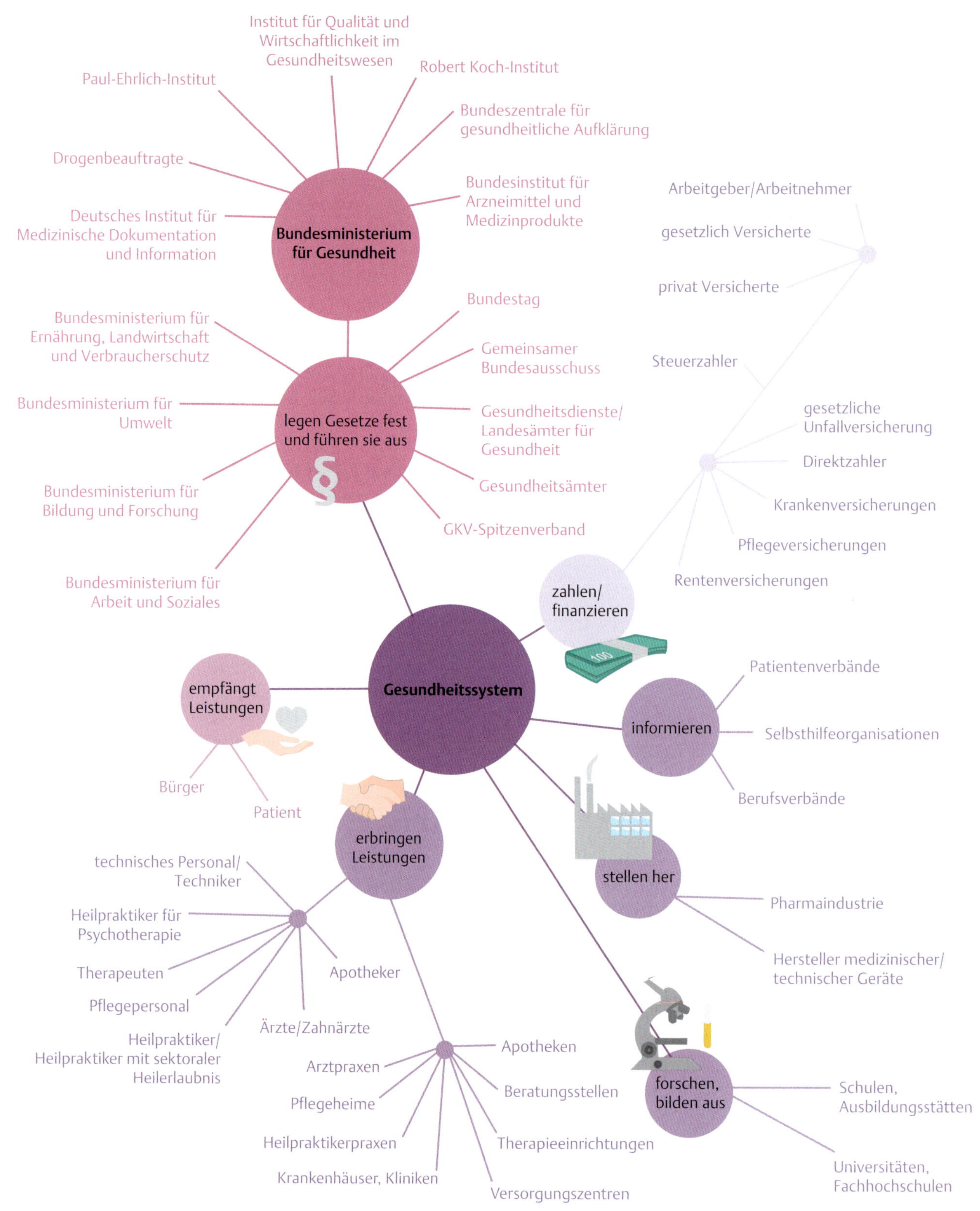

Eine fast unüberschaubare Fülle von Personen, Einrichtungen, Institutionen und Organisationen regelt, organisiert, lebt und finanziert das komplexe deutsche Gesundheitssystem. *Abb. aus: Heiligmann S. Gesundheitssystem. In: Heiligmann S, Herbers T, Klimek M, Lauber A, Ludwig J, Schleyer D, Hrsg. I care PflegeExamen KOMPAKT. 1. Auflage. Thieme; 2018. Nach: Schmitz Y. Grundlagen. In: I care Pflege. 1. Auflage. Thieme; 2015*

Abb. 1.5 Vergleich Beitragskalkulation von GKV und PKV.

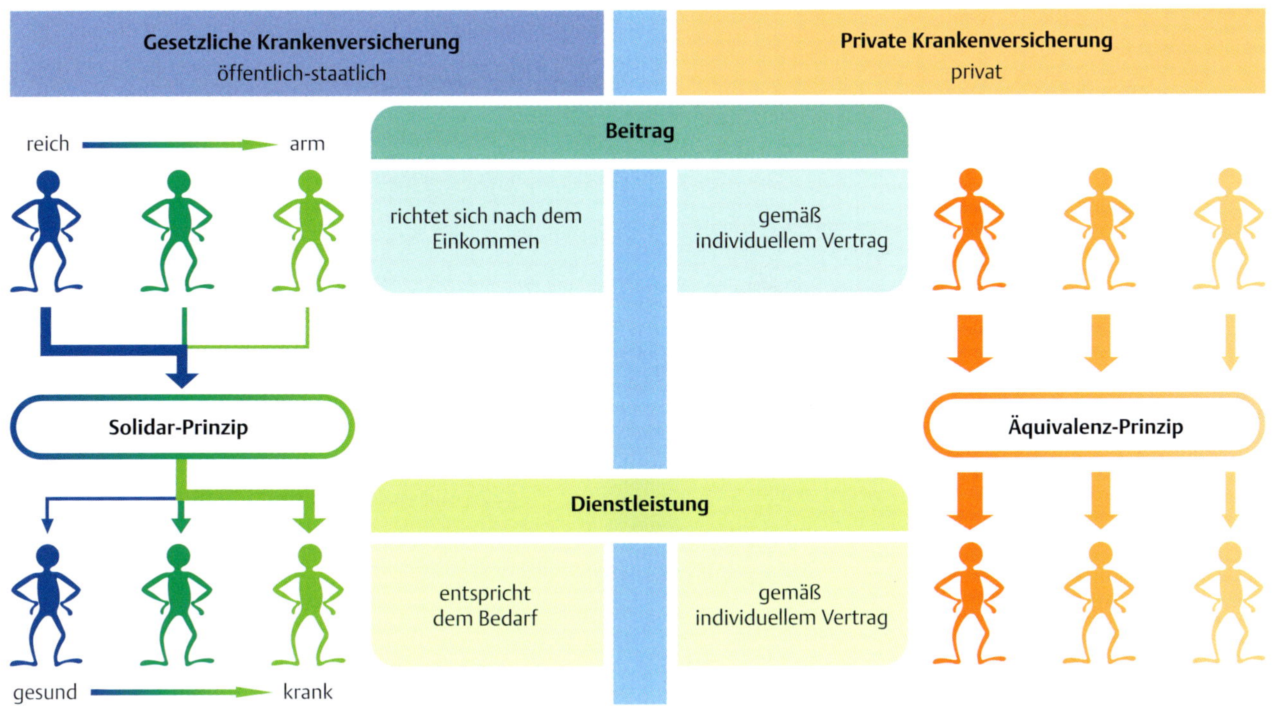

Abb. aus: Marx M, Panea R, Stahl H, Obermann K. Gesetzliche und private Krankenversicherung. In: Ackermann H, Aden K, Aurich M, Becker G, Bley C, Centgraf M, Dettenkofer M, Dörges S, Ebner W et al., Hrsg. AllEx - Alles fürs Examen. 2. überarbeitete und erweiterte Auflage. Thieme; 2014

Praxis: keine freie Gründung. Überdies sind Praxisgründungen von Vertragsärzten der **Bedarfsplanung** unterworfen. Dies bedeutet, dass möglicherweise am gewünschten Praxisgründungsort kein sogenannter „Vertragsarztsitz" mehr frei ist und man umdisponieren muss, damit die vertragsärztliche Zulassung erteilt wird. Oft hinkt die Bedarfsplanung den tatsächlichen Gegebenheiten hinterher, sodass lange Wartezeiten entstehen und dennoch nicht neue vertragsärztliche Sitze im Plangebiet freigegeben werden.

Diese Kontingentierung freier Plätze ist verfassungsrechtlich problematisch, da sie die Berufsausübungsfreiheit (Niederlassungsfreiheit) einschränkt; denn der Arzt kann seinen Niederlassungsort **nicht** frei wählen, wenn er gesetzlich versicherte Patienten behandeln will. Trotz dieser Problematik hat das Bundesverfassungsgericht die Vorgehensweise der kassenärztlichen Vereinigungen bestätigt.

Patient: kein direkter Vertrag mit Behandler. Für die Patienten bedeutet dies, dass sie **keinen direkten** Behandlungsvertrag mit den **Ärzten** abschließen. Der Behandler erbringt seine Therapiestunden aus der Sicht des Patienten nach dem sogenannten „Sachleistungsprinzip". Der Patient erhält die Dienstleistung direkt und nicht das Geld, um die Dienstleistung zu bezahlen. Letztendlich hat der Arzt einen Vertrag mit den Krankenkassen, der besagt, dass er deren Mitglieder behandeln soll. Diese Verträge werden durch die kassenärztliche Vereinigung verwaltet. Im gesetzlich versicherten System kommen folglich immer **drei Akteure** vor:

- Leistungserbringer/Therapeut,
- Leistungsfinanzierer/Krankenkasse,
- Leistungsbezieher/Patient.

Deshalb spricht man auch vom **sozialversicherungsrechtlichen Dreieck** (▶ **Abb. 1.6**). Rechtsstreitigkeiten hinsichtlich der Leistungsgewährung finden daher vor den Sozialgerichten statt.

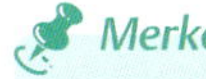
Merke

Kostenübernahmen durch GKV?

Gesetzliche Krankenkassen übernehmen prinzipiell **keine** Kosten für Heilpraktikerbehandlungen. In den letzten Jahren hat sich das etwas aufgeweicht. Mittlerweile übernehmen auch immer mehr gesetzliche Krankenkassen die Kosten für Heilpraktikerbehandlungen zumindest **teilweise**.

Behandlung privat Krankenversicherter

Vertrag: zwischen Behandler und Patient. Für die Behandlung privatversicherter Patienten genügt die **Approbation** als Arzt oder die **Heilerlaubnis** als Heilpraktiker § 1 HeilprG. Anders als im Bereich der gesetzlichen Krankenkassen gibt es hier keine Kontingentierung und Bedarfsplanung, folglich auch keine Beschränkung der **Niederlassungsfreiheit**. Dies hat dazu geführt, dass sich Behandlungsangebote für Privatversicherte in großstädtischen Gebieten häufen, in ländlichen Gebieten jedoch Unterversorgung herrscht.

Abb. 1.6 Bundesrepublik Deutschland Gesundheitswesen: 2 Versorgungsstrukturen.

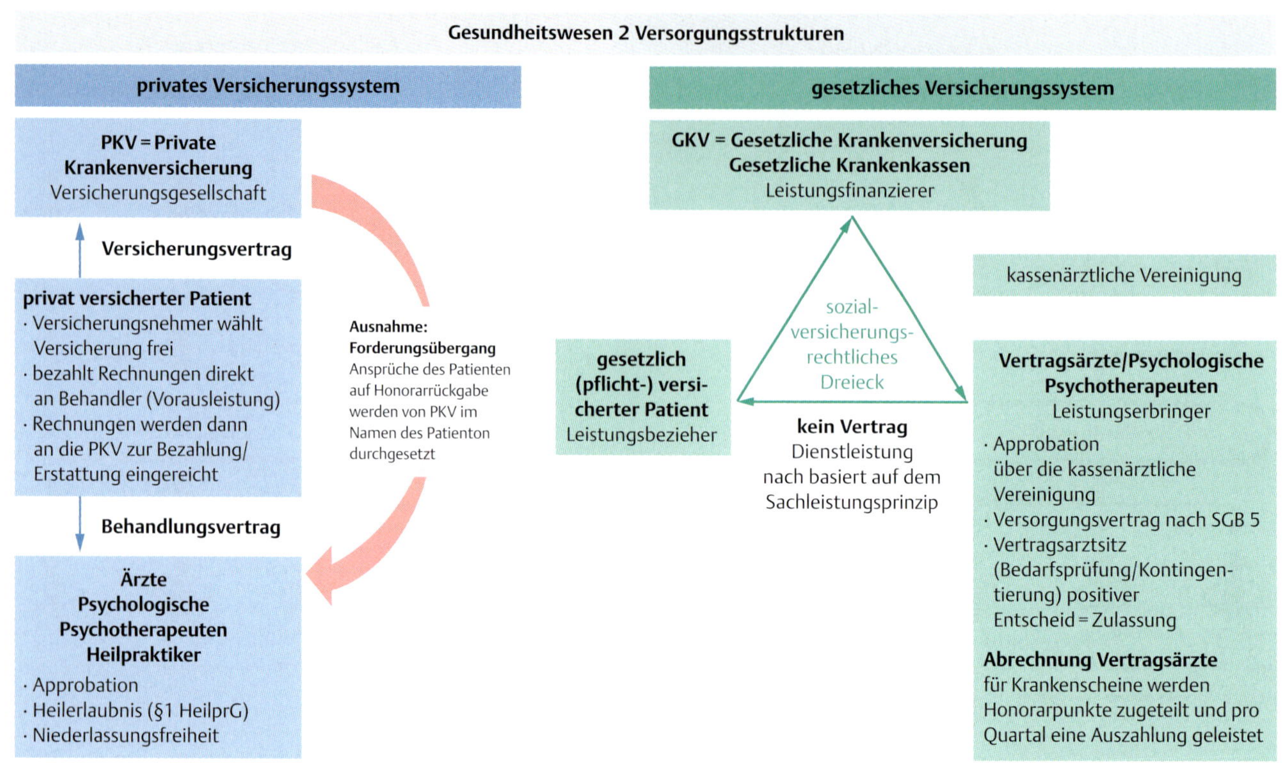

Die **Patienten** selbst haben bei der Versicherungsgesellschaft ihrer Wahl einen **Versicherungsvertrag** abgeschlossen, der den Vorgaben des Versicherungsvertragsgesetzes entsprechen muss. Sie schließen sodann auch mit dem **Behandler** ihrer Wahl einen **Behandlungsvertrag** und reichen die Rechnungen, die der Behandler stellt, bei ihrer privaten Krankenversicherung ein. Der Patient geht hier in **Vorleistung**. Rechtsstreitigkeiten hinsichtlich der Leistungserstattung finden in der Regel vor den Zivilgerichten statt.

Rechtsbeziehungen bestehen daher normalerweise nicht zwischen Behandler und privater Krankenversicherung. Seit einer Reform des **Versicherungsvertragsgesetzes** im Jahr **2009** gibt es den Grundsatz, dass Behandler und private Versicherung **nichts** miteinander zu tun haben.

Sonderfall: Forderungsübergang. Eine wichtige Ausnahme: Ist die Versicherung der Meinung, der Behandler habe falsch abgerechnet oder sich hinsichtlich der Vertragskonditionen pflichtwidrig verhalten, darf sie Ansprüche des Patienten auf Honorarrückgabe im Namen des Patienten durchsetzen. Ansprüche des Patienten gehen dann auf die Versicherungsgesellschaft automatisch per Gesetz über. Diesen Vorgang nennt man **Forderungsübergang**.

Behandlungskosten für Gesundheitsdienstleistungen, die durch Heilpraktiker in Rechnung gestellt werden, werden – je nach Vertragsklauseln – ganz oder teilweise von **privaten Krankenversicherern** übernommen. Akzeptieren diese die Höhe der Behandlungskosten nicht, wird der Sachverhalt des gesetzlich geregelten Forderungsübergangs – vom Patienten auf die PKV – auch für Heilpraktiker relevant.

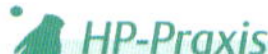
HP-Praxis

Patientenaufklärung: Kosten und gesetzlicher Forderungsübergang

In vielen **Behandlungsverträgen** steht die Klausel, dass der Patient die Behandlung auf jeden Fall **vollständig** zu bezahlen hat, auch wenn er nicht mit einer Erstattung durch die Krankenversicherung rechnen darf. Dies ist wichtig, da grundsätzlich der Patient der Vertragspartner des Behandelnden ist.

Wegen der Möglichkeit, dass ein eben beschriebener Forderungsübergang eintritt, sollten Sie daran denken, Patienten nicht nur behandlungstechnisch, sondern darüber hinaus **wirtschaftlich** klar aufzuklären**.** Den Patienten sollten wenigstens **ungefähre Preise** genannt werden. Durch einen gesetzlichen Forderungsübergang geschieht es im Einzelfall, dass Honorare von der Versicherung zurückgefordert werden. Es entsteht dann eine Rechtsbeziehung zwischen **Behandler** und **Versicherung.** Auf solche möglichen Fälle sollten Sie Patienten hinweisen. Auf **keinen Fall** sollte man sich darauf einlassen, mit dem Patienten zu vereinbaren, dass nur das bezahlt werden muss, was von der Versicherung erstattet wird.

Der Patient sollte auch vertraglich darüber belehrt werden, was den Heilpraktiker von approbierten Ärzten und von Fachärzten **unterscheidet** (▸ **Tab. 1.2**). Beispielsweise sollte erwähnt werden, dass ein Patient keine Medikation mit **verschreibungspflichtigen Medikamenten** erwarten darf.

Erstattung: leider oft nur zum Mindestsatz. Leider erstatten viele private Versicherungsgesellschaften Leistungen der Heilpraktiker nur zum **Mindestsatz**. Die meisten Versicherungen erstatten gemäß ihrer Tarifbedingungen **naturheilkundliche Behandlungen** nur dann zum Volltarif, wenn sie von approbierten Ärzten mit Schwerpunkt Naturheilkunde erbracht werden. Ob und wie Heilpraktiker ihre Patienten behandeln können ist letztlich also auch eine Frage, für welchen Versicherer sich die Klienten entschieden haben – und wie deren Tarifbedingungen zu interpretieren sind.

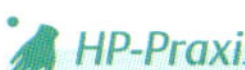
HP-Praxis

HP-Leistungen in AGB UND Tarifbedingungen enthalten?

Seit 2009 (Änderung Versicherungsvertragsgesetz) können Heilpraktiker **Abrechnungsprobleme** zwischen ihren Patienten und deren Versicherungen **vermeiden**, wenn sie ihre Patienten darauf aufmerksam machen, dass sie die **Allgemeinen Vertragsbedingungen** (AGB) und **Tarifbedingungen** ihres Versicherungsvertrages daraufhin überprüfen müssen, ob **in beiden** Vertragsbestandteilen Heilpraktikerbehandlungen explizit im Leistungskatalog enthalten sind. In der Praxis gibt es immer wieder Fälle, in denen beide Dokumente widersprüchliche Statuten enthalten.

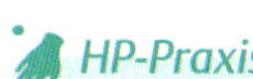
HP-Praxis

Bei Abrechnung mit PKV: Transparenz schaffen!

Wer als Heilpraktiker mit privaten Versicherungsgesellschaften als Heilpraktiker abrechnen möchte, ist gut beraten, den Patienten **vor Therapiebeginn** folgende Unterlagen zu übergeben:

- einen **Kostenvoranschlag**,
- ein ausführliches **Gutachten über die Anamnese**,
- einen **Therapieplan** sowie
- die **bisherigen Diagnosen.**

Beihilfeberechtigte Patienten

Die Behandlung **beihilfeberechtigter Personen** richtet sich im Wesentlichen nach den selben Prinzipien wie die Behandlung Privatversicherter. Der Patient erhält eine Rechnung und reicht sie bei seiner zuständigen **Beihilfestelle** ein.

Diese erstattet dann die Kosten dem Patienten direkt. Der Patient selbst geht hier ebenso in Vorleistung. Beihilfeberechtigt sind alle **Beamten** des Bundes und der Länder sowie noch manche Postbeamten und in seltenen Ausnahmefällen auch Arbeitnehmer im öffentlichen Dienst. Dies erklärt, warum die Beihilfevorschriften bei diesem heterogenen Patientenkreis sehr verschieden sind.

Einige **Beihilfeordnungen** der Bundesländer sind bei Naturheilkunde sehr großzügig, andere nicht. Deshalb ist es sehr wichtig, den Patienten stets zu empfehlen, bei ihrer zuständigen Beihilfestelle im **Vorfeld** nachzufragen, in welcher Höhe Kosten für Behandlungen bei Heilpraktikern erstattet werden. Potenzielle Patienten sollten auch wie privatversicherte Patienten vorab mit Unterlagen zu ihrer Therapie (s. o.) versorgt werden. Einen Sonderstatus in diesem System nimmt die **Postbeamtenkrankenkasse** ein, da sie **zugleich** Beihilfestelle und private Versicherung ist.

Der Heilpraktiker im Vergleich zu anderen Gesundheitsberufen

Eine Übersicht über die **rechtliche Organisation** und den Status der verschiedenen Berufsbilder im deutschen Gesundheitswesen bieten die folgenden **3 Tabellen** (▶ **Tab. 1.2**, ▶ **Tab. 1.3**, ▶ **Tab. 1.4**).

Fazit – Das müssen Sie wissen

Der Heilpraktiker im deutschen Gesundheitssystem

Das deutsche Gesundheitssystem hat **2 Patientengruppen**: privat versicherte und gesetzlich versicherte Patienten. Die beiden Versorgungsstrukturen werden nach völlig unterschiedlichen Prinzipien finanziert und vertraglich geregelt.

Bei **privaten Krankenversicherungen** (PKV) werden die Versicherungsbeiträge nach dem Äquivalenzprinzip berechnet (Verhältnis der Risikofaktoren des Versicherten und vereinbarter Selbstbehalt). Bei der **gesetzlichen Krankenversicherung** (GKV) werden die Beiträge der Versicherten nach dem Solidaritätsprinzip, also nach der wirtschaftlichen Leistungsfähigkeit, ermittelt.

Gesetzliche Krankenkassen übernehmen die Kosten für eine Heilpraktikerbehandlung nicht **oder** (seit einigen Jahren vermehrt) teilweise. Private Krankenversicherer übernehmen die Kosten aus Heilpraktikerrechnungen ganz **oder** teilweise.

Stuft eine PKV eine Rechnung so ein, dass der Heilpraktiker falsch abgerechnet oder sich hinsichtlich der Vertragskonditionen pflichtwidrig verhalten hat, darf die PKV die Ansprüche des Patienten auf **Honorarrückgabe** im Namen des Patienten durchsetzen. Ansprüche des Patienten gehen dann auf die Versicherungsgesellschaft automatisch per Gesetz über. Diesen Vorgang nennt man **Forderungsübergang**.

Für Heilpraktiker ist es vor dem Beginn der Behandlung ratsam, den **Patienten** Therapieunterlagen auszuhändigen, damit diese im **Vorfeld** mit der PKV abklären können, in welcher Höhe die Behandlungskosten übernommen werden. Wichtige **Therapieunterlagen** sind: ein Kostenvoranschlag, ein ausführliches Gutachten über die Anamnese, ein Therapieplan, die bisherigen Diagnosen zur geplanten Therapie.

Tab. 1.2 Berufsgruppe „Heilberufe“: rechtliche Organisation und Status im Vergleich.

		Arzt	Heilpraktiker	Psychologischer Psychotherapeut	Heilpraktiker für Psychotherapie
Rechtsgrundlage	Gesetz	x	x	x	x
	Verwaltungsakt		x		x
Mitgliedschaft	Verbände		x		x
	Kammer	x		x	
Teilnahme am GKV-System	ja	x		x	
	nein		x		x
Versorgungsvertrag nötig	ja	x		x	
	nein		x		x
Grundlage Abrechnung	GOÄ	x	(xx)	x	(xx)
	GeBÜH		x		x
	Eigene (Honorar)-Kalkulation		x		x
Abrechnung	PKV	x	x	x	x
	GKV	x		x	
	Beihilfe	x	x	x	x
	Selbstzahler	x	x	x	x
Status	Approbation	x		x	
	Heilerlaubnis		x		x
	Sektorale Heilerlaubnis möglich				
	auf Verordnung				
	Erstzugang zu Patienten	x	x	x	x
	Erlaubnisfrei/gewerblich				
	Erlaubnisfrei/freiberuflich				

GOÄ = Gebührenordnung für Ärzte
GeBÜH = Gebührenverzeichnis für Heilpraktiker
x = Kriterium trifft auf die genannte Berufsgruppe zu
leeres Feld = nicht zutreffend für die genannte Berufsgruppe
(xx) = Gebührenrecht: mit dem Patienten muss vor Behandlungsbeginn eine Vereinbarung getroffen werden, um die Gebührentafel verwenden zu können.

Tab. 1.3 Berufsgruppe „Gesundheitsfachberufe“: rechtliche Organisation und Status im Vergleich.

Behandlungskriterien		Physiotherapeuten	Ergotherapeuten	Logopäden
Rechtsgrundlage	Gesetz	x	x	x
	Verwaltungsakt			
Mitgliedschaft	Verbände	x	x	x
	Kammer			
Teilnahme am GKV-System	ja	x	x	x
	nein			
Versorgungsvertrag nötig	ja	x	x	x
	nein			
Grundlage Abrechnung	GOÄ			
	GeBÜH			
	Kalkulation	x	x	x
Abrechnung	PKV	x	x	x
	GKV	x	x	x
	Beihilfe	x	x	x
	Selbstzahler			
Status	Approbation			
	Heilerlaubnis			
	Sektorale Heilerlaubnis möglich	x	x	x
	auf Verordnung	x	x	x
	Erstzugang zu Patienten	(x)	(x)	(x)
	Erlaubnisfrei/ gewerblich			
	Erlaubnisfrei/ freiberuflich			

GOÄ = Gebührenordnung für Ärzte
GeBÜH = Gebührenverzeichnis für Heilpraktiker
x = Kriterium trifft auf die genannte Berufsgruppe zu
leeres Feld = nicht zutreffend für die genannte Berufsgruppe
(x) = Erstzugang nur möglich, wenn eine sektorale Heilerlaubnis zum Grundberuf beantragt und erteilt wurde.

Tab. 1.4 Berufsgruppe „Sonstige Berufe mit Gesundheitsbezug“: rechtliche Organisation und Status im Vergleich.

Behandlungskriterien		Heilerziehungs-pfleger (HEP)	Pflege-kraft/ Alten-pfleger	Heiler	Psycho-logischer Berater
Rechtsgrundlage	Gesetz		x		
	Verwaltungsakt				
Mitgliedschaft	Verbände		x	x	x
	Kammer				
Teilnahme am GKV-System	Ja		x		
	nein			x	x
Versorgungsvertrag nötig	Ja				
	nein		x	x	x
Grundlage Abrechnung	GOÄ				
	GeBÜH				
	Kalkulation			x	x
Abrechnung	PKV				
	GKV				
	Beihilfe				
	Selbstzahler			x	x
Status	Approbation				
	Heilerlaubnis				
	Sektorale Heilerlaubnis möglich				
	auf Verordnung		x		
	Erstzugang zu Patienten			x	x
	Erlaubnisfrei/ gewerblich			x	
	Erlaubnisfrei/ freiberuflich				x

GOÄ = Gebührenordnung für Ärzte
GeBÜH = Gebührenverzeichnis für Heilpraktiker
x = Kriterium trifft auf die genannte Berufsgruppe zu
leeres Feld = nicht zutreffend für die genannte Berufsgruppe
(x) = Erstzugang nur möglich, wenn eine sektorale Heilerlaubnis zum Grundberuf beantragt und erteilt wurde.

1.2 Rechtsrahmen im Überblick

1.2.1 Systematik der rechtlichen Grundlagen

Normenhierarchie im Heilpraktikerrecht

Der **berufsrechtliche Rahmen** für das Heilpraktikerwesen ergibt sich aus einer Abfolge von Vorschriften, die in einer geregelten („hierarchischen") Abfolge von Normen miteinander verbunden sind. (▶ **Abb. 1.7**). Nicht alle diese Normen sind **Parlamentsgesetze** im engeren Sinne. Teilweise werden sie von Fachministerien durch **Verordnungen** präzisiert. Verordnungen können wiederum **Leitlinien** enthalten, die das Verwaltungshandeln des örtlichen Gesundheitsamts als Rechts- und Fachaufsichtsbehörde der Heilpraktiker beschreiben, z. B. die „Heilpraktiker-Überprüfungsleitlinien" (Kap. 6.1). Mit **Rechts- und Fachaufsicht** ist gemeint, dass eine Behörde eine Erlaubnis erteilen oder aberkennen sowie medizinisch korrektes Handeln überprüfen darf. Letztendlich führen also auch Leitlinien zu einem verbindlichen Handeln der Verwaltung, obwohl sie kein Gesetz im engeren Sinne sind, sich jedoch von einem solchen ableiten.

In der Hierarchie abwärts ergibt sich diese Abfolge (▶ **Abb. 1.7**):

- **GG** (Grundgesetz)
- **HeilprG** (Heilpraktikergesetz)
- **HeilprG 1. DVO** (1. Durchführungsverordnung zum Heilpraktikergesetz).

Vorschriften der Berufsverbände

Weitere berufsrechtliche Vorschriften ergeben sich aus den beschriebenen **ethischen Rahmenrichtlinien** und aus den **Satzungen der Berufsverbände** (Kap. 1.1.2). Den Landeskammern der Ärzte vergleichbare Kammern, die durch Gesetze der Bundesländer geschaffen werden müssten und die dann eine echte Berufsordnung verfassen würden, gibt es momentan nicht.

Abb. 1.7 Normenpyramide für das Heilpraktikerrecht.

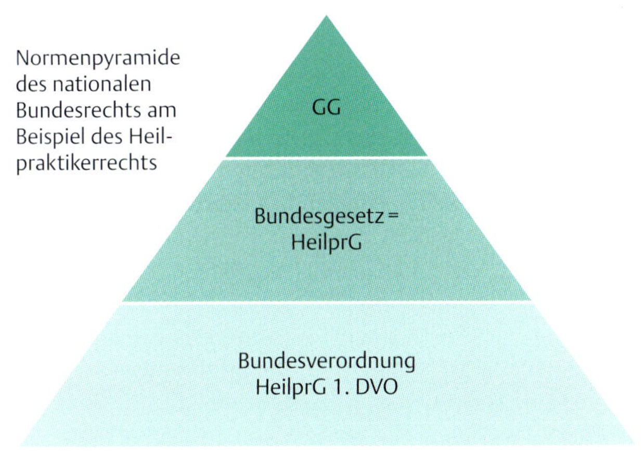

> **Lerntipps**
>
> **Wichtig: Inhalte des HeilprG und der HeilprG 1. DVO**
>
> Die beiden Rechtsnormen für das Heilpraktikerrecht sind sehr kurz. Das HeilprG umfasst **8 Paragrafen** und die HeilprG 1. DVO **11 Paragrafen**. Diese Regelungen sollten Sie sehr genau kennen! Lesen Sie sie am besten immer wieder nach, wenn sie in diesem Lernmodul zitiert werden, so prägen Sie sich die Kernpunkte beim Lernen gut ein.
>
> Die jeweils aktuelle (konsolidierte) Fassung finden Sie auf der Onlinepräsenz des Bundesministeriums für Justiz unter: http://www.gesetze-im-internet.de/
>
> Geben Sie nach dem Aufruf der Seite auf der linken Navigationsleiste in das Feld „Titelsuche" das Wort „Heilpraktikergesetz" ein. Es erscheinen dann die beiden Rechtsnormen, die Sie dann anklicken, einsehen und auch ausdrucken können.

Rechtsgeschichte des Heilpraktikerberufs

1869 bis 1939: Von der Kurierfreiheit zur Zwangsmitgliedschaft im „Heilpraktikerbund Deutschland e. V."

Kurierfreiheit. Seit dem 14. Jahrhundert gab es in einigen Städten und Ländern **Kurierverbote** für nicht medizinisch-akademisch ausgebildete Heilkundige, wobei diese Regelungen im föderal geprägten Deutschland naturgemäß sehr unterschiedlich ausgeprägt waren.

In Preußen wurde erst 1851 ein Kurierverbot erlassen. (Natur-) Heilkundige durften damit nun auch im größten deutschen Land keine heilkundlichen Behandlungen mehr durchführen. Das war für die Ärzte selbst eine „zweischneidige" Angelegenheit: Einerseits hatten sie nun das alleinige Recht Patienten zu behandeln. Auf der anderen Seite hatten sie aber auch die Pflicht, mittellose Kranke kostenlos medizinisch zu versorgen. Aus diesem Grund waren die approbierten Ärzte durchaus interessiert daran, das Kurierverbot für nicht approbierte Heilkundige möglichst bald wieder aufzuheben, um diese „Last" auf mehr Schultern zu verteilen.

Vor diesem Hintergrund wurde 1869 vom Norddeutschen Bund die **volle Kurierfreiheit** eingeführt. Diese sehr liberale Rechtslage hatte nun wiederum zur Folge, dass jeder die Heilkunde ausüben konnte, ohne dass medizinische Kenntnisse und medizinische Vorbildung sowie praktische Erfahrungen und Fähigkeiten eine Rolle spielten. In gewisser Weise wurde damit die **Souveränität der Heilkundigen** – d. h., die freie Wahl eines Behandelnden, wie und womit er seine Patienten behandelt – über den **Patientenschutz** gestellt. Deshalb war diese gesetzliche Lockerung auch sehr umstritten. Trotzdem wurde diese liberale Regelung im Hinblick auf die Kurierfreiheit nach und nach in allen deutschen Ländern übernommen. Sie galt mit Gründung des Deutschen Kaiserreichs ab 1871 für das ganze Land.

NS-Zeit: Zwangsmitgliedschaft Berufsverband. Die Kurierfreiheit bewirkte, dass sich eine sehr heterogene Heilpraktikerschaft entwickelte – mit sehr differenten Kenntnissen und Fähigkeiten. Nach dem 1. Weltkrieg bis ins Jahr 1931 hatten sich über 20 Heilpraktikerorganisationen bzw. -verbände formiert. Aufgrund dieser enormen **Zersplitterung** waren die

Heilpraktiker in dieser Zeit auf politischer Ebene auch sehr durchsetzungsschwach.

1933 kam für die Heilpraktiker ein weiteres Problem dazu. Diese deregulierte und unübersichtlich organisierte Struktur des Heilpraktikerwesens entsprach natürlich in keiner Weise den nationalsozialistischen Vorstellungen einer kontrollierbaren „gleichgeschalteten" Struktur. Im Zuge der nationalsozialistischen Gleichschaltung sämtlicher gesellschaftlicher Institutionen und Organisationen wurden deshalb ab 1934 auch alle Heilpraktikerverbände und Heilpraktiker **zwangsweise** im „Heilpraktikerbund Deutschlands e. V." zusammengeschlossen. Das **Berufsrecht** der Heilpraktiker wurde fundamental **revidiert**. Die Mitgliedschaft sowie das Aus- und Fortbildungswesen wurden streng **reglementiert**. Die Vorgaben der Satzung der „Deutschen Heilpraktikerschaft" sowie diejenigen der neu geschaffenen **Berufsordnung** waren für Heilpraktiker fortan verbindlich. Dieses zentralstaatlich verankerte **Standesrecht** galt bis 1945.

Ab 1937 kam zusätzlich eine Diskussion in Gang, dass die Duldung des Heilpraktikerstands **nicht** mit den Grundgedanken des Nationalsozialismus vereinbar und die bisherigen Reglementierungen nicht ausreichend seien. Forderungen, den Beruf Heilpraktiker komplett abzuschaffen wurden laut. Diese Stimmen setzten sich schließlich durch und führten – was zunächst paradox klingt – zum Erlass eines Heilpraktikergesetzes.

1939 bis 1945: Ziel der Abschaffung des Berufs des Heilpraktikers

Erlass und erstes Ziel des Heilpraktikergesetzes. Das Heilpraktikergesetz wurde am 17. Februar 1939 vom damaligen NS-Gesetzgeber erlassen und trat am **21. Februar 1939** in Kraft. Die 1. DVO wurde einen Tag später am 18. Februar 1938 erlassen.

Anders, als vielfach geglaubt, ging es bei der Einführung des Heilpraktikerrechts nicht um eine Abgrenzung des Arztberufs zu anderen Heilberufen, sondern darum, die im 19. Jahrhundert weit verbreitete Kurierfreiheit wieder einzudämmen. De facto wurde die **Kurierfreiheit** durch das Heilpraktikergesetz von 1939 **beendet**. Der NS-Gesetzgeber stellte das Ausüben der Heilkunde als Heilpraktiker unter einen Erlaubnisvorbehalt (s. u.). Dadurch sollte der **Heilpraktiker** zum **aussterbenden Beruf** gemacht werden. §§1 Abs. 3, 2 Abs. 1 HeilprG besagten **ursprünglich**, dass **nur** diejenigen, die bereits den **Beruf ausübten**, die **Erlaubnis** erhalten sollten.

Erlaubnisvorbehalt (§ 1 Abs. 1 HeilprG). Im Heilpraktikergesetz heißt es unter § 1 Abs. 1 HeilprG, dass jeder, der *„ohne als Arzt bestallt zu sein"* die Heilkunde ausüben will, einer **Erlaubnis** bedarf (Erlaubnisvorbehalt). In §2 Abs. 1 HeilprG der **ursprünglichen** Fassung wurde geregelt, dass diejenigen, die bisher die Heilkunde beruflich noch nicht ausgeübt haben und nicht als Arzt bestallt sind, die erforderliche Erlaubnis nach § 1 HeilprG **nur** in „besonders begründeten Ausnahmefällen" bekommen sollten. Besonders durch diese Norm war der Beruf Heilpraktiker vom „Aussterben" bedroht.

„Legaldefinition" der Heilkunde. Unter Heilkunde verstand und versteht man auch heute (laut § 1 Abs. 2 HeilprG): „(...) *jede berufs- oder gewerbsmäßig vorgenommene Tätigkeit zur Feststellung, Heilung oder Linderung von Krankheiten, Leiden oder Körperschäden bei Menschen, auch wenn sie im Dienste von anderen ausgeübt wird.*" (siehe auch Kap. Heilkundebegriff (S. 10))

Man spricht hier von einer sogenannten „Legaldefinition" der Heilkunde, weil sie durch diesen Passus gesetzlich („legal") definiert wurde. Durch diesen Gesetzestext wurde der Begriff der Heilkunde deutlich konkretisiert. Interessant ist in dieser Formulierung z. B. der **letzte Halbsatz** „(...) *auch wenn sie im Dienste von anderen ausgeübt wird.*" Das bedeutet nicht anderes, als dass auch **angestellte** Behandler eine **Heilpraktikererlaubnis** benötigen.

Weitere Einschränkungen. Ein weiterer herber Schlag für das Heilpraktikerwesen war der §4 HeilprG, der den Betrieb von **Ausbildungsstätten** für Heilpraktiker **verbot**. Und um die „Ausrottung" des Heilpraktikerberufes noch weiter zu forcieren, verlangte die HeilprG 1. DVO vom 18. Februar 1939 von den Heilpraktikern, die ihren Beruf weiter ausüben wollten, sowie von den Schülern, die eine der soeben verbotenen Heilpraktikerschulen besuchten, die Erlaubnis zur Ausübung der Heilkunde bis zum 1. April 1939 zu beantragen. Das war eine Frist, die nach heutigem Rechtsverständnis viel zu kurz war.

Heilpraktikeranwärter vor Gutachterausschuss. Die 1. DVO regelte außerdem, dass der Heilpraktikeranwärter vor der Erlaubniserteilung vor einen **Gutachterausschuss (§4 HeilprG 1. DVO)** treten musste, der aus dem Vorsitzenden der Verwaltungsbehörde sowie 2 Ärzten und 2 Heilpraktikern bestand. **Ausgeschlossen** bleiben sollten nach §2 der 1. DVO unter anderem **Antragsteller**, die:

- das 25. Lebensjahr noch nicht vollendet haben,
- sittlich unzuverlässig sind,
- keine abgeschlossene „Volksschulausbildung" vorweisen können sowie
- keine **deutsche Staatsangehörigkeit** haben.

Der letzte Punkt spielt heute **keine** Rolle mehr, obwohl er in der aktuellen Fassung der 1. DVO noch enthalten ist. Ursprünglich regelte §2 Abs. 1 Satz 1 Buchst. b, dass nur deutsche Staatsangehörige die Heilpraktikererlaubnis erhalten konnten. Das Bundesverfassungsgericht hat diesen Passus mit dem Urteil vom 10.05.1988 als nichtig erklärt, weil er mit dem Grundrecht auf die freie Entfaltung der Persönlichkeit unvereinbar ist. (Art. 2 Abs.1 GG) (BVerfGE v. 10.5.1988 I 1587) (1 BvR 482/84).

Einführung der Überprüfung. Als weiteren Ausschlussgrund für eine Heilerlaubnis fügte die **2. Durchführungsverordnung** (2. DVO) zum HeilprG vom 3. Juli 1941 hinzu: „(...) *wenn sich aus einer Überprüfung der Kenntnisse und Fähigkeiten des Antragstellers durch das Gesundheitsamt ergibt, dass die Ausübung der Heilkunde durch den Betreffenden eine Gefahr für die Volksgesundheit bedeuten würde*". Damit war die **Überprüfung** vor dem zuständigen Gesundheitsamt **eingeführt** – die jedem angehenden Heilpraktiker und jeder Heilpraktikerin noch heute

Respekt abnötigt. Die 2. DVO an sich hat heute aber keine eigene Bedeutung mehr, weil ihr Inhalt in die 1. DVO integriert wurde (▸ **Abb. 1.10**); (Kap. „2. Durchführungsverordnung (HeilprGDV 2/ 2. DVO)" (S. 26)).

Gesundheit der Bevölkerung. Im Jahr 1941 wurde nicht weiter darüber nachgedacht, wie genau eine Gefahr für die **„Volksgesundheit"** vor Gericht in einem modernen Rechtsstaat bewiesen werden soll. In heutiger Auslegung des Gesetzes spricht man zunächst einmal von vornherein von der „Gesundheit der Bevölkerung" – schon allein um jegliche Formulierung zu vermeiden, die mit dem Nationalsozialismus und dem völkischen Gedankengut in Verbindung gebracht werden kann. Mit **Gesundheit** der **Bevölkerung** ist gemeint, dass die Patientensicherheit durch Heilpraktikerhandeln in organisatorischer und fachlicher Hinsicht gegeben sein muss oder zumindest nicht gefährdet wird. Es geht darum, dass die Verletzung **einer einzigen Person** eine Gefahr für die Gesundheit der Bevölkerung darstellen kann, da das Gesetz so interpretiert wird, dass der Schutz individueller Rechtsgüter, d. h., auch der persönlichen Gesundheit – gemeint ist. Was man einem antut, tut man also der Gemeinschaft an.

Als Maßstab dafür, ob ein Heilpraktiker eine Gefahr für die Gesundheit der Bevölkerung ist, gilt heute:

- **wie sehr** eine Einzelperson durch eine Maßnahme geschädigt wurde,
- ob der Schaden für die Einzelperson auf Fehlern beruht, die der Heilpraktiker ständig **wiederholt**, und
- dieser deshalb **potenziell viele** schädigen kann,
- oder ob Fehler auf einem Gebiet begangen wurden, die zeigen, wie der Heilpraktiker **seine Grenzen** verkennt (näher siehe unten „sittliche Zuverlässigkeit" (S. 37)).

Nach dem 2. Weltkrieg Ziel: Neuetablierung des Heilpraktikerberufs

Nach 1945 wurde die nationalsozialistische Gesetzgebung durch die Rechtsprechung und Verwaltungspraxis verfassungskonform ausgelegt und in die Nachkriegsrechtsordnung eingeordnet. Dass das Gesetz heute noch nationalsozialistische Wurzeln hat, wird zwar immer wieder moniert. Letztlich sind solche Einwürfe aber haltlos. Dem modernen Rechtstaat ist zuzutrauen mit solch sogenanntem „vorkonstitutionellen Recht" so umzugehen, dass es den **Grundrechten** und dem **Rechtstaatsgebot** des Grundgesetzes **entspricht**.

Meilenstein: Erhalt des Heilpraktikerberufs. Der nächste entscheidende Schritt für den Erhalt des Heilpraktikerberufs war ein Urteil des **Bundesverwaltungsgerichts** (BVerwG) vom **24. Januar 1957** (Az. I C 194/54) (▸ **Abb. 1.8**). Wie oben erklärt,

Abb. 1.8 Rechtsgeschichte des Heilpraktikerwesens.

Kaiserreich	**Kurierfreiheit** jeder durfte die Heilkunde ausüben in der Gewerbeordnung verankert 1871	· durch mangelnde Fach- und Sachkunde fügten v. a. herumziehende „Heilpraktiker" Patienten oft gesundheitliche Schäden zu (Missstand) · es gab über 20 Berufsvereinigungen: sehr heterogen organisierte Heilpraktikerschaft
National-sozialismus	Heilpraktikerbund Deutschland e. V. 1934	· 1934 Schaffung Standesrechts: Zwangsmitgliedschaft aller Heilpraktiker im „Heilpraktikerbund Deutschlands e.V." · Bindung aller Heilpraktiker an die Satzung und die Berutsordnung. Dieses Standesrecht existiert seit 1945 nicht mehr
	HeilprG 17.02.1939	**Ursprüngliche Ziele des Gesetzes im Nationalsozialismus:** · **Abschaffung Heilpraktikerschaft** (nur Besitzstandswahrung für praktizierende HP) · **Ende der Kurierfreiheit** – Erlaubnisvorbehalt als Heilpraktiker zu arbeiten · keine neuen Heilpraktiker sollen mehr zugelassen werden · Heilpraktikerschulen müssen schließen
	1. HeilprG 1. DVO vom 18.02.1939	
	↕	**Umkehrung des Gesetzeszwecks**
Bundesrepublik Deutschland	HeilprG 17.02.1939	**Ziel des Gesetzes in der Bundesrepublik Deutschland** **Beibehaltung und Etablierung des Berufs Heilpraktiker** **Urteil Bundesverwaltungsgericht (BVerwG) vom 24. Januar 1957:** · Gewährleistung der Berufsfreiheit nach Art. 12 GG Abs. 1 · Gesetz fungiert als **Rechtsanspruch** auf eine **Erlaubniserteilung** · Erlaubnisvoraussetzungen nach § 2 Abs.1 der 1. DVO mit dem GG vereinbar
	1. HeilprG 1. DVO vom 18.02.1939	
	Bundesministerium für Gesundheit: **Überprüfungsleitlinien** verkündet am 07.12.2017; in Kraft getreten am 22.03.2018	**Ziel:** Verbesserung des Gesundheitsschutzes für die Bevölkerung durch bundeseinheitliche inhaltliche Prüfungsvorgaben
	vom Bundesministerium für Gesundheit beauftragt: **Rechtsgutachten zum Heilpraktikerrecht** vom 21.04.2021	**Auftrag:** bestehendes Heilpraktikerrecht und dazu ergangene Rechtsprechung umfassend aufarbeiten **Ergebnis:** Heilpraktikerrecht systematisch neu regeln, Heilpraktikerberuf hat im Rahmen der Berufsfreiheit nach Art. 12 GG Abs. 1 Bestand **Ziel:** weitere Stärkung der Patientensicherheit

war neben dem Erlaubnisvorbehalt (S. 22) für praktizierende Heilpraktiker im Heilpraktikergesetz und der 1. DVO geregelt, dass vom Antragssteller keine sittlichen, strafrechtlichen Gefahren oder Gefahren für die „Volksgesundheit" ausgehen dürfen. Das Bundesverwaltungsgericht stellte in seinem Urteil zunächst fest, dass im Hinblick auf die in Artikel 12 GG garantierte Berufsfreiheit diese Regelungen nicht zu beanstanden seien. An anderer Stelle kam es aber zu einer Aussage, die letztlich dem Heilpraktikerberuf das „Überleben" sicherte: Das Gericht urteilte, dass die Regelungen der **„völligen Berufssperre"** und der **zu kurzen Frist** aus § 1 Abs. 1 der 1. DVO, wonach der Antrag auf eine Heilerlaubnis bis zum 1. April 1939 vorliegen musste, **nicht** mit dem Grundgesetz vereinbar sind. Dieses Urteil bildet das Fundament für die Gewährleistung der Berufsfreiheit nach Art. 12 GG Abs. 1.

Hierdurch wurde der **Heilpraktikerberuf** wieder so weit etabliert, dass in den darauffolgenden Jahrzehnten eine **Professionalisierung** eintrat. Dass sich die Heilpraktikerschaft auf die Naturheilkunde (S. 10) spezialisierte, war dabei nicht zwingend, denn im Gesetzeswortlaut ist das ursprünglich so nicht vorgesehen.

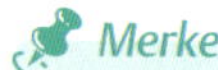

Heilpraktiker ≠ Naturheilkunde!

Viele Heilpraktiker wenden v. a. Verfahren der Naturheilkunde bzw. alternative Heilverfahren an. Rein gesetzlich sind sie aber **nicht** auf die Naturheilkunde beschränkt. Sie dürfen auch die Schulmedizin anbieten – im Rahmen der anderweitigen gesetzlichen Verbote und natürlich, soweit dies ihre Praxisressourcen und Ihr Know-how zulassen.

Entwicklung der Wissenstests. In den 1970er Jahren, seitdem sich die Zahl der Heilpraktiker verdreifachte, bemühte man sich, die Wissenstests zu systematisieren und zu vereinheitlichen, sowie sukzessive bis heute das **fachliche Niveau** zu **erhöhen**. Heute wird von Antragstellern grundlegende Kenntnis der rechtlichen Voraussetzungen ihrer Arbeit als Heilpraktiker verlangt, zudem Basiswissen zum Beispiel in der Anatomie, Hygiene und Nosologie (siehe Kap. Überprüfungsleitlinien (S. 148)).

2017 bis 2021: Maßnahmen zur Neuregelung des Heilpraktikerrechts

Forderungen, den Heilpraktikerberuf völlig neu zu regeln (S. 25) tauchen immer wieder auf, ebenso Überlegungen, den Beruf über das Gebiet der Psychotherapie hinaus weiter zu sektoralisieren (Logopädie, Physiotherapie, Ergotherapie). Regelmäßig wurde in den letzten 10 Jahren v. a. in medizinischen und politischen Fachkreisen diskutiert, ob die geltenden rechtlichen Normen des Heilpraktikerrechts noch angemessen seien. Kritiker stuften die Überprüfung vor den Gesundheitsämtern und die Erteilung der Heilerlaubnis als nicht ausreichend ein, um den Gesundheitsschutz für die Bevölkerung zu sichern. In den Jahren **2017/2018** wurde deshalb der § 2 Abs. 1 der HeilprG 1. DVO geändert (▶ **Abb. 1.9**), indem bundeseinheitlich die **Heilpraktiker-Überprüfungsleitlinien** mit inhaltlichen Vorgaben auf den Weg gebracht wurden (Kap. Inhalte der Überprüfung (S. 148)).

Abb. 1.9 2017/2018: Neuregelung des Heilpraktikerrechts durch die Einführung der Überprüfungsleitlinien.

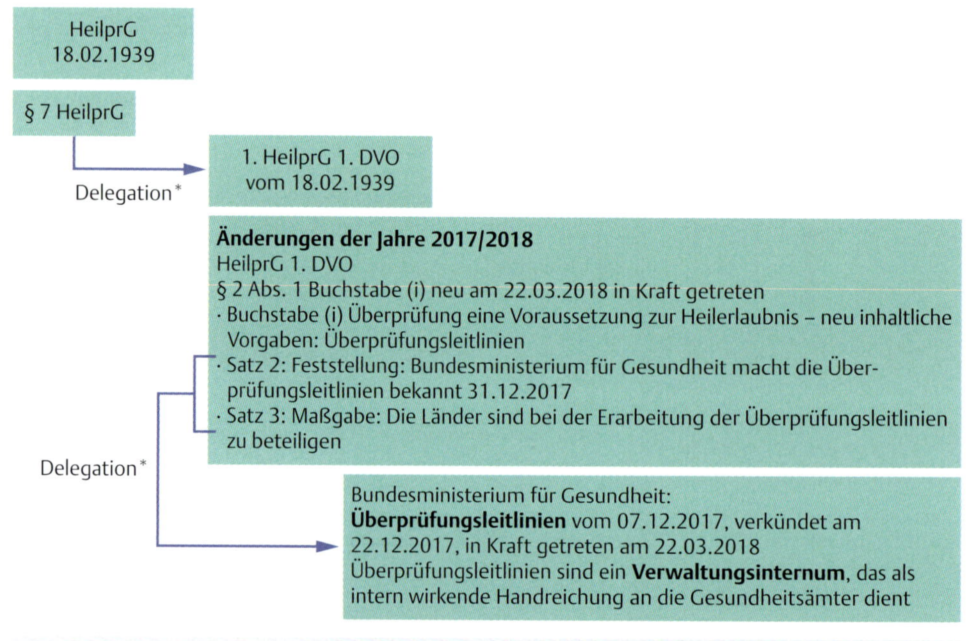

Rechtsgutachten zum Heilpraktikerrecht. Die Diskussion ging aufgrund von Ereignissen weiter, bei denen durch Behandlungsfehler einzelner Vertreter aus der Heilpraktikerschaft Patienten zu Schaden und z.T. sogar zu Tode kamen. Infolgedessen veröffentlichte das Bundesministerium für Gesundheit im 4. Quartal 2019 eine Ausschreibung für ein „Rechtsgutachten zum Heilpraktikerrecht". In diesem Gutachten vom 21.4.2021 wurde das bestehende **Heilpraktikerrecht** einschließlich der dazu ergangenen Rechtsprechung umfassend dahingehend geprüft, ob und ggf. welchen rechtlichen Gestaltungsspielraum der Gesetzgeber hätte, im Rahmen einer Reform des Heilpraktikerrechts die Patientensicherheit zu stärken.

Der Gutachter Prof. Christof Stock kam dabei zu dem Schluss, dass die **Rechtsgrundlagen** des **Heilpraktikerrechts** gesetzlich **neu geregelt** werden müssen, wobei die aktuellen rechtlichen Grundlagen (▶ **Abb. 1.9**) jedoch **bis** zu dieser **Neuregelung** weiter **gelten**. Der Gutachter testiert schwerwiegende verfassungsrechtliche Mängel (formale Rechtsmängel), u. a. dass die Überprüfungsleitlinien von 2017 in das Heilpraktikergesetz hätten mit aufgenommen werden müssen. Sie wurden aber nur auf der Grundlage einer Rechtsverordnung (HeilprG 1. DVO) vom Bundesministerium für Gesundheit erlassen (ein Organ der Exekutive) und sind als „interne Handreichung" an die Gesundheitsämter einzustufen. Die Gesundheitsämter hätten im Grunde bisher ohne jede behördliche Befugnis die Überprüfungen auf der Grundlage dieser Überprüfungsleitlinien vorgenommen, da keine notwendige gesetzliche Rechtsgrundlage bestanden habe (Vorgabe durch die Legislative).

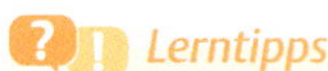 *Lerntipps*

Wichtig: Überprüfungsleitlinen nachlesen!

Obwohl Zweifel am verfassungsgemäßen Entstehen der Überprüfungsleitlinien von 2017 bestehen, empfehlen wir dringend, sie für die HP-Überprüfung zu Beginn der Prüfungsvorbereitung sehr gründlich durchzulesen. Die Prüfer orientieren sich an diesen Inhalten und die essenziellen Anforderungen für die Überprüfung werden dort ausführlich beschrieben.

Die Leitlinie im Original-Wortlaut finden Sie auf der Seite des Bundesgesundheitsministeriums unter: www.bundesgesundheitsministerium.de/heilpraktikeranwaerter-leitlinie.html.

ⓘ *Zusatzinfo*

Rechtsgutachten zum Heilpraktikerrecht vom 21.04.2021 im Wortlaut

Die Inhalte des Gutachtens von Prof. Dr. Stock können Sie im Detail nachlesen. Das Gutachten steht auf der Onlinepräsenz des Bundesgesundheitsministeriums zum Download bereit. Geben Sie in die Suchmaschine Ihrer Wahl die Schlagworte „Rechtsgutachten zum Heilpraktikerrecht – Bundesgesundheitsministerium" ein.

Im 4. Teil des Gutachtens bezieht Prof. Stock zum aktuell gültigen Heilpraktikerrecht auf der S. 255 wie folgt Stellung und empfiehlt:

„Zu den Konsequenzen: Erst die förmliche Feststellung durch das Bundesverfassungsgericht hat die Verfassungswidrigkeit eines Gesetzes oder einzelner seiner Bestimmungen zur Folge. **Deshalb bleiben das HeilprG und seine Durchführungsverordnung auch nach dieser gutachterlichen Äußerung vorläufig in Kraft. Der Gutachter hält gleichwohl § 7 HeilprG mit dem in § 2 Abs. 1 HeilprG veränderten Inhalt und § 2 Abs. 1 HeilprGDV_1 einschließlich der Leitlinien zur Überprüfung der Heilpraktikeranwärter*innen für nichtig.** Die Neuregelung (Anmerkung der Red. vgl. ▶ **Abb. 1.9**) hat ihre Ziele verfehlt, für mehr Schutz der Patient*innen zu sorgen und gleichzeitig eine größere Einheitlichkeit und Verbindlichkeit bei der Überprüfung zur Erteilung von Erlaubnissen herzustellen. Daraus folgt: Die Behörden, die diese Erlaubnis erteilen, sind in ihrer Entscheidungsfindung weitestgehend auf sich selbst gestellt; mangels wirksamer gesetzlicher Regelung bleibt das Heilpraktikerrecht wie bisher der Verwaltung und der Rechtsprechung überlassen. Der Gutachter empfiehlt den Gesetzgebungsorganen dringend, eine Neuregelung des Heilpraktikerrechts vorzunehmen."

Im ersten Teil des Gutachtens werden auch für juristische Laien sehr gut nachvollziehbar der „Heilkundebegriff" und die „Rechtsgeschichte des Heilpraktikerwesens" beschrieben.

(Hervorhebungen durch die Verfasserin)

Der Inhalt der Durchführungsverordnungen (DVO) zum HeilprG

1. Durchführungsvorordnung (HeilprGDV 1/1. DVO)

Die 1. Durchführungsverordnung zum HeilprG regelt also wie oben beschrieben in erster Linie die **Voraussetzungen**, die gegeben sein müssen, um die Erlaubnis zur **Zulassung** als **Heilpraktiker** zu erhalten. In ihr wird u. a. festgelegt, dass

- eine sittliche Zuverlässigkeit vorhanden sein muss (d. h., dass kein Eintrag im dem Zentralregisterauszug über Vorstrafen vorliegt Kap. 1.3.1),
- eine Überprüfung der Kenntnisse und Fähigkeiten durch die untere Gesundheitsbehörde (Gesundheitsamt – amtsärztliche Überprüfung) erforderlich ist,
- mindestens ein Hauptschulabschluss vorliegen muss,
- das 25. Lebensjahr für die amtsärztliche Überprüfung vollendet sein muss,
- die erforderliche Eignung für die Berufsausübung nicht infolge eines körperlichen Leidens oder wegen Schwäche der geistigen oder körperlichen Kräfte oder wegen einer Sucht fehlt (hier benötigt der Anwärter meist ein entsprechendes Schreiben seines Hausarztes).

Des Weiteren legt die 1. DVO (§ 7) fest, dass eine Heilpraktikererlaubnis zurückgenommen werden kann, wenn nachträglich ein Versagensgrund für eine Erlaubniserteilung bekannt wird. In Zweifelsfällen kann gemäß HeilprG ein **Gutachterausschuss** berufen werden, der ein Gutachten erstellt. Das kann beispielsweise notwendig werden, wenn über die **Zurücknahme** einer **(Heil-)Erlaubnis** entschieden werden soll oder wenn sich ein **Heilpraktikeranwärter** über eine Prüfung **beschwert**.

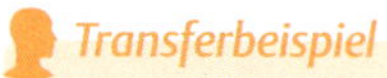

Genug ist genug: Entziehung Heilerlaubnis

Ein 45-jähriger Heilpraktiker führt sehr erfolgreich seine Heilpraktikerpraxis: Er ist gewissenhaft und kann viele Behandlungserfolge bei seinen Patienten aufweisen. Er forscht auch intensiv mit Krankheitserregern in seinem Kellerlabor.

Privat zeigt er jedoch ganz andere Seiten seiner vielschichtigen Persönlichkeit: Er lebt auf großem Fuß und gibt sein Geld mit vollen Händen aus. Dem charmanten, gutaussehenden Mann machen viele Frauen Avancen, auf die er als die Abwechslung liebender Mensch gerne eingeht. Er führt ganz offen parallele Beziehungen, d. h., seine Partnerinnen wissen über seinen Lebenstil Bescheid.

Aus einer Liaison geht ein Kind hervor, für das er den Unterhalt nicht bezahlt, weil sein ganzes Geld für luxuriöse Hobbys verschwendet. Die Mutter des gemeinsamen Kindes klagt den Unterhalt für das Kind ein. Wegen seiner Geldnot ist er v. a. solventen Frauen gegenüber sehr aufgeschlossen, die ihm finanziell auch etwas bieten können.

Als er einen besonderen finanziellen Engpass hat, erpresst er eine frühere langjährige Geliebte damit, dass er dem Ehemann die beendete Affäre verraten würde, wenn sie ihm kein Geld gäbe. Die Frau bezahlt die geforderte Summe. Als er ein zweites Mal Geld fordert, zieht die Frau harte Konsequenzen. Sie spricht sich mit ihrem Ehemann aus und teilt dem Gesundheitsamt mit, dass der Heilpraktiker in seinem Labor nicht zulässige Forschungsversuche mit Krankheitserregern durchführe (Kap. Meldepflichten bei Nachweisen nach § 7 IfSG).

Dies führt zur Entziehung seiner Heilpraktikererlaubnis und zu seiner Verurteilung aufgrund folgender Verstöße:

- Verletzung der Unterhaltspflicht,
- Erpressung und
- Verstöße gegen § 44 IfSG.

Diese Taten lassen die Bereitschaft erkennen, dass der Heilpraktiker bereit ist, eigene Interessen **vorsätzlich** durchzusetzen und **überlegt** strafbar zu handeln. Zu betonen ist, dass der polyamore Lebensstil **keinerlei** Einfluss auf die Entscheidung zum Entzug der Heilerlaubnis haben darf, da die sexuelle Orientierung für alle Menschen grundrechtlich geschützt ist.

Eventuelle personenbezogene Daten fiktiv, Fallbeispiel frei erfunden.

2. Durchführungsverordnung (HeilprGDV 2/ 2. DVO)

Die 2. Durchführungsverordnung (2. DVO) vom 3.7.1941 besagt, dass als Voraussetzung für die Erlaubniserteilung eine Überprüfung notwendig ist. Damit wurde damals die bis heute noch maßgebliche **Heilpraktikerüberprüfung** für Heilpraktikeranwärter vor der zuständigen Gesundheitsbehörde **eingeführt**. Die 2. DVO an sich hat heute aber keine eigene Bedeutung mehr, weil inzwischen der Buchstabe (i) in den § 2 Abs. 1 der 1. DVO integriert wurde (▶ **Abb. 1.10**).

Diese Überprüfung musste dem ursprünglichen Wortlaut nach ausschließen, dass der Anwärter *„eine Gefahr für die Volksgesundheit darstellt"*. Da das Heilpraktikergesetz inklusive seiner Durchführungsverordnungen allerdings dringend auf dem Boden des Grundgesetzes auszulegen ist, kann der nationalsozialistische Begriff der Volksgesundheit nicht mehr verwendet werden.

Die neue Literatur zum Heilpraktikergesetz verwendet daher konsequent den Begriff „Gesundheit der Bevölkerung", um eine deutliche Abgrenzung von völkischem Gedankengut zu erreichen. Die neuen **Überprüfungsleitlinien** sind an dieser Stelle modernisiert. Ebenso wurde der Wortlaut der Durchführungsverordnung modernisiert und lautet jetzt wie folgt:

„Die Erlaubnis wird nicht erteilt (…) wenn sich aus einer Überprüfung der Kenntnisse und Fähigkeiten des Antragstellers durch das Gesundheitsamt, die auf der Grundlage von Leitlinien zur Über-

Abb. 1.10 Ablösung der 2. DVO des Heilpraktikergesetzes.

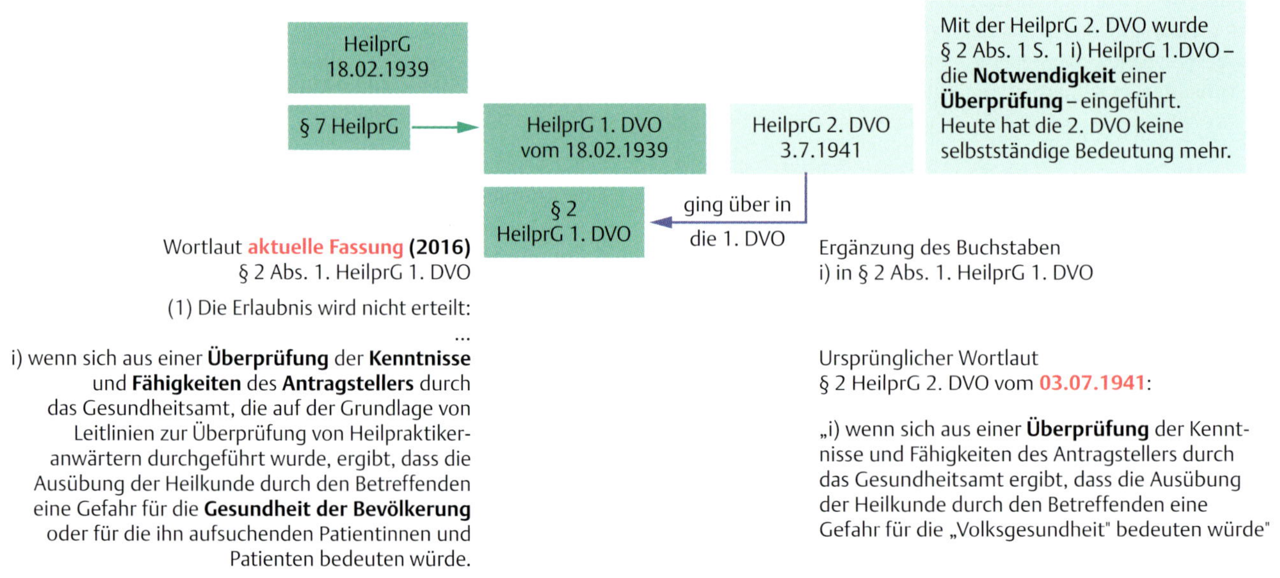

Das HeilprG und die HeilprG 1. DVO enthalten die Rechtsgrundlagen für den Beruf Heilpraktiker. Die ursprüngliche 2. DV (Einführung der Heilpraktikerüberprüfung) wurde in die 1. DVO integriert.

prüfung von Heilpraktikeranwärtern durchgeführt wurde, ergibt, dass die Ausübung der Heilkunde durch den Betreffenden eine Gefahr für die Gesundheit der Bevölkerung oder für die ihn aufsuchenden Patientinnen und Patienten bedeuten würde.

Das Bundesministerium für Gesundheit macht Leitlinien zur Überprüfung von Heilpraktikeranwärtern bis spätestens zum 31. Dezember 2017 im Bundesanzeiger bekannt. Bei der Erarbeitung der Leitlinien sind die Länder zu beteiligen. (…)"

Überprüfungsleitlinien

Wichtig: eigene Grenzen und Kompetenzen. Die Überprüfungsleitlinien vom 22.12.2017 enthalten in ihrer Präambel allgemeine Hinweise zur Gefahr für die Gesundheit der Bevölkerung als Maßstab für die Kenntnisüberprüfung. Erwartet wird von den **Prüfungsanwärtern**, dass sie ihre **Kenntnisse** und **Fähigkeiten** zuverlässig einschätzen und ihre **Grenzen** kennen. Die Heilpraktikerüberprüfung enthält sowohl im schriftlichen als auch im mündlichen Teil Fragestellungen zu (berufs-)rechtlichen, medizinischen und psychotherapeutischen Kenntnissen. Angestrebt wird auch ein Praxisteil der Überprüfung mit einer „Demonstration von Fertigkeiten". Die Details zu den Inhalten der Überprüfungsleitlinien finden Sie unter Kap. „Inhalte der Überprüfungsleitlinien" (S. 148).

Gefragte Methodenkompetenz. Die meisten Gesundheitsämter haben diese Anforderungen schon vor Bestehen der Überprüfungsleitlinien so angewandt und z. B. mit kleinen Rollenspielen oder schriftlichen Fallangaben zur Differenzialdiagnostik in der Prüfung vom Prüfling gefordert, dass er z. B. Fertigkeiten im Bereich der Gesprächsführung nachweist. **Grundlegende Veränderungen** haben sich durch die Bekanntmachung der Leitlinien im Vergleich zu den Vorjahren insofern also noch **nicht** ergeben. Allerdings werden die im schriftlichen als auch im mündlichen Teil gestellten Fragen zunehmend auch **anwendungsorientiert** abgefragt. Das A und O ist **differenzialdiagnostische** Fragestellungen und Hinweise **sicher** zu beherrschen. Hier ist dann der Weg das Ziel. Bewertet wird man anhand der fundierten Fragestellung und Einzelfallabwägung, nicht daran, dass schnellstmöglich eine Verdachtsdiagnose gestellt wird. Näheres hierzu können Sie im Lernmodul 3 „Der Weg zur Diagnose" nachlesen.

Lerntipps

Fachärztliche Abklärung und Erstversorgung bei Notfällen

Generell gilt, dass man für medizinische Behandlungsbereiche auf den Arzt verweisen sollte. Gleichzeitig sollten Sie nach Möglichkeit unaufgefordert beschreiben können, mit welchen Interventionen Sie auf den **Arztbesuch hinwirken** können und wie Sie die **organisatorische** und **anamnestische Planung** der weiteren Termine gestalten können, bis die Arztbestätigung vorgelegt wird.

Eine Erstversorgung in **Notfallsituationen** sollte sichergestellt werden können. Erste-Hilfe-Kenntnisse können abgefragt werden.

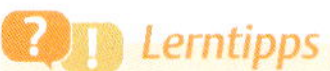

Prüfungsanforderungen

Rechtliche Grundlagen

Es ist ein Muss, relevante **Rechtsvorschriften** benennen (► **Abb. 1.4**, ► **Abb. 1.5**, ► **Abb. 1.6**, ► **Abb. 1.8**) und deren wesentliche Inhalte zusammenfassen zu können – v. a. in deren Auswirkung auf das therapeutische Handeln. Geprüft wird, dass Fachgesetze, die Grenzen aufzeigen, bekannt sind. Man sollte immer Beispiele für den **Praxisalltag**, die diese Vorschriften konkret umsetzen sollen, zumindest grob nennen können, auch aus dem Bereich Qualitätsmanagement und Dokumentation. Ein Gesamtüberblick über das **Gesundheitssystem** wird ebenso erwartet.

Kommunikation mit anderen Berufen

In den Überprüfungsleitlinien ist festgehalten, dass die medizinischen **Fachtermini**, die **Kommunikation** mit Patienten und Akteuren anderer Gesundheitsberufe beherrscht werden müssen. Dies trifft ganz besonders für **Notfallsituationen** zu.

Fremdbefunde sollten interpretiert und verstanden werden können. Gegebenenfalls sind auch Laborwerte Dritter zutreffend zu interpretieren. Wissen über Wirksamkeit und Nebenwirkungen gängiger **Arzneimittel** sollte vorhanden sein, auch wenn die Arzneimittel nicht vom Heilpraktiker selbst verordnet werden. Gerne fragt man in der mündlichen Überprüfung nach gängigen Urintests, die in der Praxis verwendet werden können. Diese Themen sind in den Lernmodulen 3 „Der Weg zur Diagnose" und 4 „Allopathische Verfahren" beschrieben.

Psychische Erkrankungen

Wie tiefgehend auf dem Gebiet der psychiatrischen Krankheitsbilder geprüft wird, hängt davon ab, welche Heilpraktikererlaubnis angestrebt wird. Von Heilpraktikern mit **allgemeiner Heilerlaubnis** (medizinische Heilpraktiker) wird verlangt, dass psychotherapeutische Kenntnisse und die Krankheitslehre der psychiatrischen Krankheitsbilder **geläufig** sind. Da auch akute und chronische Schmerzzustände abgefragt werden können, empfiehlt es sich, Somatisierungsstörungen in Abgrenzung von organisch begründbaren Schmerzen sicher zu beherrschen. Diese Themen werden im Lernmodul 15 „Psychiatrische Krankheitsbilder" behandelt.

Fazit – Das müssen Sie wissen

Rechtliche Grundlagen

Das aktuelle Heilpraktikerrecht umfasst das **Heilpraktikergesetz (HeilprG)** sowie die **1. Durchführungsverordnung (1. DVO)**. Während des Nationalsozialismus gab es auch noch eine 2. Durchführungsverordnung (2. DVO). Darin wurde 1941 nachträglich geregelt, dass für eine Heilerlaubnis zusätzlich die Heilpraktikerüberprüfung absolviert werden muss. Die 2. DVO hat keine eigene Bedeutung mehr, weil deren wesentlicher Inhalt in den Buchstaben (i) des § 2 Abs. 1 der 1. DVO integriert wurde.

Das Heilpraktikerrecht hat eine außergewöhnliche rechtsgeschichtliche Entwicklung durchlaufen. Im **Kaiserreich** herrschte **Kurierfreiheit** und es gab über 20 Heilpraktikerverbände, deren Mitglieder freiwillig den Verbänden beitraten.

Während des **Nationalsozialismus** wurde zunächst ein einheitlich reglementiertes Standesrecht für die Heilpraktikerschaft geschaffen. Alle Heilpraktiker mussten dem „Heilpraktikerbund Deutschlands e. V." beitreten, sie waren an die Satzung und die Berufsordnung gebunden. Seit 1945 existiert **kein** Standesrecht mehr für Heilpraktiker.

Diese „Gleichschaltung" reichte den nationalsozialistischen Machthabern nicht aus, sodass 1939 durch das Heilpraktikergesetz und die 1. DVO der Beruf des Heilpraktikers und die Kurierfreiheit **abgeschafft** werden sollten.

Nach dem 2. Weltkrieg hat sich der Gesetzeszweck ins Gegenteil umgekehrt: Mit den beiden Rechtsvorschriften (HeilprG und 1. DVO) soll der Beruf Heilpraktiker **beibehalten** und etabliert werden. Das Heilpraktikergesetz fungiert als Rechtsanspruch auf Erlaubniserteilung.

Ein vom Bundesministerium für Gesundheit beauftragtes Gutachten kam im Jahr 2021 zu dem Schluss, dass das **Heilpraktikerrecht** wegen **formaler** Rechtsmängel **neu** geregelt werden muss. Inhaltliche Vorgaben für die Heilpraktikerüberprüfung finden sich in den Überprüfungsleitlinien, die bis zur Neuregelung wie das gesamte Heilpraktikerrecht gültig bleiben.

1.2.2 Relevante Rechtsnormen für Heilpraktiker

Praktizierende Heilpraktiker müssen in der täglichen Arbeit eine Vielzahl von rechtlichen Normen beachten, da die zentrale Aufgabe, die „Gesundheit der Bevölkerung", sprich der Patienten, durch viele Sachverhalte gefährdet sein kann. In diesem Abschnitt sind die Vorschriften und Regelungsmaterien für einen schnellen Überblick, nach Themenfeldern geordnet, jeweils tabellarisch zusammengestellt.

Lerntipps – Mündliche Prüfung

Rechtsnormen: Häufige Prüfungsthemen

Die mündliche Überprüfung beginnt sehr häufig mit **Gesetzeskunde** inkl. der Pflichten und Grenzen des Heilpraktikerberufs. Bitte beachten Sie hierzu folgende Tipps:

- Gesetze, in denen **Arztvorbehalte** geregelt sind, sind besonders prüfungsrelevant. Diese finden Sie in diesem Abschnitt in Tabellenform aufbereitet. Verlangt die Prüfungskommission, dass Arztvorbehalte aufgezählt werden, können sich öfter Fragen anschließen, die das **eigene** therapeutische Handeln beschreiben sollen. Hier wäre es dann zu kurz gegriffen, auf das Weiterschicken zum Arzt zu verweisen. Es sollte auch abgewogen werden, was man selbst **begleitend** tun könnte.
- Allgemein sollte man darauf hinweisen, dass der Heilpraktiker aufgrund seiner Stellung im **Gesundheitssystem** für diagnostische und therapeutische Methoden nur **wenige** Mittel in der Praxis zur Verfügung hat, z. B. keine Arzneimittel bevorratet und auch nur **Medizinprodukte** der **Klassen I bis II a** einsetzt.
- Es könnte auch abgefragt werden, dass durch **naturheilkundliche** Behandlungen der Zustand eines Patienten **destabilisiert** bzw. schulmedizinische Behandlungen verschleppt werden könnten. Dies sollten Sie immer im Hinterkopf behalten.
- Das Ihnen vorliegende Lernmodul enthält gemäß der neuen Überprüfungsleitlinien auch zu beachtende Ausführungen zum **Infektionsschutz** und zum **Arzneimittelrecht** (vgl. auch Lernmodul 2 „Biologie, Pathologie, Infektiologie" sowie Lernmodul 4 „Allopathische Verfahren").
- Grundregeln der **Hygiene** sind ebenfalls Prüfungsgegenstand. Als Heilpraktiker sollte man daher grundlegende Händewaschtechniken vorführen können und den Unterschied zwischen Putzverhalten und Desinfektion darlegen können. Sterilisationsmaßnahmen gehören zwar zum Berufsbild, werden aber mit geringer Wahrscheinlichkeit abgefragt (vgl. auch Lernmodul 6 „Hygiene und invasive Techniken).

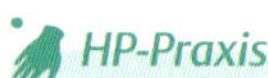

HP-Praxis

Rechtliche Normen: Auch für die Praxis wichtig!

Die Rechtsnormen sind selbstverständlich nicht nur für die Prüfung relevant, sondern auch bzw. vor allem für den Praxisalltag! Um die Auswirkungen auf Ihre Arbeit deutlich zu machen, finden Sie in den folgenden Tabellen jeweils die Spalte **„Praxisalltag"**, die auf diese Implikationen besonders eingeht.

Berufsrechtlicher Rahmen

Den berufsrechtlichen Rahmen bilden das Heilpraktikergesetz mit seinen Untergesetzen, das Grundgesetz, das Strafgesetzbuch sowie Gesetze über den öffentlichen Gesundheitsdienst in den jeweiligen Bundesländern (► **Tab. 1.5**).

Tab. 1.5 Überblick berufsrechtliche Vorschriften.

Rechtsgrundlage	Pflichten	Grenzen	Praxisalltag	Anmerkungen
Heilpraktikergesetz (HeilprG) (mit unter gesetzlichen Vorschriften = 1. DVO *HP/HPP	Führen der Berufsbezeichnung „Heilpraktiker." Sittliche Zuverlässigkeit bieten.	Kein Ausüben der Heilkunde im Umherziehen; Kein Ausüben der Zahnheilkunde. Weitere Grenzen sind in anderen Fachgesetzen geregelt.	Zu berücksichtigen bei Angeboten wie Fastenwochen, Seminarveranstaltungen und Messebesuchen. Problematische Abgrenzung von „Zahnheilkunde"/Manipulationen am Kiefergelenk.	Enthält Legaldefinition der Heilkunde. Regelt Strafbarkeit, wenn die Heilpraktikererlaubnis fehlt. Umherziehen ist als Ordnungswidrigkeit eingestuft.
Grundgesetz (GG) - Auswirkung auf HP/HPP-Beruf *HP/HPP	Heilpraktiker nicht unmittelbar an das GG gebunden, da keine staatliche Erlaubnis. Dennoch Pflicht zu ethischem Verhalten. Beruf des Heilpraktikers heute noch existent aufgrund von Artikel 12 GG (Berufsfreiheit). Gleiches gilt für sektorale HPP.	Behandlungsverbote, Pflicht, eine Überprüfung abzulegen, und weitere Vorschriften. Diese engen die Berufswahlfreiheit nicht übermäßig ein, da sie der Gesundheit der Bevölkerung dienen und damit ein übergeordneter Belang des Gemeinwohls sind.	Keine unmittelbare Auswirkung auf den Praxisalltag, jedoch auf das berufliche Selbstverständnis.	Die eingerichtete und etablierte Praxis, in der ein Heilpraktiker tatsächlich auch tätig ist, ist ebenfalls grundgesetzlich geschützt, hier durch die unternehmerische Freiheit als Variante der Eigentumsgarantie (Artikel 14).
Strafgesetzbuch (StGB) *HP/HPP	Keine Straftaten begehen im Allgemeinen, jedoch v. a. in folgenden berufsspezifischen Themenbereichen: • Missbrauch Schutzbefohlener (alle Patienten, auch wenn sie nicht durch Alter oder Behinderung geistig eingeschränkt sind, bereits ab dem ersten Termin) unter Ausnutzung eines Beratungs- Behandlungs- oder Betreuungsverhältnisses. • Abrechnungsbetrug, Sozialversicherungsbetrug. • Bestechung im Gesundheitswesen (nur wenn der Heilpraktiker anderen Gesundheitsberufen in Korruptionstatbeständen hilft). • Alle Körperverletzungsdelikte, fahrlässige Tötung. • Missbrauch von Titeln und Berufsbezeichnungen. • Nichtanzeige geplanter Straftaten, Verletzung der Vertraulichkeit des Wortes (nicht aber 203 StGB Geheimnisverrat; hier HP nicht erwähnt). • Tötung auf Verlangen, unterlassene Hilfeleistung. In den §§ 20 und 21 StGB sind auch Regelungen enthalten, wann ein Patient schuldunfähig oder vermindert schuldunfähig ist. Dies ist dann der Fall, wenn die Steuerungsfähigkeit der Patienten ausgeschlossen ist, z. B. bei Fällen/Aussagen:		Es sind Abläufe zu schaffen, die Straftaten von vornherein verhindern, z. B. durch Überprüfung von Kooperationsverträgen, durch geeignete Datenschutzmaßnahmen und natürlich durch Auswahl von Methoden, die sicher beherrscht werden, und durch die formal korrekte Behandlung von Rezepten.	Manches Fehlverhalten der Gesundheitsberufe ist nicht sogleich strafbar, sondern wird über haftungsrechtliche Aspekte des Zivilrechts reguliert (Kap. 3). Schlimmstenfalls entsteht in einer Situation die Triade aus Strafbarkeit, Erlaubnisverlust und Schadensersatzpflicht. Im Gegensatz zum Arzt hat der Heilpraktiker kein Zeugnisverweigerungsrecht über beruflich anvertraute Tatsachen vor Gericht (§ 53 Strafprozessordnung). § 81a Strafprozessordnung sieht vor, dass Blutproben und andere Untersuchungen in Ermittlungsverfahren für strafbare Handlungen nur von Ärzten entnommen werden dürfen. Heilpraktiker dürfen in diesem Kontext keine Proben entnehmen. Ein Heilpraktiker macht sich jedoch nicht strafbar, wenn er dies trotzdem tut, wenn z. B. ein alkoholisierter Autofahrer zur Blutentnahme zu ihm gebracht wird. Wenn er die Blutentnahme sachgerecht ausführt, haftet der Heilpraktiker nicht.

▶ **Tab. 1.5** Fortsetzung.

Rechts-grundlage	Pflichten	Grenzen	Praxisalltag	Anmerkungen
	„Ich kann mich nicht mehr bremsen (!), obwohl ich von der Strafbarkeit weiß!" Die (verminderte) bzw. Schuldunfähigkeit liegt auch vor, wenn ein Patient Richtig von Falsch nicht mehr unterscheiden kann (sittliche Einsicht).			Die Blutprobe, die vom Heilpraktiker entnommen wird, ist nur für das Strafverfahren gegen den alkoholisierten Autofahrer ohne jeden Beweiswert. Die Probe kann vor Gericht nicht verwendet werden
Gesetze über den öffentlichen Gesundheitsdienst in den jeweiligen Bundesländern *HP/HPP	Registrierungspflicht, die Praxis bei den örtlichen Behörden anzumelden, zumeist beim Gesundheitsamt. Pflicht zur Niederlassung.	Die Grenzen ergeben sich in Zusammenschau mit dem Heilpraktikergesetz, also keine Heilkunde im Umherziehen.	Die Praxisgründung ist unter Vorlage der Urkunde schriftlich anzuzeigen. Unter Benennung des Praxissitzes und der in Aussicht genommenen Methoden.	

*HP/HPP: prüfungsrelevant für medizinische Heilpraktiker (= allgemeine Heilerlaubnis) und Heilpraktiker für Psychotherapie
**HPP (HP): prüfungsrelevant nur für Heilpraktiker für Psychotherapie (für Heilpraktiker aber nicht gänzlich ausgeschlossen als Prüfungsinhalt)
***HP: prüfungsrelevant nur für medizinische Heilpraktiker

Marktverhaltensregeln für Heilpraktiker

Im Hinblick auf das Verhalten eines Heilpraktikers gegenüber seinen Patienten (▶ **Abb. 1.11**) als „Vertragspartner" und gegenüber anderen Marktteilnehmern (Wettbewerbern) sind einige Regelungen unbedingt zu beachten (▶ **Tab. 1.6**).

Abb. 1.11 Dokumentationspflicht nach dem Patientenrechtegesetz.

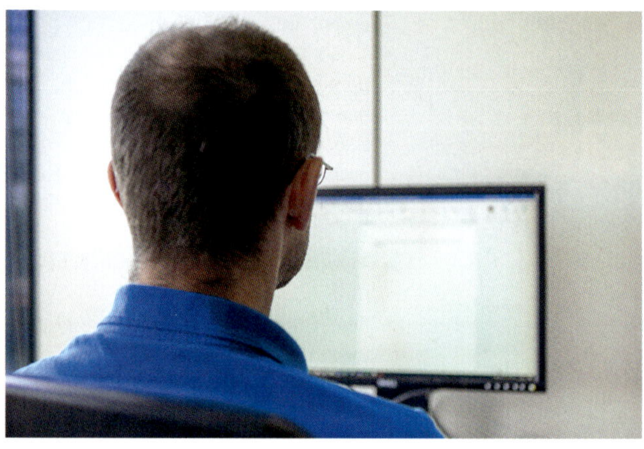

Die Dokumentationspflicht ist umfassend und MUSS u. a. von Heilpraktikern sehr sorgfältig beachtet werden. Symbolbild. *Foto: K. Oborny, Thieme Group*

Vorschriften zur Patientensicherheit

Die Vorschriften zur Patientensicherheit sind extrem wichtig, da die Überprüfung vor dem Gesundheitsamt darauf abzielt, zu prüfen, ob der Heilpraktikeranwärter keine Gefahr für das Patientenwohl (die Patientengesundheit) darstellt und v. a. seine Grenzen kennt (▶ **Tab. 1.7**, Kap. 3.1.5). Die in der Tabelle aufgeführten gesetzlichen Normen werden in folgenden Lernmodulen vertieft behandelt:

- **Infektionsschutzgesetz** (IfSG) im Lernmodul 2 „Biologie, Pathologie, Infektiologie"
- **Hygieneverordnungen** im Lernmodul 6 „Hygiene und invasive Maßnahmen".

Weitere Vorschriften zur Praxisführung

Im Rahmen der Praxisführung sind weitere (abfall-) technische Vorschriften zu beachten (▶ **Tab. 1.8**).

Zu anderen Berufen abgrenzende Gesetze

Die folgenden Regelungen setzen den Tätigkeiten oder dem Marktauftritt von allgemeinen oder sektoralen Heilpraktikern Grenzen (▶ **Tab. 1.9**).

Tab. 1.6 Überblick: Marktverhaltensregeln.

Rechtsgrundlage	Pflichten	Grenzen	Praxisalltag	Anmerkungen
Bürgerliches Gesetzbuch (BGB), vor allem Vorschriften, die aus dem Patientenrechtegesetz ins BGB integriert wurden (Gesetz zur Verbesserung der Rechte von Patientinnen und Patienten vom 20.02.2013, sieh auch Kap. „Patientenrechtegesetz: Patientenschutz und Schutz vor Haftung)“ (S. 92)) ***HP/HPP**	Dokumentationspflicht, diverse zu konkretisierende Sorgfaltspflichten (siehe Kap. 3), wie z. B.: • Pflicht zur sorgfältigen Therapiedurchführung, • zur Information und Aufklärung über Risiken (vgl. Kap. 3.1.3), • zur wirtschaftlichen Aufklärung über Kosten, • Einwilligung der Patienten in eine Behandlung, die von Patienten jederzeit widerrufen werden kann (vgl. Kap. 3.1.3), • Pflicht zur Nachsorge, • Plicht zur Dokumentation, (vgl. Kap. 3.1.4) • Pflicht, Patienten grundsätzlich Einsicht in die sie betreffenden Patientenakten zu gewähren, • Pflicht zum Erkennen der eigenen Grenzen.	Pflicht zur Erläuterung der Grenzen von Therapiealternativen und der naturheilkundlichen Ansätze. Gleiches gilt für psychotherapeutische Methoden, die keine Richtlinienverfahren sind. Zu erklären ist auch die Form der erworbenen Qualifikation.	Strukturierung von Praxisabläufen im Hinblick auf Hygiene und Gefahrenquellen. Sinnvollerweise wird ein Behandlungsvertrag abgeschlossen.	Im BGB wird der Behandlungsvertrag als Sonderform der Dienstleistung gesehen. Das BGB enthält daher auch Vorgaben, wie man ein Vertragsverhältnis gestalten kann. Des Weiteren werden Formen der Zusammenarbeit, wie z. B. Praxisgemeinschaften, hier geregelt. Im Übrigen ist das Patientenrechtegesetz ein Gesetz zur Schaffung weiterer Normen gewesen, die nun sämtlich im BGB neu eingefügt und verankert worden sind. Diese findet man jetzt in den §§ 630 a ff. BGB (S. 40). Nach § 383 Zivilprozessordnung (ZPO) hat der Heilpraktiker ein Zeugnisverweigerungsrecht bei zivilrechtlichen Streitigkeiten.
Heilmittelwerbegesetz (HWG) ***HP/HPP**	Werbung ist so zu gestalten, dass sie im Gesundheitsbereich den Verbraucher nicht in die Irre führt. Es gibt eine Vielzahl konkreter Werbeverbote und umfangreiche Rechtsprechung hierzu.	Nicht erlaubt sind: • Heil- und Wirkversprechen, • Verunglimpfung der Schulmedizin, • Werben mit Verunsicherung Es gelten absolute Werbeverbote (u. a.) • bei Krebserkrankungen • bei der Betreuung von Schwangerschaften	Das Gesetz gilt für alle Werbeformen, also auch für moderne Werbemedien wie Websites und soziale Medien. Das gilt auch für alle anderen Gesundheitsberufe. Mittel der Sanktionierung ist zumeist die wettbewerbsrechtliche Abmahnung, auch Strafbarkeit und Ordnungswidrigkeiten sind denkbar.	Nach der neueren Rechtsprechung sind alle Werbeformen zwischenzeitlich erlaubt, auch vormals verbotene wie Werbespots im Radio und Autobeschriftungen. Ebenso ist die Gestaltung des Praxisschildes nicht mehr eingeschränkt. Entscheidende Beschränkungen gibt es jedoch in der Formulierung und der Bebilderung des Werbemittels.
Gesetz gegen den unlauteren Wettbewerb (UWG) ***HP/HPP**	Dient ebenfalls dem Verbraucherschutz, jedoch nicht speziell für den Gesundheitsbereich. Es dient als Auffangtatbestand, wenn eine verbraucherirreführende Werbung nicht nach dem HWG sanktioniert werden kann.	Siehe HWG. Weiterhin keine falschen Angaben über Produkte und Dienstleistungen. Über das UWG werden beispielsweise falsche Berufsbezeichnungen sanktioniert.	Siehe HWG.	Siehe HWG.

▶ **Tab. 1.6** Fortsetzung.

Rechtsgrundlage	Pflichten	Grenzen	Praxisalltag	Anmerkungen
Telemediengesetz (TmG) *__HP/HPP__	Impressumspflicht mit vorgeschriebenen Pflichtangaben.	Verstöße gegen die Impressumspflicht sind wettbewerbsrechtlich abmahnfähig (sehr strittig).	Website sollte professionell gestaltet werden (siehe auch oben HWG) und juristisch geprüft werden. Es sollte ein Impressumgenerator verwendet werden.	Man sollte sich vergewissern, dass der Homepagebaukasten ein Impressum mitliefert und auf dem aktuellen Stand ist. Will man ein Impressum mit einem Generator selbst erstellen, kann es sein, dass der Ersteller des Generators selbst Urheberrechte geltend macht und im Impressum genannt werden möchte. Dem ist unbedingt Folge zu leisten, da Abmahnungen wahrscheinlich sind.
Datenschutzgrundverordnung (DSGVO) *__HP/HPP__	Patient hat ein Recht auf vollständige Einsicht in seine Patientenakte (siehe auch Patientenrechtegesetz/BGB). Es besteht ein Recht auf Auskunft, Löschung, Sperrung und Berichtigung der gespeicherten Daten, solange nicht Aufbewahrungspflichten entgegenstehen. Pflicht, sowohl analoge als auch elektronische Daten durch technische und organisatorische Maßnahmen zu sichern. Pflicht zur Datenminimierung: Es dürfen nur Daten gespeichert werden, die tatsächlich benötigt werden. Die Notwendigkeit der Speicherung muss ggf. begründet werden.	Gesetzliche Aufbewahrungspflichten aus anderen Rechtsquellen, z. B. steuerrechtliche Pflichten, stehen dem Löschungsverlangen des Patienten entgegen. Die Auskunft darf nicht verweigert werden, ebenso wenig die Sperrung. Auch die Dokumentationspflicht gemäß Patientenrechtegesetz verhindert eine Löschung.	Es muss verhindert werden, dass Patienten die Akten Dritter einsehen (abschließbarer Schrank, Aufräumarbeiten „Clean-Desk-Policy"). Werden Akten elektronisch geführt, ist das Computernetzwerk professionell abzusichern. Datenangriffe durch Mal- oder Spyware sind innerhalb von 72 Stunden dem Landesdatenschutzbeauftragten zu melden. Der Patient muss, da es sich um gesundheitsbezogene Daten handelt, über den Datenschutz nicht nur informiert, sondern aktiv belehrt werden. Die Datenschutzerklärung ist also zur Unterschrift vorzulegen.	Die Datenschutzgrundverordnung hat mit dem sogenannten Bankgeheimnis nichts zu tun. Kontoverbindungsdaten gelten gemäß DSGVO nicht als sensible Daten und unterliegen daher nur den allgemeinen Datenschutzpflichten. Sensible Daten sind nur solche, die die Gefahr auslösen, dass jemand gesellschaftlich diskriminiert wird. Zum Beispiel also gesundheitsbezogene Daten, Daten über die ethnische Herkunft und andere in Artikel 9 DSGVO erwähnte Tatbestände.

*HP/HPP: prüfungsrelevant für medizinische Heilpraktiker (= allgemeine Heilerlaubnis) und Heilpraktiker für Psychotherapie
**HPP (HP): prüfungsrelevant nur für Heilpraktiker für Psychotherapie (für Heilpraktiker aber nicht gänzlich ausgeschlossen als Prüfungsinhalt)
***HP: prüfungsrelevant nur für medizinische Heilpraktiker

Tab. 1.7 Überblick: Vorschriften zur Patientensicherheit (Patientengesundheit).

Rechtsgrundlage	Pflichten	Grenzen	Praxisalltag	Anmerkungen
Medical Device Directive (MDD) – Europäische Medizinproduktverordnung Direktive 93/42/EEC Hinweis: Die MDD hat den Status eines Gesetzes, obwohl sie als „Verordnung" bezeichnet wird. Die MDD hat das Medizinproduktegesetz (MPG) ersetzt und regelt die gleichen Sachverhalte. Abweichend ist v. a. das Risikoklassensystem (Kap. 2.2.5, Kap. 3). ***HP	Wartung von Medizinprodukten, nur verkehrsfähige Produkte verwenden (siehe großer Praxisfall).	Nur Verwendung von Medizinprodukten der Klasse IIa oder niedriger.	Abrechnungsprobleme, wenn das Gerät nicht in der Ziffernfolge 39 des GebÜH erwähnt ist, dann Pflicht zur Analogabrechnung.	Auch in Heilpraktikerpraxen kann es zum Einsatz von Medizinprodukten kommen. Ein Fieberthermometer kann auch ein Medizinprodukt der Klasse 1 sein. Ebenso sind moderne Gesundheits-Apps zum Einüben von Entspannungstechniken Medizinprodukte. In der Naturheilkunde gilt dies analog.
Arzneimittelgesetz (AMG) mit Durchführungsverordnungen, z. B. AMVV zu verschreibungspflichtigen Medikamenten (Kap. Eigenblutbehandlungen) ***HP/HPP**	Weder Heilpraktiker noch Heilpraktiker für Psychotherapie dürfen Arzneimittel in der Praxis vorrätig halten. Nicht davon erfasst, also erlaubt, sind Muster, Arzneimittel zu Testzwecken und die sofortige Verabreichung von Einzeldosen. Arzneimittel dürfen nicht in den Verkehr gebracht werden. Dies ist den Apotheken vorbehalten.		Arzneimittel müssen mit einem vollständig ausgefüllten Rezept verordnet werden, das auch fälschungssicher ist. Das Rezept ist Bestandteil der Patientenakte und muss dokumentiert werden. Heilpraktiker dürfen die Homöopathie anwenden. Der Heilpraktiker für Psychotherapie muss hingegen nachweisen, dass dies ausschließlich im Rahmen eines psychotherapeutischen Konzepts geschieht, und dies auch in seiner Werbung so deutlich machen muss. Phytotherapeutika sind dem Heilpraktiker ebenfalls erlaubt.	Das Ausstellen eines Rezeptes löst einen Gebührentatbestand aus, der allerdings nur selten genutzt wird. Ein Heilpraktiker darf nicht verschreibungspflichtige Arzneimittel herstellen, wenn er dies bei der oberen Verwaltungsbehörde anzeigt und diese Mittel nur individuell für bestimmte Patienten hergestellt werden. Sehr **umstritten** ist dies bei der Herstellung von Infusionen, die **einen** verschreibungspflichtigen Bestandteil enthalten, und bei Eigenblutpräparaten. Bach-Blüten-Essenzen gelten als Lebensmittel und können im Rahmen eines therapeutischen Konzepts verwendet werden.
Gesetz zur Sicherheit in der Arzneimittelversorgung (GSAV) ***HP/HPP**	Enthält viele Hygiene-, Transport- und Lagerungsvorschriften, u. a. für den Umgang mit Blut und individuell hergestellten Arzneimitteln. Erlaubnispflicht für Herstellung von Präparaten aus Gewebe.	Verbot der Frischzellentherapie.	Für Heilpraktiker und Physiotherapeuten mit sektoraler Heilerlaubnis nur dann relevant, wenn besonders invasive Methoden angeboten werden sollen.	

▶ **Tab. 1.7** Fortsetzung.

Rechtsgrundlage	Pflichten	Grenzen	Praxisalltag	Anmerkungen
Strahlenschutzgesetz (StrlSchG) mit hierzu ergangenen Verordnungen (S. 60) ***HP/HPP**	Umgang mit den Gerätschaften steht unter Arztvorbehalt. Gemeint sind viele Formen von Strahlungen, auch Licht und Hitzequellen wie z. B. Laser.		Geschäftsideen wie Tattooentfernung, Haarentfernung durch Laser sind daher neuerdings seit der Reform von 2018 problematisch.	Tabelle B der Strahlenschutzverordnung enthält genehmigungsfreie Gerätschaften, die ein Heilpraktiker noch verwenden kann.
Transfusionsgesetz (TFG) (Kap. Eigenblutbehandlungen) *****HP**	Enthält viele Hygiene-, Transport- und Lagerungsvorschriften, u. a. für den Umgang mit Blutspenden.	Das Gesetz wird gegenwärtig so interpretiert, dass Heilpraktiker nur homöopathisch aufbereitete Eigenblutpräparate verwenden dürfen.	Entsprechende Praxisausstattung und Abläufe gestalten.	Berufspolitisch hochumstritten.
Elektrogesetz (ElektroG) ***HP/HPP**	Wartung aller Elektrogeräte in der Praxis (auch Kleingeräte wie Wasserkocher oder Ladekabel)		Wiedervorlage für halbjährliche Überprüfung aller Elektrogeräte durch Heilpraktiker oder Heilpraktiker für Psychotherapie selbst oder bei größeren Geräten durch Hersteller, ggf. auch einen Elektriker mit Zusatzausbildung zur Prüfung von Geräten. Dieser darf dann auch deren Sicherheits- und Funktionsfähigkeit bescheinigen.	
Produktsicherheitsgesetz (ProdSG) ***HP/HPP**	Wartung aller Geräte in der Praxis, die keine Medizinprodukte sind, auch von „Banalem“ wie Computer, Stühlen, Tischen, Feuerlöscher etc.		Wiedervorlage für halbjährliche Überprüfung. Der Heilpraktiker darf dies selbst, außer ihm fehlt die Sachkunde.	
Brandsicherheit durch DIN 14 096 ***HP/HPP**	Anbringen von Brandmeldern, Fluchtplänen, Notausgänge definieren und beschildern, Feuerlöscher betriebsbereit halten und an leicht zugänglicher Stelle aufstellen.		Sehr sinnvoll ist, an einer Feuerlöschübung freiwillig teilzunehmen.	
Betäubungsmittelgesetz (BtmG) (Kap. Betäubungsmittelgesetz) ***HP/HPP**		Absolutes Behandlungsverbot		Eigene Btm-Straftaten können die sittliche Zuverlässigkeit ausschließen, solange sie nicht tilgungsreif sind.

▶ **Tab. 1.7** Fortsetzung.

Rechtsgrundlage	Pflichten	Grenzen	Praxisalltag	Anmerkungen
Infektionsschutzgesetz (IfSG) **(Kap. 2.1)** ***HP/HPP**	Einhaltung von Hygienevorschriften, Meldepflichten. Alle nach dem 31.12.1970 Geborenen müssen gegen Masern geimpft sein, wenn sie sich auf die Behandlung von Kindern spezialisiert haben.	Absolute Behandlungsverbote, relative Behandlungsverbote, erregerbezogene Behandlungsverbote	Meldezettel sind vorzuhalten, Praxisabläufe planen zur Hygieneeinhaltung (siehe nächste Zeile: unten)	
Hygieneverordnungen der jeweiligen Bundesländer **(▶ Tab. 2.3)** ***HP/HPP**	Einhaltung von Hygienevorschriften IfSG: In § 20a IfSG ist geregelt, dass die darin genannten Berufsgruppen ab dem 15.03.2022 über die bisherigen Hygieneverordnungen der Bundesländer hinaus einen Immunitätsnachweis gegen COVID-19 vorweisen müssen. Heilpraktiker und Angestellte in Praxen von Heilpraktikern müssen nach dem Masernschutzgesetz einen Impfschutz gegen Masern nachweisen. Über diese Vorgaben hinaus gibt es keine weitergehende Impflicht.	Unter unhygienischen Umständen zu therapieren führt zu einem erhöhten Haftungsrisiko und beim Eintritt von körperlichen Schäden auch zur Strafbarkeit.	Pläne zu Hygieneverordnungen in der Praxis aushängen/auslegen, „Zwei-Eimer-Methode" zum Putzen anwenden, Desinfektionsmittel korrekt aufbereiten und benutzen, Praxisausstattung hygienekonform besorgen. Bei Hygienemaßnahmen die Schwellentheorie beachten, d. h., geringe Hygienemaßnahmen bewirken einzeln nichts. Zusammen ergeben sie aber ein Paket, das die kleinen Hygieneakte an einen positiven Kipppunkt führt, wodurch Gesamthygiene entsteht.	**Kundentoiletten**: Für das jeweilige Bundesland sollte geprüft werden, ob 2 Toiletten erforderlich sind oder sogar 3 Toiletten, weil man nach Geschlechtern trennen muss, z. B. in der Gruppentherapie. No-Touch-Desinfektionsspender oder mit Ellenbogenbügel, Handwaschpläne sind vorzuhalten. Handtücher und andere Hilfsmittel sind bei Nichtgebrauch in geschlossenen Schränken zu verwahren. Textilien sollten wenn möglich bei 60 °C gewaschen werden. Es sollten Papierhandtücher angeboten oder ein Stoffhandtuch nach einmaligem Gebrauch gewaschen werden. Elektrische Warmluftrockner sind in Praxen nicht erlaubt.
Unterbringungsgesetze der jeweiligen Bundesländer PsychKG und andere Namen ****HPP (HP)**	Befolgen der jeweiligen Abläufe (s. u.)	Der Heilpraktiker darf Zwangsunterbringung nur anregen, nicht selbst anordnen (siehe Kap. 2.2.8).	Notfalltelefonnummern griffbereit haben, Non-Suizid-Verträge vorlegen, falls erforderlich.	Nothilfe und Notstandsrechte beachten.

*HP/HPP: prüfungsrelevant für medizinische Heilpraktiker (= allgemeine Heilerlaubnis) und Heilpraktiker für Psychotherapie
**HPP (HP): prüfungsrelevant nur für Heilpraktiker für Psychotherapie (für Heilpraktiker aber nicht gänzlich ausgeschlossen als Prüfungsinhalt)
***HP: prüfungsrelevant nur für medizinische Heilpraktiker

Tab. 1.8 Wichtige (abfall-)technische Vorschriften im Rahmen der Unternehmensführung.

Rechtsgrundlage	Pflichten	Grenzen	Praxisalltag	Anmerkungen
Mess- und Eichgesetz (MessEG) ***HP	Wartung aller Geräte in der Praxis, die relevante Ergebnisse liefern sollen und keine Medizinprodukte sind, auch von „Banalem“ wie z. B. Waagen.		Wiedervorlage für **jährliche** Überprüfung. Diese darf ein Heilpraktiker selbst ausführen, es sei denn, ihm fehlt die Sachkunde.	
Abfallgesetze der Bundesländer ***HP	Ordnungsgemäße Entsorgung von gebrauchtem Praxisbedarf und ggf. menschlichem Gewebe.		Der meiste anfallende Müll in der Heilpraktikerpraxis kann im Hausmüll entsorgt werden, wenn die Abfälle in geschlossenen Boxen verwahrt werden, die sich beim Transport von Müll nicht öffnen können.	Es gelten unterschiedliche, lokale Vorschriften, da jede Gemeinde oder Stadt ihre Entsorgungswirtschaft selbst gestaltet. Die örtlichen Regelungen müssen erfragt werden.

*HP/HPP: prüfungsrelevant für medizinische Heilpraktiker (= allgemeine Heilerlaubnis) und Heilpraktiker für Psychotherapie
**HPP (HP): prüfungsrelevant nur für Heilpraktiker für Psychotherapie (für Heilpraktiker aber nicht gänzlich ausgeschlossen als Prüfungsinhalt)
***HP: prüfungsrelevant nur für medizinische Heilpraktiker

Tab. 1.9 Wichtige Gesetze, die den Heilpraktikerberuf von anderen Berufen abgrenzen.

Rechtsgrundlage	Pflichten	Grenzen	Praxisalltag	Anmerkungen
Hebammengesetz (HebG) (Kap. Geburtshilfe) ***HP		HPs dürfen keine Geburtshilfe leisten, nur Begleitung einer Schwangeren bis zum Einsetzen der ersten Geburtswehen. Problemfall: Senkwehen.		Es bestehen absolute Werbeverbote für Komplikationen der Schwangerschaft. Das Werbeverhalten muss daher in Bild und Text die komplikationslos verlaufende Schwangerschaft deutlich machen.
Psychotherapeutengesetz (PsychThG) ***HP/HPP**		Keine Berufsbezeichnungen verwenden, die Verwechslungsgefahr zum psychologischen Psychotherapeuten darstellen könnten.	Werden Richtlinienverfahren in der Praxis angeboten, ist besonders deutlich darauf hinzuweisen, dass es sich um Selbstzahlerleistungen handelt, und der Status „Heilpraktiker“ ist deutlich zu betonen.	
Gesetz über den Beruf des Podologen und der Podologin (PodG) ***HP	Heilpraktiker darf Podologie anbieten, wenn er sie beherrscht, jedoch nicht als Leistung der gesetzlichen Krankenkassen.	Die Berufsbezeichnung „Podologe/Podologin“ darf nicht geführt werden.	Wird Podologie in der Praxis angeboten, ist besonders deutlich darauf hinzuweisen, dass es sich um eine Selbstzahlerleistung handelt, und der Status „Heilpraktiker“ ist deutlich zu betonen.	

► **Tab. 1.9** Fortsetzung.

Rechtsgrundlage	Pflichten	Grenzen	Praxisalltag	Anmerkungen
Masseur- und Physiotherapeutengesetz (MPhG) ***HP	Heilpraktiker darf Physiotherapie anbieten, wenn er sie beherrscht, jedoch nicht als Leistung der gesetzlichen Krankenkassen.	Die Berufsbezeichnung „Physiotherapeut/-in" darf nicht geführt werden.	Wird Physiotherapie in der Praxis angeboten, ist besonders deutlich darauf hinzuweisen, dass es sich um eine Selbstzahlerleistung handelt, und der Status „Heilpraktiker" deutlich zu betonen.	
Apothekengesetz (ApoG) insbesondere Erstversorgung anaphylaktischer Notfälle *HP/HPP	Wer Notfallmedikamente bevorratet, z. B. für Komplikationen der Neuraltherapie, darf dies tun, allerdings nur für Epinephrin und Dexamethason. Mit einer Beschränkung auf drei Fertigspritzen oder 40 mg.	Andere Notfallmedikamente dürfen nicht verwendet werden, da sie verschreibungspflichtig sind.	Notfallmanagement und Checklisten entwerfen, Medikamente müssen sofort griffbereit sein. Stets ist das Verfalldatum zu prüfen.	Im Gesetz für mehr Sicherheit in der Arzneimittelversorgung (GSAV) ist geplant, die Kompetenzen der Heilpraktiker für das Herstellen von Arzneimitteln und im Umgang mit Gewebeproben stärker zu beschränken. Die Notfallkompetenzen dürften hiervon nicht erfasst sein.

*HP/HPP: prüfungsrelevant für medizinische Heilpraktiker (= allgemeine Heilerlaubnis) und Heilpraktiker für Psychotherapie
**HPP (HP): prüfungsrelevant nur für Heilpraktiker für Psychotherapie (für Heilpraktiker aber nicht gänzlich ausgeschlossen als Prüfungsinhalt)
***HP: prüfungsrelevant nur für medizinische Heilpraktiker

Fazit – Das müssen Sie wissen

Wichtige rechtliche Bestimmungen für Heilpraktiker

Es gibt eine Vielzahl von rechtlichen Bestimmungen, aus denen Heilpraktiker mit allgemeiner Heilerlaubnis oder sektoraler Heilerlaubnis die **für sie relevanten Inhalte** immer **präsent** haben müssen, sei es zur Überprüfung vor dem Gesundheitsamt oder später als Praktizierende. Sehr viele der Bestimmungen sind essenziell, um das Patientenwohl stets im Auge zu behalten.
Relevante Rechtsnormen mit für Heilpraktiker relevanten Inhalten sind:

- **Berufsrechtliche Vorschriften:** Heilpraktikergesetz (HeilprG), Grundgesetz (GG), Strafgesetzbuch (StGB), Gesetze über den öffentlichen Gesundheitsdienst
- **Marktverhaltensregeln:** Bürgerliches Gesetzbuch (BGB), Heilmittelwerbegesetz (HWG), Gesetz gegen den unlauteren Wettbewerb (UWG), Telemediengesetz (TmG), Datenschutzgrundverordnung (DSGVO)
- **Vorschriften zur Patientensicherheit:** Medical Device Directive (MDD), Arzneimittelgesetz (AMG), Gesetz zur Sicherheit in der Arzneimittelversorgung (GSAV), Strahlenschutzgesetz (StrlSchG), Transfusionsgesetz (TFG), Elektrogesetz (ElektroG), Produktsicherheitsgesetz (ProdSG), Brandsicherheit durch DIN 14 096, Betäubungsmittelgesetz (BtmG), Infektionsschutzgesetz (IfSG), Hygieneverordnungen, Unterbringungsgesetze
- **Regeln zur Unternehmensführung:** Mess- und Eichgesetz (MessEG), Abfallgesetze
- **Regeln zur Abgrenzung von anderen Berufen:** Hebammengesetz (HebG), Psychotherapeutengesetz (PsychThG), Gesetz über den Beruf des Podologen (PodG), Masseur- und Physiotherapeutengesetz (MPhG), Apothekengesetz (ApG)

1.3 Sittliche Zuverlässigkeit, körperliche und seelische Belastbarkeit

Die beiden Durchführungsverordnungen zum Heilpraktikergesetz (S. 25) verlangen, dass ein Heilpraktiker **keine Gefahr** für die Gesundheit der Bevölkerung (S. 23) darstellen darf. Mit der Überprüfung vor dem Amtsarzt weist er diese Eigenschaft nach. Es gibt allerdings – neben der Erreichung des 25. Lebensjahres und einem Hauptschulabschluss als Mindesanforderung – noch weitere wichtige Eigenschaften, die Heilpraktiker nachweisen müssen (§ 2 Absatz 1 Buchstaben f und g, 1. DVO):

- seine **sittliche Zuverlässigkeit,**
- seine **körperliche und seelische Belastbarkeit.**

1.3.1 Sittliche (berufliche) Zuverlässigkeit

Zu Anfang wird die sittliche Zuverlässigkeit schlicht unterstellt, wenn keine Eintragungen im **Führungszeugnis** vorliegen, also keine Vorstrafen vorhanden sind (► **Abb. 1.12**). Unter der sittlichen Zuverlässigkeit ist die „berufliche" Zuverlässigkeit zu verstehen.

Liegen **Vorstrafen** vor, kann man dennoch zur Überprüfung zugelassen werden, wenn die Vorstrafen aus dem Bereich des Jugendstrafrechts kommen. Dann wird unterstellt, dass man sich in der seelischen Reife weiterentwickelt hat und sich „Jugendsünden" ausgewachsen haben.

Abb. 1.12 Sittliche Zuverlässigkeit.

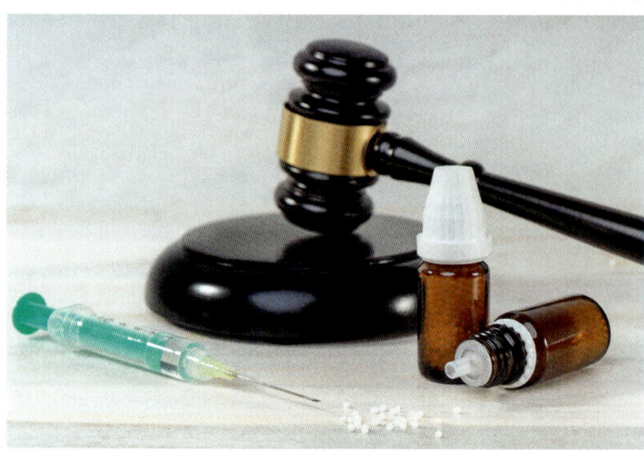

Die sittliche (= berufliche) Zuverlässigkeit ist eine Voraussetzung, um die Heilerlaubnis zu erlangen. Heilpraktikeranwärter müssen deshalb u. a. ein Führungszeugnis einreichen, wenn Sie sich zur Überprüfung beim zuständigen Gesundheitsamt anmelden möchten. Die sittliche Zuverlässigkeit wird unterstellt, sofern keine Vorstrafen eingetragen sind. *Foto: K. Oborny, Thieme Group*

Ebenso werden Vorstrafen, die mit dem Gesundheitswesen überhaupt nichts zu tun haben, in aller Regel nicht berücksichtigt. Ein Heilpraktiker muss also **nicht** in allen Belangen perfektes Vorbild oder gar ein Heiliger sein. Dennoch: Die sittliche Zuverlässigkeit umfasst viele Lebensbereiche.

Zuverlässigkeit wird z. B. im **kaufmännischen Bereich** erwartet. Ist man beispielsweise wegen Sozialversicherungsbetrug rechtskräftig verurteilt, wird unterstellt, dass man finanzielle Aspekte über das Wohl der Patienten stellt.

Für die Beurteilung der Zuverlässigkeit müssen folgende Eckdaten zueinander in Beziehung gesetzt werden, die allgemein nach einem „**Je-desto-Schema**" bewertet werden:

- Je **berufsbezogener** (einschlägiger) eine Verfehlung ist, desto unzuverlässiger ist der HP oder HP-Anwärter.
- Je **häufiger** die Verfehlung auftritt, desto unzuverlässiger wird er beurteilt.
- Je **schwerer** eine Verfehlung wiegt, desto unzuverlässiger wird er eingeschätzt.

Transferbeispiel

Beispiele zur Einstufung des Kriteriums: sittliche Zuverlässigkeit von HPs*

- Eine notorisch falsch parkende Heilpraktikerin ist sittlich zuverlässig, obwohl sie häufig eine Verfehlung in Form einer **Ordnungswidrigkeit** begeht. Diese ist jedoch nicht berufsbezogen.
- Ein Heilpraktiker, der mehrmals alkoholisiert am Steuer erwischt wird, ist je nach Einzelfall nicht mehr sittlich zuverlässig. Trunkenheit im Verkehr ist eine **Straftat**. Alkoholismus macht den Heilpraktiker für seinen Beruf ungeeignet.
- Ein psychotherapeutisch tätiger Heilpraktiker missbraucht eine seiner Patientinnen. Dies ist eine so schwere Verfehlung, und außerdem **berufsbezogen**, dass der Heilpraktiker nicht mehr sittlich zuverlässig ist, auch wenn dies nur ein einziges Mal vorkommt.
- Eine fehlende Zuverlässigkeit wegen Drogensucht liegt nur so lange vor, wie eine **Abhängigkeit** feststellbar ist. Trägt der Heilpraktiker hinreichend glaubwürdig vor, er sei „clean", und legt freiwillig passende Drogentestergebnisse vor, kann er sich natürlich erneut um eine Erlaubnis bemühen. Dies wird schwieriger, wenn damit auch Beschaffungskriminalität verbunden war, wie zum Beispiel das Fälschen eines Rezeptes. Koffein und Nikotin gelten **nicht** als Suchtstoffe im Sinne dieser Verordnung, sondern als Reizstoffe.

* *Eventuelle personenbezogene Daten fiktiv, Fallbeispiele frei erfunden.*

Bei Fehlen sittlicher Zuverlässigkeit und/oder fehlender Eignung beim Erstantrag wird eine Heilpraktikererlaubnis trotz bestandener Prüfung **nicht erteilt**.

Treten nachträglich Umstände auf, die Eignung oder Zuverlässigkeit in Zweifel ziehen, wird die Heilpraktikererlaubnis entzogen (S. 26). Die **Entziehung** gilt dann **bundesweit**. Entfallen die Umstände wieder, kann sich ein Heilpraktiker erneut um eine Erlaubnis bemühen. Dies ist möglich, sofern beispielsweise die Straftat, die zur Entziehung geführt hat, im Führungszeugnis tilgungsreif ist. Ob die Prüfung nochmals abgelegt werden muss, entscheidet das Gesundheitsamt.

1.3.2 Körperliche und seelische Belastbarkeit

Weiterhin verlangt die Durchführungsverordnung zum Heilpraktikergesetz, dass ein angehender Heilpraktiker körperlich und seelisch belastbar genug ist, um den Beruf auszuüben (§ 2 Absatz 1 Buchstabe g) 1. DVO).

Das bedeutet, dass er auch in **Krisenfällen** besonnen reagieren muss, sowohl bei eigenen Krisen als auch bei Krisen seiner Patienten. Praktizierende Heilpraktiker können auch Schicksalsschläge erleiden, z. B. wenn sie **chronisch krank** werden. In solchen Fällen wird erwartet, dass ein Heilpraktiker seine Praxisorganisation im Ernstfall hieran ausrichtet, sich z. B. um Vertretung bemüht, belastende Fälle nicht mehr annimmt oder schlimmstenfalls die Praxis vorübergehend schließt.

Für das besonnene Handeln in Krisensituationen der Patienten ist ein **Erste-Hilfe-Kurs** dringend nahezulegen, ebenso solide

Kenntnisse über das **Unterbringungsrecht** (Kap. 2.2.8). Dies fällt zwar unter die „Kernkompetenz“ eines Heilpraktikers für Psychotherapie, wird jedoch auch in der Heilpraktikerüberprüfung von Zeit zu Zeit abgefragt.

Es ist dennoch nicht aussichtslos, wenn eine betroffene Person mit einer **körperlichen Beeinträchtigung** anstrebt, **Heilpraktiker** zu werden. Ist ein solcher Sachverhalt Gegenstand einer mündlichen Überprüfung, kann der HP-Anwärter darlegen und mit geeigneten Attesten nachweisen, in welcher Weise er darin beeinträchtigt ist, den Beruf Heilpraktiker auszuüben.

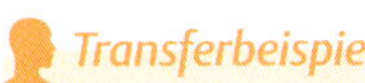

Anspruch auf Heilerlaubnis – trotz Erblindung

Im folgenden Fall hat das Verwaltungsgericht Berlin zugunsten einer blinden Anwärterin entschieden (Auszug aus der Pressemittelung des Gerichts):

„*(...) Die Klägerin habe einen Anspruch darauf, dass ihr eine beschränkte Heilpraktikererlaubnis erteilt werde, sofern sie unter Beweis stelle, dass sie sich der aus ihrer Blindheit folgenden Grenzen und Sorgfaltspflichten einer solchen Betätigung bewusst sei sowie angemessen auf Notfallsituationen reagieren könne. Nach dem Heilpraktikergesetz bestehe ein Rechtsanspruch auf die Erlaubnis nur dann nicht, wenn ein Versagungsgrund vorliege (Kap. 1. Durchführungsvorordnung (HeilprGDV 1/1. DVO)). So werde die Erlaubnis u. a. nicht erteilt, wenn dem Antragsteller infolge eines körperlichen Leidens die für die Berufsausübung erforderliche Eignung fehle. Hieran fehle es der Klägerin aber nicht vollständig. Vielmehr sei sie etwa in der Lage, bestimmte Krankheitsbilder allein durch Tasten zu diagnostizieren und zu behandeln. Zum Schutz der Bevölkerungsgesundheit reiche es aus, die Erlaubnis auf solche Tätigkeiten zu beschränken, die die Klägerin ohne eigene visuelle Wahrnehmung eigenverantwortlich ausüben könne.*“
Verwaltungsgericht Berlin, Urteil vom 31. Mai 2011 – VG 14 K 31.10; ihm folgend BverwG, Urteil vom 13. Dezember 2012 – 3 C 26.11.

Kommentar:

Mit **beschränkter Erlaubnis** meinte das Gericht hier nicht die sektorale Erlaubnis, sondern dass die Klägerin diejenigen **Methoden** auswählen muss, die sie trotz oder gerade wegen ihrer Blindheit besonders **zuverlässig ausführen** kann.
Psychotherapie, Osteopathie, Homöopathie und Akupunktur bieten z. B. ein breites Methodenspektrum. Es bestehen im eben zitierten Fall Beeinträchtigungen beim Lesen von Körpersprache, Mimik und Gestik sowie im allgemeinen Auftreten, die zweifellos wichtige Aspekte für die Erstellung der Anamnese darstellen. Diese Fähigkeiten können ohne Weiteres durch eine entsprechende Feinfühligkeit und Empathie ausgeglichen werden, die mit der beruflichen Erfahrung immer weiterentwickelt werden können.

Fazit – Das müssen Sie wissen

Sittliche Zuverlässigkeit, körperliche und seelische Belastbarkeit

In der 1. DVO zum HeilprG sind im § 2 die Voraussetzungen geregelt, die für das Erlangen einer Heilerlaubnis erfüllt sind müssen. **Zwei sehr wichtige Voraussetzungen** – neben dem Nachweis der erforderlichen Kenntnisse und Fähigkeiten – sind die sittliche Zuverlässigkeit und der Nachweis der körperlichen und seelischen Belastbarkeit (§ 2 Absatz 1 Buchstaben f) und g) 1. DVO).
Ist die sittliche Zuverlässigkeit nicht gegeben, kann einem HP-Anwärter oder einem HP die Heilerlaubnis versagt werden oder eine bestehende entzogen werden. Mit der sittlichen Zuverlässigkeit ist die **Zuverlässigkeit** im **beruflichen Kontext** gemeint.
Die **körperliche** und **seelische Belastbarkeit** muss bei Heilpraktikern erfüllt sein. Diese ist absolut notwendig für die Bewältigung von **Krisen**, die bei Patienten oder beim praktizierenden Heilpraktiker (akut) auftreten können.

1.4 Vertiefungsfragen zum Berufsbild und Rechtsrahmen

Vertiefungsfragen

Frage 1

Das Patientenrechtegesetz (Gesetz zur Verbesserung der Rechte von Patientinnen und Patienten) von 2013 bündelt und konkretisiert die über viele Gesetze verstreuten Einzelnormen zum Thema Patientenrechte.

a) Welches Ziel verfolgt das Patientenrechtegesetz und warum gilt dieses Ziel auch für Heilpraktiker?
b) Welche Neuerung brachte das Patientenrechtegesetz für Heilpraktiker?

Tipp: Anregungen für Ihre Recherche bekommen Sie unter dieser Website unter der Rubrik „Begriffe von A bis Z": www.bundesgesundheitsministerium.de/service.html

Musterlösung:

*a) Das Patientenrechtegesetz soll die **Position** von Patienten gegenüber Gesundheitsdienstleistern, wie z. B. Ärzten, Heilpraktikern, Krankenkassen, Krankenhäusern **stärken** und für Patienten eine verbesserte **Transparenz** bewirken, da diese ihre Rechte nun in einem Gesetz gebündelt nachlesen können. Dieses Gesetz regelt Grundsätze des Arzthaftungs- und Behandlungsrechts, die in der **Rechtsprechung** über die Jahre entwickelt wurden. Im Patientenrechtegesetz ist „der Behandelnde" entsprechend § 630a BGB definiert als derjenige, „welcher die medizinische Behandlung eines Patienten zusagt". Diese weite Definition schließt nicht nur Ärzte, sondern auch Heilpraktiker und andere Heilberufe mit ein.*

*b) Für Heilpraktiker brachte das Patientenrechtegesetz die Neuerung, dass **Dokumentationsvorschriften** nun **verpflichtend** per Gesetz auf der Vertragsebene vorgegeben sind. Vor dem Patientenrechtegesetz (2013) waren die Dokumentationsregelungen im naturheilkundlichen Kontext kaum relevant. Die Dokumentationspflichten bringen nicht nur für Patienten mehr Sicherheit, sie helfen auch Heilpraktikern bei der **Beweissicherung** in Haftungsangelegenheiten. Eine gute Dokumentation ist zugleich der beste **Schutz** vor Haftungsvorwürfen und die Grundlage des Leistungsnachweises für die Rechnungsstellung an die Patienten und die Abrechnung mit privaten Krankenversicherern. Die Rechtsgrundlage ist hierfür „§ 630f BGB Dokumentation der Behandlung" (Kap. 3.1.4).*

Frage 2

Der Heilpraktikerberuf wird als freiberufliche Tätigkeit eingestuft. Was bedeutet dieser Begriff? Recherchieren Sie im Einkommenssteuergesetz! Tipp: www.gesetze-im-internet.de.

Musterlösung:

*Der Heilpraktikerberuf wird als sogenannter **„Katalogberuf"** mit anderen Berufen als freier Beruf explizit im **§ 18 EstG** und im **PartGG** aufgezählt und definiert.*

Freiberufliche Tätigkeiten sind selbständig, eigenverantwortlich ausgeübte wissenschaftliche, künstlerische, schriftstellerische, unterrichtende oder erzieherische Tätigkeiten, die „Dienstleistungen" der höheren Art" darstellen. Das bedeutet, freiberuflich Tätige müssen i. d. R. eine aufwendige, anspruchsvolle Ausbildung oder ein Studium erfolgreich absolvieren, um einer freiberuflichen Tätigkeit nachgehen zu können.

*Freiberufliche **schulden keinen Erfolg**. Sie werden dafür bezahlt, dass sie über eine hohe Expertise verfügen, die die Dienstleistung überhaupt möglich macht. Heilpraktiker schulden aus juristischer Sicht ihren Patienten keine Linderung oder Heilung im Hinblick auf die Krankheiten, sie streben aus ihrem beruflichen Selbstverständnis heraus sicher danach, das Bestmögliche für die Patienten zu erreichen. Selbstverständlich unterliegen Freiberufler auch haftungsrechtlichen Vorschriften und der Sorgfaltspflicht (Kap. 3).*

*Die Einkünfte aus freien Berufen sind **selbständige Tätigkeiten**, die nicht der Gewerbeordnung unterliegen, sodass **keine Gewerbesteuer** zu bezahlen ist. Ein weiterer großer Vorteil liegt darin, dass die Rechnungslegungspflichten sehr viel einfacher sind als bei Gewerbetreibenden, da ein Freiberufler keine Bilanz aufstellen muss, weder eine handelsrechtliche noch eine steuerrechtliche. Es genügt eine **Einnahmenüberschussrechnung**. Der steuerrechtliche Begriff Freiberuf ist deshalb für die steuerrechtliche Veranlagung relevant.*

Frage 3

Anna L.* ist angestellte Gesundheits- und Krankenpflegerin in einer privaten Klinik für Naturheilverfahren. Als sie berufsbegleitend Heilpraktikerin wird, ist die Chefärztin so begeistert, dass sie Anna L. künftig ausschließlich als Heilpraktikerin anstellt und in ihrem Arbeitsvertrag Behandlungsbefugnisse ergänzt.

Anna L. ist daher in naturheilkundlicher Hinsicht eigenverantwortlich, weisungsfrei und übernimmt die Behandlung einiger Patienten. Deren private Krankenversicherungen verweigern zunehmend Rechnungen der Klinik, in der Anna L. die Behandlungen durchgeführt oder an ihnen mitgewirkt hat. Die Versicherungen behaupten, dass es einen angestellten Heilpraktiker nicht geben könne und tarifgemäß nur Rechnungen niedergelassener Ärzte und Heilpraktiker (mit eigener Praxis) erstattet werden könnten.

Sind die Rechnungen erstattungsfähig? (Es ist zu unterstellen, dass die Gebühren medizinisch und in sonstiger Hinsicht notwendige Behandlungen erfassen.)

**Name fiktiv, Fallgeschichte frei erfunden.*

Musterlösung:

*Bereits **§ 1 Absatz 2 Heilpraktikergesetz** fordert eine Erlaubnis auch dann, wenn man die Heilkunde **„im Dienste anderer“** ausübt. Gemeint ist damit, dass auch angestellte Heilpraktiker eine Erlaubnis benötigen. Die Erlaubnis kann nicht dadurch ersetzt und entbehrlich werden, dass ein Angestellter unter Aufsicht seines Arbeitgebers steht.*

Folglich sind auch Behandlungen durch angestellte Heilpraktiker ein Ausüben der Heilkunde und können nach dem Gebührenverzeichnis der Heilpraktiker abgerechnet werden. Dies muss dann allerdings der Arbeitgeber tun oder dem Angestellten ein eigenes Liquidationsrecht arbeitsvertraglich zusichern.

Das zuständige Gericht ist daher richtigerweise davon ausgegangen, dass einer Abrechnung der streitgegenständlichen Leistungen nicht entgegensteht, dass die behandelnde Heilpraktikerin in einer Klinik angestellt ist.

Vertiefendes Hintergrundwissen – Rechtsprechung:

In einer Anstellung ist keine verbotene Zusammenarbeit zwischen Ärzten und Heilpraktikern zu sehen. Zum einen ist eine gemeinsame heilkundliche Tätigkeit eines Arztes und eines Heilpraktikers in einer Praxis oder Klinik nur dem Arzt nicht erlaubt. Lediglich § 23 der Berufsordnung für Ärzte enthält ein entsprechendes Verbot. Heilpraktiker selbst sind nicht gehindert, mit einem Arzt diagnostisch oder therapeutisch zusammenzuwirken.

Viele Versicherungsbedingungen richten sich nach den Musterbedingungen, die für Krankenversicherungen empfohlen werden („Musterbedingungen für Krankheitskosten“ = MB/KK). In diesen Musterbedingungen sieht § 4 Absatz 2 Satz 2 MB/KK vor, dass Heilpraktiker im Sinn des deutschen Heilpraktikergesetzes in Anspruch genommen werden können. Dies bedeutet, dass auch die in § 4 Abs. 2 MB/KK enthaltene Leistungsvoraussetzung der Niederlassung gleichermaßen für Heilpraktiker gilt.

Der Bundesgerichtshof hat Abrechnungsrechte einer Klinik für ihre angestellten Behandler bereits in den 70er Jahren in seinem wegweisenden „DKD-Urteil“ bejaht (BGH-VersR 78, 267). Dieses Abrechnungsrecht gilt für ambulante Behandlungen in Krankenhäusern, die die Voraussetzungen des § 4 Abs. 4 MB/KK erfüllen.

Wird somit ein Arzt oder Heilpraktiker in einem Krankenhaus (auch in der Rechtsform einer GmbH) angestellt, ist er dennoch „niedergelassen“. Dies ergibt sich aus der Rechtsprechung des BGH („DKD-Urteil“ BGH VersR 78, 267). In diesen Fällen kann – so der Bundesgerichtshof – von der Ausübung der ärztlichen Tätigkeit nach den anerkannten Regeln der ärztlichen Kunst ausgegangen werden. Ganz unzweifelhaft können also ambulante Krankenhausbehandlungen vom Krankenhaus, gleich in welcher Rechtsform dieses betrieben wird, abgerechnet werden. Diese Rechtsprechung gilt auch für Heilpraktiker.

Frage 4

Anders als die Ärzte unterliegen Heilpraktiker keinem gesetzlich vorgegebenen Standesrecht, jedoch verschiedenen, auch gesellschaftlichen Vorschriften, die ihr Berufsbild definieren. Beschreiben Sie, welche Freiheiten der Heilpraktiker im Vergleich zum Arzt hat, weil er keinem echten Standesrecht unterliegt. Recherchieren Sie!

Musterlösung:

*Heilpraktiker können, unter bestimmten Einschränkungen, **Kooperationsformen** (wie die Zusammenarbeit mit anderen Berufsgruppen) frei wählen. Sie dürfen ihre **Preise frei kalkulieren**, wohingegen der Arzt an die gesetzlichen Vorschriften der Gebührenordnung der Ärzte (GOÄ) gebunden ist.*

*Heilpraktiker sind nicht „verkammert“. Das heißt: Es besteht **keine Pflichtmitgliedschaft** in einer Kammer, sie unterliegen lediglich der Rechts- und Fachaufsicht der Gesundheitsämter. Die Kontrolle der Berufspflichten übernehmen Berufsverbände, wobei diese dabei aber recht zurückhaltend sind.*

*Heilpraktiker genießen innerhalb der gesetzlichen Grenzen **Therapiefreiheit**, wohingegen Ärzte an die Vorgaben eines Facharztstatus, falls vorhanden, gebunden sind. Ähnliches gilt für psychologische Psychotherapeuten, die an Richtlinienverfahren und bei der Abrechnung an die Gebührenordnung der Psychotherapeuten (GOP) gebunden sind.*

*Will ein Heilpraktiker eine **private Krankenanstalt** gemäß § 30 Gewerbeordnung (GewO) eröffnen, muss er nur die dort genannten Voraussetzungen erfüllen. Ärzte hingegen müssen zusätzlich zum § 30 GewO weitere Vorgaben einhalten, sich gegebenenfalls in den Klinikplan ihres jeweiligen Bundeslands aufnehmen lassen und sogenannte „Planbetten“ vorhalten.*

*Will ein Heilpraktiker **Nahrungsergänzungen verkaufen**, so ist dies jederzeit möglich, wenn er diese Geschäftsidee **organisatorisch und buchhalterisch** von der Praxis trennt, damit der Status der Freiberuflichkeit vom Finanzamt nicht angefochten wird. Ärzte dürfen aufgrund ihres Standesrechts solche Geschäftsideen in den meisten Bundesländern nicht weiterverfolgen, zumindest nicht persönlich.*

Des Weiteren gilt für Ärzte der § 299 a StGB, der Korruption und Vorteilsnahme im Gesundheitswesen seit Juni 2016 gesondert unter Strafe stellt. Für Heilpraktiker gilt diese Vorschrift nicht, der Beihilfe können sich Heilpraktiker dennoch strafbar machen.

Frage 5

Fall

Der 50-jährige Alfred T.* bezieht Hartz IV. Um die geringen Zahlungen aufzubessern, fertigt er Zubehör und Figuren für Modelleisenbahnen an, die er dann in einem Onlineshop verkauft.
Der Onlineshop wird in der Fangemeinde bekannt, sodass auch die zuständige Sozialbehörde durch Zufall von dem Shop erfährt. Da Alfred T. die Einkünfte durch den Onlineshop der Sozialbehörde viele Monate lang nicht gemeldet hat, wird er schlussendlich wegen Sozialversicherungsbetrugs zu einer Freiheitsstrafe von 14 Monaten auf Bewährung verurteilt. Während der Bewährungszeit soll er soziale Arbeit leisten, die er nur sporadisch antritt. Trotzdem schafft er es, die Haft nicht antreten zu müssen, weil seine zuständige Sozialarbeiterin ein gutes Wort für ihn einlegt.
2 Jahre später möchte Alfred T. Heilpraktiker werden und die Überprüfung vor dem Gesundheitsamt ablegen. Das zuständige Gesundheitsamt verwehrt ihm dies, weil er ja in erheblichem Maße vorbestraft sei. Alfred T. argumentiert, das sei alles lange her und habe außerdem mit Medizin nichts zu tun. Er könne trotzdem ein guter Heilpraktiker sein.

**Fallbeispiel fiktiv, personenbezogene Daten frei erfunden*

Fragestellung

Wer hat unter dem Aspekt der sittlichen Zuverlässigkeit recht?

Musterlösung:

Für Alfred T. spricht, dass er 2 Jahre lang keine Straftaten begangen hat. Auch handelt es sich bei Sozialversicherungsbetrug zunächst um eine Straftat, die mit Medizin und der Sorgfalt als Heilpraktiker nichts zu tun hat.*
Dennoch kann das Gesundheitsamt Alfred T. von der Überprüfung ausschließen. Die Straftat ist erheblich und richtet sich gegen die Solidargemeinschaft aller Versicherten. Es ist damit zu befürchten, dass Alfred T. sein Gewinnstreben über das Wohl aller stellt und Therapieentscheidungen treffen könnte, die sein Honorar erhöhen und nicht zwingend medizinisch notwendig sind.
Aus der sittlichen Unzuverlässigkeit gegenüber der Sozialbehörde kann damit eine sittliche Unzuverlässigkeit im Gesundheitswesen abgeleitet werden. So gesehen besteht eine gedankliche Verknüpfung zwischen dem Verhalten des Alfred T. als Mensch und als Heilpraktiker. Alfred T. darf gegenwärtig die Teilnahme an der Überprüfung verweigert werden.
Anders wäre es, wenn die Straftat des Alfred T. bereits tilgungsreif im Bundeszentralregister wäre. Bei Straftaten wie dieser ist das allerdings erst nach 10 Jahren der Fall.

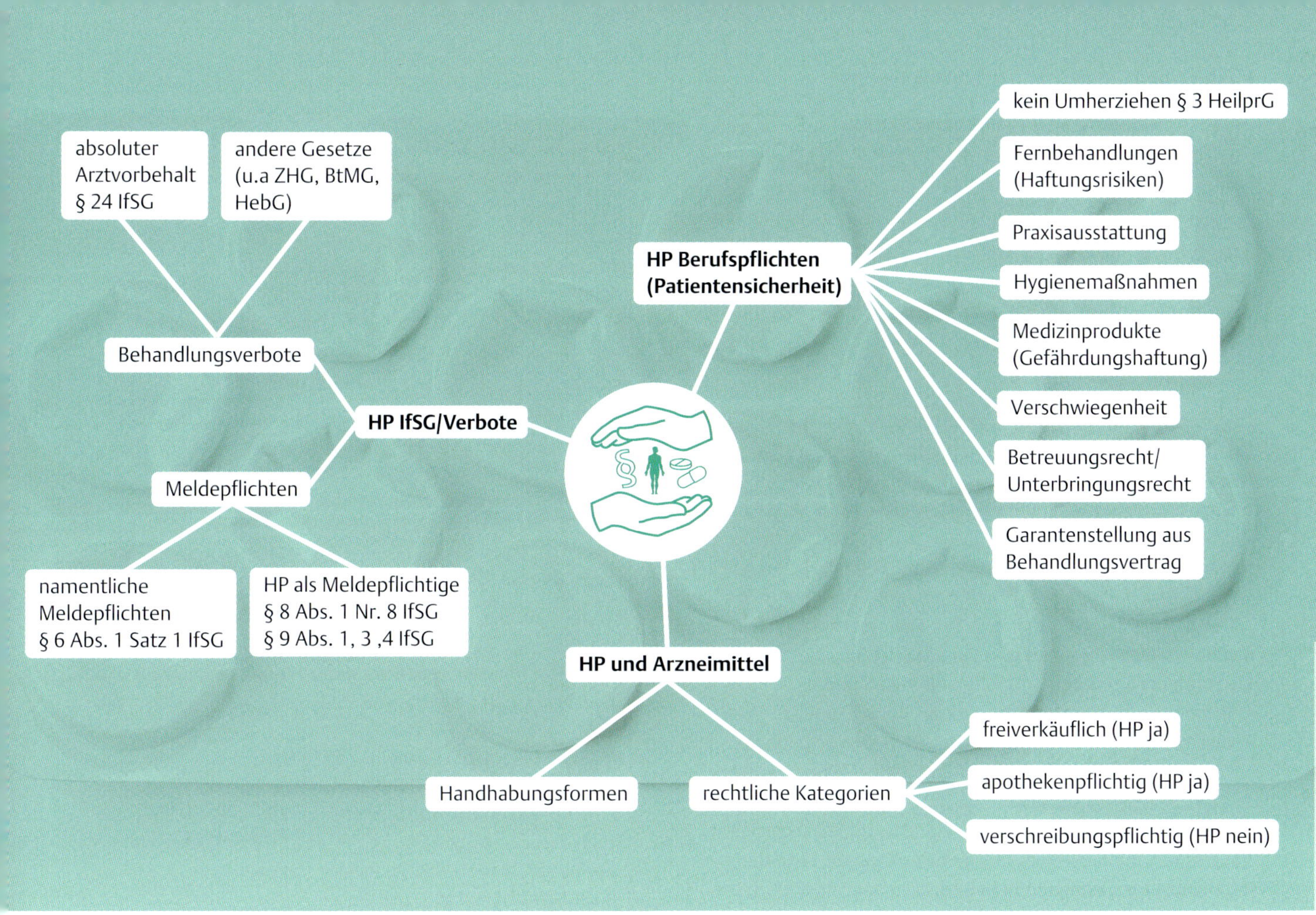

- HP IfSG/Verbote
  - Behandlungsverbote
    - absoluter Arztvorbehalt § 24 IfSG
    - andere Gesetze (u.a ZHG, BtMG, HebG)
  - Meldepflichten
    - namentliche Meldepflichten § 6 Abs. 1 Satz 1 IfSG
    - HP als Meldepflichtige § 8 Abs. 1 Nr. 8 IfSG § 9 Abs. 1, 3 ,4 IfSG
- HP Berufspflichten (Patientensicherheit)
  - kein Umherziehen § 3 HeilprG
  - Fernbehandlungen (Haftungsrisiken)
  - Praxisausstattung
  - Hygienemaßnahmen
  - Medizinprodukte (Gefährdungshaftung)
  - Verschwiegenheit
  - Betreuungsrecht/ Unterbringungsrecht
  - Garantenstellung aus Behandlungsvertrag
- HP und Arzneimittel
  - Handhabungsformen
  - rechtliche Kategorien
    - freiverkäuflich (HP ja)
    - apothekenpflichtig (HP ja)
    - verschreibungspflichtig (HP nein)

2 Pflichten und Grenzen des Heilpraktikerberufs

Für HP-Anwärter und Heilpraktiker ist es sehr wichtig, sich zu verdeutlichen, welche **Freiräume** beim Ausüben der heilberuflichen Tätigkeit in der eigenen Praxis bestehen (s. Kap. Definition des Handlungsspektrums (S. 9)). In diesem Kontext ist gleichermaßen wichtig, dass Heilpraktiker wissen, wo ihre **Grenzen** sind. In diesem Kapitel lernen Sie die relevanten Sachverhalte hierzu für den Heilpraktikerberuf kennen.

2.1 Meldepflichten und Behandlungsverbote

2.1.1 Meldepflichten

Die **§§ 6–15 Infektionsschutzgesetz (IfSG)** regeln, welche Erkrankungen oder Sachverhalte in welcher Form und mit welchen Daten an welches Gesundheitsamt gemeldet werden müssen (▸ **Abb. 2.1**).

Abb. 2.1 Meldepflichten nach dem Infektionsschutzgesetz (IfSG).

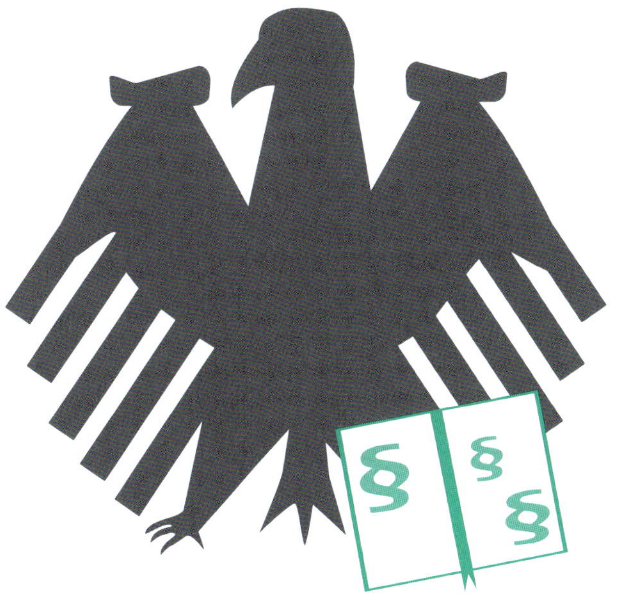

Die meldepflichtigen Sachverhalte aus den §§ 6–15 IfSG (Infektionsschutzgesetz) müssen für die Heilpraktikerprüfung und die spätere Praxistätigkeit immer präsent sein.

Namentliche Meldepflichten nach § 6 Absatz 1 Satz1 IfSG

In Heilpraktikerpraxen kommen namentliche Meldepflichten nach dem IfSG nicht häufig vor. Eine namentliche Meldung ist so definiert, dass **Name** und **Wohnort** der betroffenen Person an das Gesundheitsamt offenbart bzw. gemeldet werden müssen (§ 9 IfSG).

Normen für die Meldung

Heilpraktiker müssen nach § 8 Abs. 1 Nr. 8 IfSG sämtliche Krankheiten namentlich melden, die in § 6 Absatz 1 Satz 1 des IfSG aufgelistet sind (siehe unter: https://www.gesetze-im-internet.de/ifsg/__6.html). Ebenso müssen sie einen Verdacht auf Impfschaden und neue bedrohliche übertragbare Krankheiten namentlich melden, die **nicht** in § 6 Absatz 1 Satz 1 IfSG gelistet sind.

Die **Meldepflicht** greift i. d. R. für Fälle eines Krankheitsverdachts (V), einer Erkrankung (E) und bei Tod (T), dies wird abgekürzt mit dem Akronym **VET**. Es gibt **3 Ausnahmen**:

- behandlungsbedürftige Tuberkulose → bei (E) und (T),
- Clostridioides-difficile-Infektion mit schwerem Verlauf → bei (E),
- Gastroenteritis bei Verdacht auf Erkrankung → bei (V) und (E).

Der Bund oder die Bundesländer können durch Rechtsverordnungen des Bundesgesundheitsministeriums die Liste der meldepflichtigen Krankheiten erweitern oder kürzen (§ 15 IfSG Anpassung der Meldepflicht an die epidemische Lage).

Die **namentliche Meldung** muss sofort, d. h. spätestens innerhalb von **24 Stunden** an das zuständige **Gesundheitsamt** vorgenommen werden. Welche Informationen weitergegeben werden müssen, ist in § 9 Absatz 1 des IfSG festgeschrieben. Meldeformulare finden sich auf der Webseite des zuständigen Gesundheitsamts oder des Robert Koch-Instituts (www.rki.de).

In **§ 9 IfSG** sind u. a. die **Meldevorgaben** enthalten:

- wie eine Meldung erfolgen muss,
- welche Inhalte weitergeben werden müssen,
- an wen die Inhalte zu adressieren sind,
- innerhalb welcher Frist (max. 24 Stunden) die Daten weitergegeben werden müssen (siehe auch: ▶ **Abb. 2.2**).
- Deshalb ist dieser Paragraf auch für Heilpraktiker relevant.

Lerntipps

Häufiges Prüfungsthema: namentliche Meldepflichten

Die namentliche Meldepflicht ist ein häufiges Prüfungsthema. Prägen Sie sich deshalb **§ 8 Abs. 1 IfSG** (Personen/Institutionen, die melden müssen, u. a. Ärzte und Heilpraktiker) und **§ 9 IfSG** (Angaben zur namentlichen Meldung: was, wann, wohin?) gut ein.

Prüfungsrelevant kann daher auch die Frage sein, ob der **Heilpraktiker** überhaupt **Meldepflichten** hat. Bejahen Sie dies mit der Begründung der **Normenkette** § 8 Abs. 1 Nr. 8 IfSG. Hier steht, dass der Heilpraktiker verpflichtet ist, Krankheiten im Sinn des § 6 Abs. 1 Nr. 1 IfSG zu melden (Differenzierung nach VET → Verdacht, Erkrankung, Tod).

Abb. 2.2 Meldepflichten nach § 6 Abs. 1 Satz 1 und § 7 IfSG.

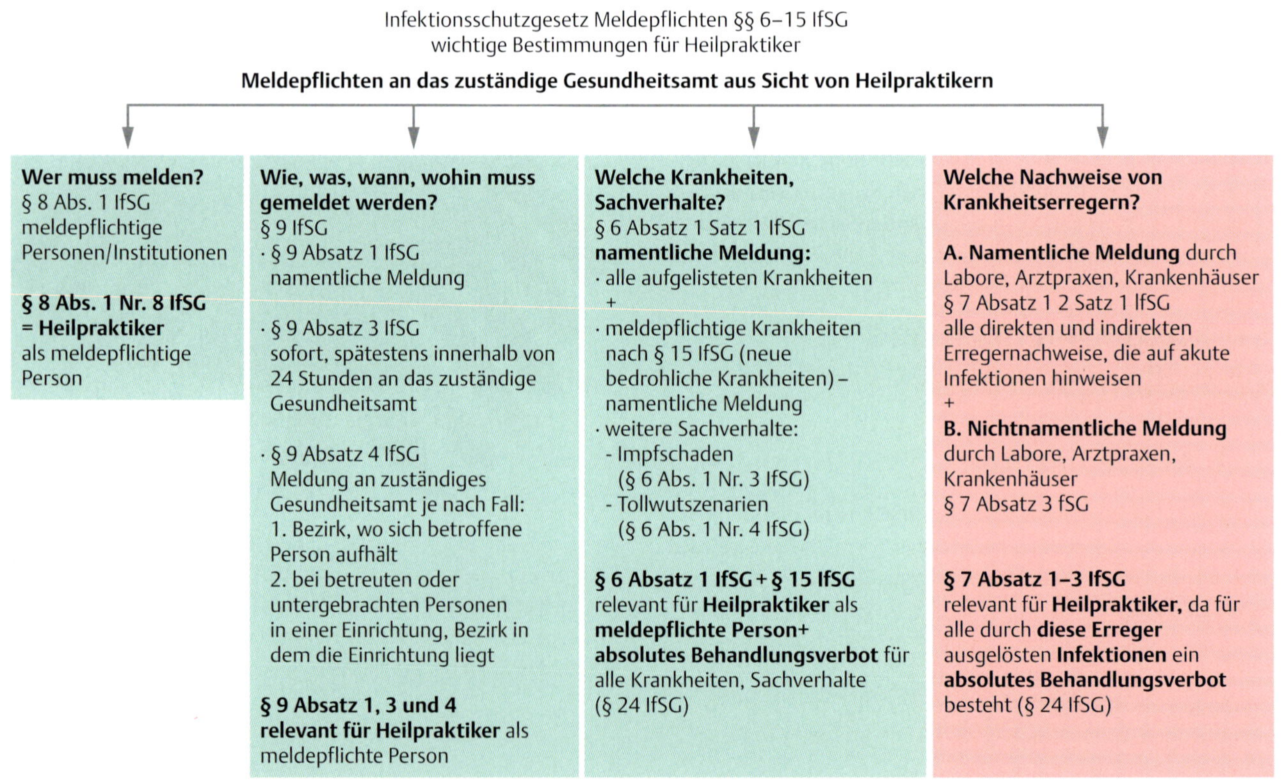

Infektionsschutzgesetz Meldepflichten §§ 6–15 IfSG
wichtige Bestimmungen für Heilpraktiker

Meldepflichten an das zuständige Gesundheitsamt aus Sicht von Heilpraktikern

Wer muss melden?	**Wie, was, wann, wohin muss gemeldet werden?**	**Welche Krankheiten, Sachverhalte?**	**Welche Nachweise von Krankheitserregern?**
§ 8 Abs. 1 IfSG meldepflichtige Personen/Institutionen **§ 8 Abs. 1 Nr. 8 IfSG = Heilpraktiker** als meldepflichtige Person	§ 9 IfSG · § 9 Absatz 1 IfSG namentliche Meldung · § 9 Absatz 3 IfSG sofort, spätestens innerhalb von 24 Stunden an das zuständige Gesundheitsamt · § 9 Absatz 4 IfSG Meldung an zuständiges Gesundheitsamt je nach Fall: 1. Bezirk, wo sich betroffene Person aufhält 2. bei betreuten oder untergebrachten Personen in einer Einrichtung, Bezirk in dem die Einrichtung liegt **§ 9 Absatz 1, 3 und 4 relevant für Heilpraktiker** als meldepflichte Person	§ 6 Absatz 1 Satz 1 IfSG **namentliche Meldung:** · alle aufgelisteten Krankheiten + · meldepflichtige Krankheiten nach § 15 IfSG (neue bedrohliche Krankheiten) – namentliche Meldung · weitere Sachverhalte: - Impfschaden (§ 6 Abs. 1 Nr. 3 IfSG) - Tollwutszenarien (§ 6 Abs. 1 Nr. 4 IfSG) **§ 6 Absatz 1 IfSG + § 15 IfSG** relevant für **Heilpraktiker** als **meldepflichte Person+ absolutes Behandlungsverbot** für alle Krankheiten, Sachverhalte (§ 24 IfSG)	**A. Namentliche Meldung** durch Labore, Arztpraxen, Krankenhäuser § 7 Absatz 1 2 Satz 1 IfSG alle direkten und indirekten Erregernachweise, die auf akute Infektionen hinweisen + **B. Nichtnamentliche Meldung** durch Labore, Arztpraxen, Krankenhäuser § 7 Absatz 3 fSG **§ 7 Absatz 1–3 IfSG** relevant für **Heilpraktiker,** da für alle durch **diese Erreger** ausgelösten **Infektionen** ein **absolutes Behandlungsverbot** besteht (§ 24 IfSG)

Meldepflicht bei der Spezialisierung auf Kinder

Die namentliche Meldepflicht ist gegeben, wenn eine (HP-)Praxis sich auf die Behandlung von Kindern spezialisiert hat. Eine solche Praxis wird im Sinne des **§ 33 IfSG** als **„Gemeinschaftseinrichtung“** interpretiert.

§ 33 IfSG Gemeinschaftseinrichtungen:

„Gemeinschaftseinrichtungen im Sinne dieses Gesetzes sind Einrichtungen, in denen überwiegend Säuglinge, Kinder oder Jugendliche betreut werden, ***insbesondere*** *Kinderkrippen, Kindergärten, Kindertagesstätten, Kinderhorte, Schulen oder sonstige Ausbildungseinrichtungen, Heime, Ferienlager“* (Hervorhebung durch die Verfasserin).

Der Gesetzeswortlaut „insbesondere“ zeigt an, dass der Gesetzgeber den **Katalog** der Einrichtungen für **offen** und **erweiterbar** gehalten hat.

Normenkette für HP-Praxen nach § 33 IfSG. Es entsteht nach der **Gesetzessystematik** folgende Normenkette:

- Praxen des Heilpraktikers können Einrichtungen im Sinne des § 33 IfSG sein.
- Hieraus leiten sich dann die Pflichten des § 34 IfSG ab („Gesundheitliche Anforderungen, Mitwirkungspflichten, Aufgaben des Gesundheitsamtes, soweit es die Meldung der dort genannten Krankheiten betrifft.“)
- § 34 ist wiederum mit § 24 IfSG verknüpft, der Pflichten aller Behandler im Infektionsschutz präzisiert.
- mithin auch die Meldepflichten für Krankheiten nach § 6 und § 7 IfSG nach Erreger,
- die dann von den in §§ 8 und 9 IfSG genannten Personengruppen erfüllt werden müssen.

 *Transferbeispiel*

Prüfungsdialog zur namentlichen Meldepflicht*

Prüfer: „Ihre Patientin war vorgestern bei Ihnen und sagt den morgigen Nachsorgetermin kurzfristig ab, weil ihr Kind Masern habe. Was tun Sie?“

HP-Anwärter: „Ich weise meine Patientin darauf hin, dass eine Meldepflicht beim Gesundheitsamt besteht, die auch für Heilpraktiker gilt.“

Prüfer: „Wie reagieren Sie auf den Hinweis Ihrer Patientin, dass der Kinderarzt bereits diese Meldung getätigt hat?“

HP-Anwärter: „Trotzdem bitte ich meine Patientin höflich, aber bestimmt, dass sie mir für meine Praxis einen schriftlichen Beleg einreicht, aus dem eindeutig hervorgeht, dass der Kinderarzt bereits die Meldung vollzogen hat. Der Grund dafür ist, dass beim letzten vorgestrigen Termin vor der Terminabsage die Kindesmutter bereits Überträgerin des Virus gewesen sein könnte.“

Prüfer: „Ja, sehr gut. Wie sieht es mit den Hygienemaßnahmen aus?“

HP-Anwärter: „Nach der Terminabsage nehme ich umgehend eine Flächendesinfektion derjenigen Utensilien vor, mit denen meine Patientin in Kontakt war. Besondere Hygienemaßnahmen, wie eine Desinfektion der gesamten Praxis, sind m. E. nicht erforderlich, obwohl Masern durch Kontakt- und Tröpfcheninfektion verbreitet werden können. Der Grund liegt darin, dass übermäßige Desinfektionsmaßnahmen in solchen Fällen regelmäßig zu Keimresistenzen führen.

Prüfer: „Wie informieren Sie alle anderen Patienten, die seit vorgestern auch in Ihrer Praxis zur Sprechstunde waren?“

HP-Anwärter: Das Infektionsschutzgesetz sieht keine Pflicht vor, dass alle Patienten informiert werden müssten, sofern ein Verdachtsfall vorliegt. Prävention und Überwachung wird in der Epidemiologie in Deutschland zentralisiert über das Robert Koch-Institut gehandhabt. Allenfalls eine im Epidemiefall ergangene Rechtsverordnung über Notmaßnahmen könnte dann eine solche Pflicht auslösen.

**Eventuelle personenbezogene Daten fiktiv, Prüfungsdialog frei erfunden.*

Lerntipps – Mündliche Prüfung

Coronavirus-Krankheit-2019 (COVID-19)

Sollten Sie in der mündlichen Überprüfung anstelle von Masern nach Covid-19 gefragt werden, sollten Sie zusätzlich zu den genannten Sachverhalten aus dem vorigen Prüfungsdialog noch auf die etwaig bestehenden **Notverordnungen** der Bundesländer verweisen, in denen weitere Hygienemaßnamen beschrieben sind (z. B. die Maskenpflicht). Neben den Notverordnungen gab es im Hinblick auf Covid-19 keine Verschärfungen der Hygiene- und Meldepflichten.

Dies kann in einem Prüfungsgespräch auch zu einer Fragestellung zu dem vorgeschriebenen **Hygieneplan** einer Heilpraktikerpraxis führen. Sie sollten dann wissen, dass Gesundheitsämter einzelfallbezogen Hygienepläne mit dem darin festgehaltenen Hygienekonzept in der Praxis vor Ort im Rahmen von Praxisbegehungen abnehmen können (vgl. Kap. 2.2.3)

Meldepflichten bei Nachweisen nach § 7 IfSG

Heilpraktiker müssen die in § 7 IfSG gelisteten Erreger **nicht** melden (§ 7 Absatz 1 Satz 2 IfSG). Sie haben die Ressourcen für die Erregernachweise nicht – und dürften diese auch gar nicht durchführen (s. u.). Diese Aufgabe (namentlich bzw. nichtnamentlich) übernehmen hauptsächlich Labore, aber auch Arztpraxen und Krankenhäuser.

Trotzdem ist dieser Paragraf für Heilpraktiker relevant. Sie dürfen nämlich sämtliche Krankheiten, die durch Erreger ausgelöst werden, die in § 7 IfSG gelistet sind, nach § 24 IfSG **nicht behandeln** (Kap. 2.1.2). Dieses Verbot umfasst auch, dass Heilpraktiker **keine** speziellen labortechnischen Untersuchungen der in § 7 IfSG genannten Erreger durchführen dürfen, um **direkte** (Erreger selbst) und **indirekte Erregernachweise** (Antikörper) zu erlangen. Heilpraktiker dürfen folglich auch kein Labor beauftragen, die Erreger nach § 7 IfSG nachzuweisen. Stoßen Labore im Rahmen eines anderen Laborauftrags, z. B. im Rahmen einer Darmsanierung auf Erreger, die in § 7 IfSG aufgelistet sind, werden solche **Zufallsbefunde** nicht als Verstoß gewertet.

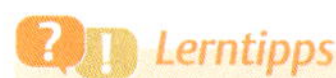

Erreger nach § 7 IfSG gut einprägen

Die in § 7 IfSG aufgezählten Krankheitserreger müssen dem Heilpraktiker grundsätzlich bekannt sein, da die damit verbundenen Infektionen dem Behandlungsverbot unterliegen. Es handelt sich hierbei um Erreger, die teilweise im Alltag sehr verbreitet und für sexuell übertragbare Krankheiten ursächlich sind (S. 49). Es ist gut möglich, dass auch (unerkannte) Ausscheider in naturheilkundlicher Behandlung sind.

Prägen Sie sich v. a. diese **häufig** auftretenden **Erreger** ein:

- Bordetella pertussis, Bordetella parapertussis
- Escherichia coli, sonstige darmpathogene Stämme
- Giardia lamblia
- Haemophilus influenzae; Meldepflicht nur für den direkten Nachweis aus Liquor oder Blut
- Hepatitis-A-Virus
- Hepatitis-B-Virus; Meldepflicht für alle Nachweise
- Hepatitis-C-Virus; Meldepflicht für alle Nachweise
- Hepatitis-D-Virus; Meldepflicht für alle Nachweise
- Hepatitis-E-Virus
- Influenzaviren; Meldepflicht nur für den direkten Nachweis
- Masernvirus
- Mumpsvirus
- Norovirus
- Varizella-zoster-Virus
- Leptospira interrogans
- Trepomena pallidum.

Namentliche Meldung nach § 7 Abs. 1 IfSG. Labore (u. a.) müssen **namentlich** direkte oder indirekte Nachweise melden, sofern diese auf eine akute Infektion mit einem in § 7 **Abs. 1** IfSG aufgelisteten Krankheitserreger schließen lassen, wenn keine andere Regelung greift (▶ **Tab. 2.1**).

Nichtnamentliche Meldung nach § 7 Abs. 3 IfSG. Labore (u. a.) müssen direkte und indirekte Erregerbefunde, die in § 7 **Abs. 3** IfSG aufgezählt sind, **nicht namentlich** melden (▶ **Tab. 2.1**). Im Rahmen einer anonymisierten Meldepflicht gemäß § 7 Abs. 3 IfSG wird nicht die erkrankte oder der Krankheit verdächtige Person gemeldet, sondern der Nachweis eines Erregers in der abschließenden Liste des § 7 Abs. 3. Dies geschieht organisatorisch so, dass Patienten und ihre Wohnorte als allgemeine Region pseudonymisiert werden.

Weitere Information zu den Meldepflichten rund um den § 7 IfSG finden Sie im Lernmodul 2 „Biologie, Pathologie, Infektiologie".

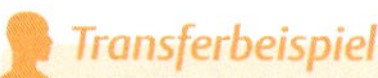

Prüfungsdialog zur namentlichen Meldepflicht* – Fortsetzung

Prüfer: „Kommen wir zu folgender Fallstellung. Sie begleiten einen 47-jährigen Patienten mit Alkoholabhängigkeit. Der Patient ist deswegen parallel auch in psychotherapeutischer Behandlung. Da er schon seit vielen Jahrzehnten unter seiner Alkoholabhängigkeit leidet und Entwöhnungsversuche bisher erfolglos geblieben sind, ist seine Leber sehr in Mitleidenschaft gezogen. Deshalb hat er Sie aufgesucht, um seine Leber bei Ihnen naturheilkundlich behandeln lassen. Eines Tages sagt er seinen Termin ab und erwähnt, er müsse zum Arzt, da er „Gelbsucht" habe. Was ist zu tun?"

HP-Anwärter: „Im vorliegenden Fall ist die Wahrscheinlichkeit sehr hoch, dass es sich um eine alkoholtoxische Hepatitis handelt, da der Patient schon sehr lange alkoholkrank ist. Die ärztliche Untersuchung, die der Patient nun durchführen lässt, wird Gewissheit bringen. Im Moment besteht nicht der Verdacht einer Virusinfektion. Deshalb sind aus meiner Sicht aktuell keine Meldepflicht wegen der Erreger von Hepatitis A, B, C, D und E nach § 6 Abs. 1 Satz 1 ausgelöst."

Prüfer: „Sind Sie sich da so sicher? Die Lebensumstände alkoholkranker Menschen erhöhen oft das Risiko, an einer Virushepatitis zu erkranken."

HP-Anwärter: „Mein Patient hat sich in unserer Behandlung immer korrekt und vertrauensvoll verhalten. Unabhängig davon möchte ich keinesfalls über meinen Patienten eine stigmatisierende Überlegung anstellen oder gar eine solche Aussage treffen. Ich unterstelle nie von vornherein, dass alkoholkranke Menschen verwahrlost sind oder einen riskanten oder leichtsinnigen Lebensstil an den Tag legen."

Prüfer: „Gut, ich schlage vor, wir sprechen nun über das Krankheitsbild der Alkoholabhängigkeit. Was können Sie mir den zur epidemiologischen Situation der Alkoholabhängigkeit in Deutschland sagen".

HP-Anwärter: „Im Jahrbuch Sucht 2021, das von der Deutschen Hauptstelle für Suchtfragen e. V. herausgegeben wird, habe ich gelesen, dass in Deutschland im Vergleich zu unseren europäischen Nachbarn, weit vorne liegen, was den Alkoholkonsum anbelangt. In Deutschland sind nach Hochrechnungen ca. 1,6 Mio. Menschen über alle Altersklassen hin weg alkoholkrank. Männer und Jugendliche sind tendenziell besonders gefährdet, weil sie häufig das Suchtpotenzial unterschätzen und denken, Alkohol zu trinken gehöre einfach dazu."

Prüfer: „Warum ist es so schwer, die Alkoholabhängigkeit zu überwinden?"

HP-Anwärter: „Viele Patienten werden nach dem Alkoholentzug immer wieder rückfällig. Sie durchlaufen diese die Entzugs- und Rückfälligkeitsphasen immer und immer wieder. Die Rückfälligkeit gehört zum Symptom der Krankheit. Nach den mir bekannten statistischen Daten werden Alkoholerkranke, die 1 Jahr abstinent waren, zu ca. 80 % rückfällig und nach 3 Jahren Abstinenz werden sogar immer noch ca. 50 % der Erkrankten wieder rückfällig.

(...)

**Eventuelle personenbezogene Daten fiktiv, Prüfungsdialog frei erfunden.*

Fazit – Das müssen Sie wissen

Meldepflichten nach dem IfSG

In den **§§ 6–15 IfSG** ist geregelt, welche Erkrankungen oder Sachverhalte mit welchen Daten wann und an welches Gesundheitsamt gemeldet werden müssen.

Der Heilpraktiker muss gemäß **§ 8 Absatz 1 Nr. 8 IfSG** alle Krankheiten, die in **§ 6 Absatz 1 IfSG** genannt werden, namentlich melden. Unter die Meldepflicht fallen für Heilpraktiker auch Impfschäden und neue bedrohliche übertragbare Krankheiten. Die Meldung muss bei Verdacht, Erkrankung oder Tod sofort, d. h. spätestens innerhalb von 24 Stunden, an das zuständige Gesundheitsamt übermittelt werden. Gelistet sind u. a. auch relativ häufige Erkrankungen wie Windpocken und Röteln.

In **§ 9 IfSG** steht, welche Daten gemeldet werden müssen. Unvollständige Datenmeldungen dürfen eine Meldung nicht verzögern.

Der Nachweis von Krankheitserregern nach **§ 7 IfSG** müssen Heilpraktiker **nicht melden**, sie haben jedoch für diejenigen Krankheiten ein Behandlungsverbot, die durch die in § 7 IfSG gelisteten Erreger ausgelöst werden (§ 24 IfSG). Ebenso dürfen Heilpraktiker keine speziellen labortechnischen Untersuchungen der in § 7 IfSG genannten Erreger durchführen (§ 24 IfSG).

Die Meldepflicht gemäß den §§ 6 und 7 kann jederzeit durch den Bund oder die Länder um weitere Krankheiten oder Krankheitserreger erweitert oder eingeschränkt werden (§ 15 IfSG).

2.1.2 Absolute und relative Behandlungsverbote

Arztvorbehalt gemäß § 24 IfSG

Definition

Absolutes Behandlungsverbot

Im § 24 Infektionsschutzgesetz (IfSG) ist das absolute Feststellungs- und Behandlungsverbot für Heilpraktiker verankert. Dieses umfasst den absoluten **Arztvorbehalt** für die **Feststellung** oder die **Heilbehandlung**:

- der aufgelisteten Krankheiten aus § 6 Absatz 1 Satz 1 Nummer 1, 2 und 5 oder
- der genannten Krankheiten aus § 34 Absatz 1 Satz 1 oder
- einer Infektion mit einem in § 7 genannten Krankheitserreger oder
- einer sonstigen sexuell übertragbaren Krankheit.

Die Heilbehandlung und die Feststellung von Krankheitserregern dürfen **nur durch einen Arzt** erfolgen.

Relatives Behandlungsverbot

Das Feststellungs- und Behandlungsverbot in § 24 IfSG bezieht sich **nur** auf die jeweilige Infektion mit dem genannten **Krankheitserreger** (§ 7 IfSG) und/oder der **Krankheiten** mit **Arztvorbehalt**, **nicht** auf den **Patienten generell**. Ein Patient, der z. B. an Hepatitis (sexuell übertragbare Krankheit) leidet, darf z. B. wegen einer Knieartrose behandelt werden. Heilpraktiker dürfen infizierte Personen, die eine Krankheit/Infektion gemäß dem § 24 IfSG haben, trotz des Arztvorbehalts im Hinblick auf eine nicht dem Verbot unterliegende Krankheit behandeln, **sofern** eine geeignete **hygienetechnische Praxisorganisation** gegeben ist.

Katalogisierte Behandlungsverbote nach § 24 IfSG

Der **§ 24 IfSG** ist Dreh- und Angelpunkt des Feststellungs- und Behandlungsverbots für Heilpraktiker (▸ **Abb. 2.3**). Er regelt unter **Verweis** auf andere Vorschriften, welche Krankheiten nicht von Heilpraktikern behandelt werden dürfen. Bis auf die sexuell übertragbaren Krankheiten sind alle darunterfallenden **Krankheiten** und **Erreger** in **§ 6** Absatz 1 Satz 1 Nummer 1, 2 und 5; **§ 34** Absatz 1 Satz 1; **§ 7** IfSG (siehe unter Kap. Meldepflichten bei Nachweisen nach § 7 IfSG) **katalogisiert** bzw. **ausdrücklich** benannt. In unbestimmter Form werden die „sonstigen sexuell übertragbaren Krankheiten" in § 24 IfSG festgehalten (Kap. 2.1.2).

Die durch den § 24 IfSG definierten Krankheitsbilder werden im Lernmodul 2: „Biologie, Pathologie, Infektiologie" aus medizinischer Sicht näher erklärt.

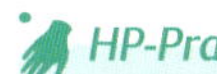

HP-Praxis

§ 24 IfSG: Vorsicht bei Marktauftritt und Marktverhalten

Der § 24 IfSG wirkt sich auch einschränkend auf das Verhalten von Heilpraktikern als Marktteilnehmer aus. Aus dieser Norm resultiert, dass man **nicht** für die Behandlung von Krankheiten **werben** darf, welche im § 24 IfSG aufgeführt sind und einem Behandlungsverbot unterliegen (siehe auch Kap. 5.2).

Lerntipps

In § 24 IfSG genannte Krankheiten und Erreger: im Schlaf beherrschen!

Die amtsärztliche Überprüfung soll sicherstellen, dass nur diejenigen HPA eine Heilerlaubnis bekommen, die sich ihrer Kompetenzen und Grenzen so bewusst sind, dass von ihnen keine Gefahr für die Patienten ausgeht. Der **Arztvorbehalt** für die **Krankheiten** und **Erreger**, die durch § 24 IfSG definiert sind, soll u. a. dem Patientenschutz dienen.

Die dem Arztvorbehalt unterliegenden Krankheiten und Erreger sollten Sie „im Schlaf beherrschen". Wir empfehlen Ihnen, sich gründlich mit dem **§ 24 IfSG** und den damit **verbunden Paragrafen** auseinanderzusetzen. Sie finden das IfSG unter: https://www.gesetze-im-internet.de/ifsg/

Die Feststellungs- und Behandlungsverbote wurden bisher **regelmäßig** in den schriftlichen und mündlichen Überprüfungen abgefragt. Die in § 7 IfSG aufgezählten Krankheitserreger müssen Ihnen ebenfalls bekannt sein.

Es ist möglich, dass Sie in der mündlichen Prüfung die in § 6 IfSG genannten Erkrankungen und Sachverhalte aufzählen sollen. Es handelt sich um zentral **prüfungsrelevanten** Stoff.

Eine weitere Fragevariante könnte sein, welcher Erreger am Ende der Auflistung von § 7 steht. Die Erreger sind **alphabethisch** aufgelistet, sodass Sie sich die korrekte Antwort ableiten können, wenn Sie die Erreger sicher präsent haben.

Behandlungsverbote nach § 6 IfSG

§ 6 Absatz Satz 1 Nr. 1 IfSG: Unter den Arztvorbehalt fallen: der Verdacht einer Erkrankung, die Erkrankung sowie der Tod in Bezug auf die folgenden Krankheiten gemäß § 6 Absatz Satz 1 Nr. 1 IfSG: *Botulismus, Cholera, Diphtherie; humane spongiforme Enzephalopathie, außer familiär-hereditärer Formen; akute Virushepatitis, enteropathisches hämolytisch-urämisches Syndrom (HUS), virusbedingtes hämorrhagisches Fieber, Keuchhusten, Masern, Meningokokken-Meningitis oder -Sepsis, Milzbrand, Mumps, Pest, Poliomyelitis, Röteln einschließlich Rötelnembryopathie, Tollwut, Typhus abdominalis oder Paratyphus, Windpocken, zoonotische Influenza, Coronavirus-Krankheit-2019 (COVID-19).*

§ 6 Absatz 1 Satz 1 Nr. 2 IfSG. Gemäß § 6 Absatz 1 Satz 1 Nr. 2 IfSG (sehr prüfungsrelevant!) greift das Behandlungsverbot für Heilpraktiker „bei Verdacht auf und die Erkrankung an einer mikrobiell bedingten Lebensmittelvergiftung oder an einer akuten infektiösen Gastroenteritis, wenn

a) eine Person betroffen ist, die eine Tätigkeit im Sinne des § 42 Abs. 1 ausübt,
b) 2 oder mehr gleichartige Erkrankungen auftreten, bei denen ein epidemischer Zusammenhang wahrscheinlich ist oder vermutet wird."

§ 6 Absatz Satz 1 Nr. 5 IfSG. Heilpraktiker dürfen nach dem § 6 Absatz Satz 1 Nr. 5 IfSG Patienten im Rahmen einer **bedrohlichen** übertragbaren Krankheit nicht behandeln: „bei Verdacht einer Erkrankung, die Erkrankung, sowie der Tod, in Bezug auf eine bedrohliche übertragbare Krankheit, die nicht bereits nach den Nummern 1 bis 4 meldepflichtig ist.

Abb. 2.3 § 24 IfSG!

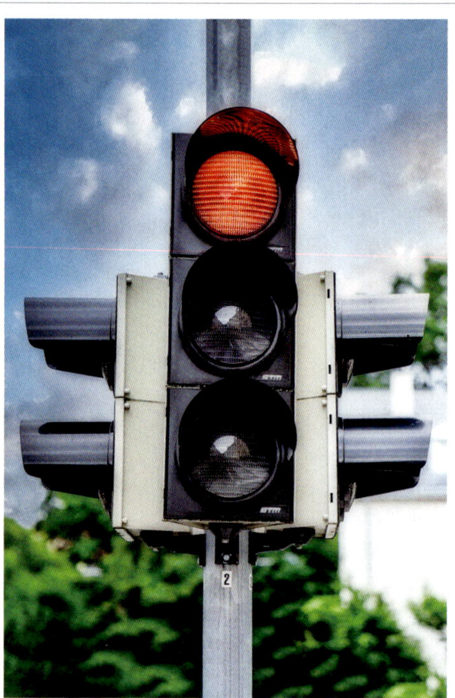

Dieser Paragraf ist die zentrale Norm für Heilpraktiker zum Feststellungs- und Behandlungsverbot. *Foto: K. Oborny, Thieme Group*

Zusatzinfo

In § 24 IfSG kein Verweis auf neue Ziffer § 6 Absatz 1 Satz 1 Nr. 1a!

Auf den § 6 Absatz 1 Satz 1 Nr. 1a und die darin aufgezählten Krankheiten wird im § 24 **nicht verwiesen** (Gesetzeslücke), sodass daraus abgeleitet werden kann, dass für diese Krankheiten das Behandlungsverbot für Heilpraktiker vom Gesetzgeber nicht gewollt ist. Diese beide Paragrafen traten gleichzeitig zum 1.3.2020 in einer neuen Fassung in Kraft. Diese Art der juristischen Auslegung nennt man Umkehrschluss.
Der **Umkehrschluss** aus dieser **Aufzählung** bedeutet, dass Krankheiten, die in § 6 Abs. 1 Satz Nr. 1a, Nr. 3 und Nr. 4 vom Heilpraktiker behandelt werden dürfen, **obwohl** sie meldepflichtig sind (Kap. 2.1.1). Es handelt sich um die Krankheiten: Tuberkulose, Clostridioides-difficile, Impfreaktion (größer als das übliche Ausmaß), Verletzung und Berührung eines Menschen durch tollwutkrankes Tier und Tierkadaver.

Konsequenz für § 6 Abs. 1 Satz 1 Nr. 3

Der Umkehrschluss für den Fall der Impfreaktion besagt: Heilpraktiker dürfen eine Impfreaktion behandeln.

Konsequenz für § 6 Abs. 1 Satz 1 Nr. 4

Zwar ist die Behandlung einer **Verletzung** beim **Menschen** durch ein **tollwutkrankes**, -verdächtiges oder ansteckungsverdächtiges **Tier** nach § 6 Absatz 1 Satz 1 Nr 4, nach § 24 erlaubt. Die Tollwut aber durch die **Rabiesviren** ausgelöst. Diese sind wiederum in **§ 7** erwähnt und die **Tollwut** selbst in § 6 Absatz 1 Satz 1 Nr 1 Buchstabe p. aufgelistet. Und wenn es ein tollwutkrankes Tier ist (wie der Paragraf ausdrücklich sagt), dann hat es Tollwut und es greift das Behandlungsverbot. Die Übertragung der Tollwut erfolgt nämlich nicht nur durch den Biss, sondern auch (wie in Nr. 4 erwähnt) durch bloßen Kontakt, falls kleine Hautverletzungen beim Menschen bestehen. Diese sieht man aber nicht immer. **Fazit:** Es besteht doch ein Behandlungsverbot.

Konsequenz für § 6 Absatz 1 Satz 1 unter Nr. 1a

Ebenso verhält es sich bei der in § 6 Absatz 1 Satz 1 unter Nr. 1a aufgezählten behandlungsbedürftigen **Tuberkulose**, die durch eine Infektion des Bakteriums Mycobacterium tuberculosis ausgelöst wird. Da dieser Krankheitserreger auch in § 7 aufgelistet ist, greift auch hier das **Feststellungs- und Behandlungsverbot.**
Clostridioides-difficile-Infektionen waren schon in der alten Fassung des IfSG, bevor diese bakterielle Infektion in § 6 Absatz 1 Satz 1 Nr. 1a integriert wurde, Thema in Fachdiskussionen. In Fachforen finden sich unterschiedliche Aussagen und Einschätzungen, ob und in welcher Form die Erlaubnis besteht, Patienten zu behandeln, die mit Clostridioides-difficile-Bakterien infiziert sind.
Eine Meinung sagt, man darf Clostridioides-difficile-Infektionen behandeln, weil Heilpraktiker einen Darm mit Ausleitung behandeln dürfen. Der Darm und dessen Flora wird dabei als eine Ganzheit betrachtet, in diesen Fällen liegt i.d.R kein schwerer klinischer Verlauf vor.

Eine andere Meinung geht von einem Behandlungsverbot in solchen Infektionsfällen aus, die einen **schweren** Krankheitsverlauf haben. Nach § 6 Absatz 1 Satz 1 Ziffer Nr. 1a Buchstabe b IfSG sind Clostridioides-difficile-Infektionen mit schwerem Verlauf meldepflichtig. In diesem Paragrafen wird auch ein schwerer Verlauf definiert. Der schwere Verlauf ist nach dieser Meinung nicht nur als Kriterium für die Meldepflicht nach § 6 Abs. 1 IfSG definiert, sondern auch in Verbindung mit (i. V. m.) § 24 IfSG das Kriterium für ein **Behandlungsverbot** für Nichtärzte, **obwohl** in § 24 IfSG die Ziffer 1a des § 6 IfSG **nicht explizit** in den Aufzählungskatalog mit **aufgenommen** ist.

Behandlungsverbote nach § 34 IfSG (Schulparagraf)

In **§ 34** IfSG sind Krankheiten, Ausscheider und Krankheitserreger festgeschrieben, die sich sehr schnell verbreiten und sehr infektiös sind. **Personen**, die daran **erkrankt** sind oder unter Verdacht stehen, erkrankt oder Ausscheider der Erreger zu sein, ist es **verboten**, **Gemeinschaftseinrichtungen für Minderjährige** zu **besuchen** oder **Tätigkeiten** darin auszuüben. Umgangssprachlich wird § 34 IfSG auch als „Schulparagraf" bezeichnet.

Diese Norm wird für Heilpraktiker wichtig, wenn eine (HP-) Praxis sich auf die Behandlung von Kindern spezialisiert hat. Eine solche Praxis wird im Sinne § 33 IfSG als „Gemeinschaftseinrichtung" interpretiert. Was eine Gemeinschaftseinrichtung ist, wird in § 33 IfSG definiert (siehe Kap. „Meldepflicht bei der Spezialisierung auf Kinder" (S. 45)).

Die meisten der in § 34 gelisteten Krankheiten und Erreger stehen auch in § 6 und § 7 IfSG. Die folgenden Krankheiten sind zusätzlich in § 34 Absatz 1 Satz 1 genannt:

- Impetigo contagiosa (ansteckende Borkenflechte)
- Scharlach oder sonstige Streptococcus-pyogenes-Infektionen
- Skabies (Krätze).

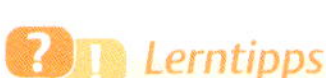

Skabies (Krätze)

Krätze wurde in der Vergangenheit besonders häufig in der schriftlichen wie mündlichen Überprüfung abgefragt.

Weil die Gefahr einer Verbreitung besteht, sind die Krankheiten **meldepflichtig** , der Patient darf von Heilpraktikern gar **nicht behandelt** mehr werden und muss einen **Arzt** aufsuchen (Arztvorbehalt). Andere Krankheiten des Patienten, welche nicht meldepflichtig sind, dürfen behandelt werden, soweit die Verbreitung der meldepflichtigen Krankheit hygienetechnisch unterbunden werden kann.

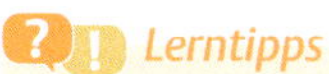

Überprüfungsthema IfSG: nicht ausweichen und auf Signalworte achten

Wird in einer Überprüfung das **Infektionsschutzgesetz** thematisiert, solle **nicht** versucht werden, **ausweichend** zu antworten, wie z. B.: „In einer HP-Praxis wird man nicht mit solchen Krankheiten konfrontiert." Diese Begründung ist nicht stichhaltig, da Fälle von Masern, Windpocken, Keuchhusten, Röteln oder Mumps bei Patienten durchaus denkbar sind, und wenn es nur Ausscheider sind, die ohne Symptome sind und in die HP-Praxis kommen.

Heilpraktiker untersuchen diese Krankheiten nicht zwangsläufig selbst und diagnostizieren sie auch nicht. Allerdings wird die **Meldepflicht ausgelöst**, sofern Heilpraktiker beispielsweise im Patientengespräch erfahren, dass diese im Familienkreis einen Fall haben oder beim Patienten offensichtliche klinische Symptome erkannt werden können, ohne dass ein Erregernachweis durchgeführt werden muss.

Ein wichtiges **Signalwort** bei Fallangaben in der mündlichen Überprüfung ist das Wort **Gastronomie** oder ein hiermit verbundener **Beruf** wie Koch, Kellner, Servicemitarbeiter, Hotelfachleute. Hier sollte man stets daran denken, dass die **infektiöse Gastroenteritis** abgefragt werden könnte, einschließlich des **Behandlungsverbots** für Menschen, die in solchen Einrichtungen beruflich tätig sind.

Ähnliches gilt für Kindertagesstätten, Schulen und die dort beruflich tätigen Personen.

Sexuell übertragbare Krankheiten

Historie: Behandlung primärer Geschlechtsorgane

Bis zur Jahrtausendwende durfte ein Heilpraktiker keine Geschlechtskrankheiten im engeren Sinne behandeln. Daraus ergab sich der Merksatz, dass „ein Heilpraktiker die primären Geschlechtsorgane **nicht** einmal anschauen und **untersuchen** dürfe".

Das Behandlungsverbot umfasste u. a. die 4 **klassischen** Geschlechtskrankheiten, die jeweils durch Bakterien übertragen werden:

- Syphilis (Lues, Erreger: Treponema pallidum)
- Gonorrhö (Tripper, Erreger: Neisseria gonorrhoeae)
- Ulcus molle (Erreger: Haemophilus ducreyi)
- Lymphogranuloma venereum (Lymphogranuloma inguinale, Durand-Nicolas-Favre-Krankheit; Erreger: Chlamydia trachomatis).

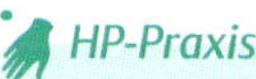

Aktuelle Lage: Behandlung primäre Geschlechtsorgane?

Erkrankungen der **primären Geschlechtsorgane** können seit 1999 vom Heilpraktiker behandelt werden, wenn sie **nicht** sexuell übertragbar sind, beispielsweise gutartige Tumoren der Prostata. Prostatakrebs kann auch behandelt werden, vorausgesetzt, der Heilpraktiker ist in der biologischen Krebsmedizin ausgebildet und beherrscht diese sorgfaltsgerecht.

Außerdem darf ein Heilpraktiker betroffene Patienten nicht von einer schulmedizinischen Krebsbehandlung fernhalten und muss sie stets darüber aufklären, dass es sich bei der Heilbehandlung lediglich um einen **Therapieversuch** handelt.

Begriff nach dem IfSG – Absolutes Behandlungsverbot

Der im IfSG unbestimmt formulierte Begriff einer „sonstigen sexuell übertragen Krankheit" muss wie alle unbestimmten Rechtsbegriffe ausgelegt werden. Im Folgenden soll der Begriff geschärft werden.

Sexuell übertragbare Krankheiten nach dem IfSG. Welche der „sonstigen sexuell übertragbaren Krankheiten" vom **Verbot in § 24 IfSG** erfasst sind, ist im geltenden § 24 IfSG leider nicht mehr abschließend definiert, wie dies im alten – jetzt aufgehobenen – „Gesetz zur Bekämpfung der Geschlechtskrankheiten" der Fall war.

Im Jahr 1999 wurde das Infektionsschutzgesetz neu ausgestaltet und löste alte Fachgesetze zur Seuchenprävention ab. Seither stehen die sexuell übertragbaren Krankheiten sowie die direkte und indirekte Feststellung der dazugehörigen Erreger gemäß § 24 IfSG i. V. m. § 7 IfSG unter **Arztvorbehalt** (= Behandlungs- und Feststellungsverbot). Die einzelnen Krankheiten und Erreger finden Sie in der Tabelle (▸ **Tab. 2.1**) aufgelistet.

In der Fachliteratur wird für die „sexuell übertragbaren Krankheiten" häufig der englische Terminus STD: „sexually transmitted diseases" benutzt. Bei der Frage, ob eine Krankheit in die Gruppe der STD fällt, kommt es darauf an, dass sie **theoretisch (potenziell)** „sexuell übertragbar" ist. Es kommt nicht darauf an, ob die Erkrankung auf sexuellem Weg übertragen wurde. Das **Behandlungsverbot** ist damit **umfassend**, sodass sogar eine einfache Pilzinfektion mit Scheidenausfluss nicht behandelt werden darf, da auch Candida albicans sexuell übertragbar sein kann.

Die sexuell übertragbaren Krankheiten nach § 24 IfSG lassen sich in **2 Gruppen** unterteilen.

Gruppe: Geschlechtskrankheiten im engeren Sinn. Diesen Krankheiten ist gemeinsam, dass sie die **primären Geschlechtsorgane** mit Symptomen befallen **und gleichzeitig** sexuell übertragbar sind. Dazu gehören beispielsweise:

- Gonorrhö
- Herpes genitalis
- Syphilis
- HPV/Papillomavirus
- Trichimonaden.

Gruppe: Geschlechtskrankheiten mit Symptomen in anderen Körperbereichen. Die andere Gruppe innerhalb der sexuell übertragbaren Krankheiten zeichnet sich dadurch aus, dass ihre Symptome und Auswirkungen sich in völlig **anderen Körperbereichen** zeigen, wie z. B:

- Chlamydien-Infektionen
- Hepatitisarten A, B, C, D, E
- HIV-Infektion und AIDS.

Für beide Gruppen: „Geschlechtskrankheiten im engeren Sinn" und „Geschlechtskrankheiten mit Symptomen in anderen Körperbereichen" besteht ein **absolutes Behandlungsverbot** für eine auf den **Erreger** oder die **Symptome** gezielte Behandlung.

Wegen **anderer Erkrankungen** darf der Heilpraktiker infizierte Personen jedoch behandeln, wenn er hierfür die geeignete Praxisorganisation gewährleisten kann (Hygiene). Die Möglichkeit, solche Patienten dennoch zu behandeln, wurde oben bereits als **relatives Behandlungsverbot** definiert.

Die folgende Grafik fasst die wesentlichen Begriffsabgrenzungen noch einmal zusammen (▸ **Abb. 2.4**).

Abb. 2.4 Geschlechtskrankheiten und sexuell übertragbare Krankheiten aus der Sicht von Heilpraktikern.

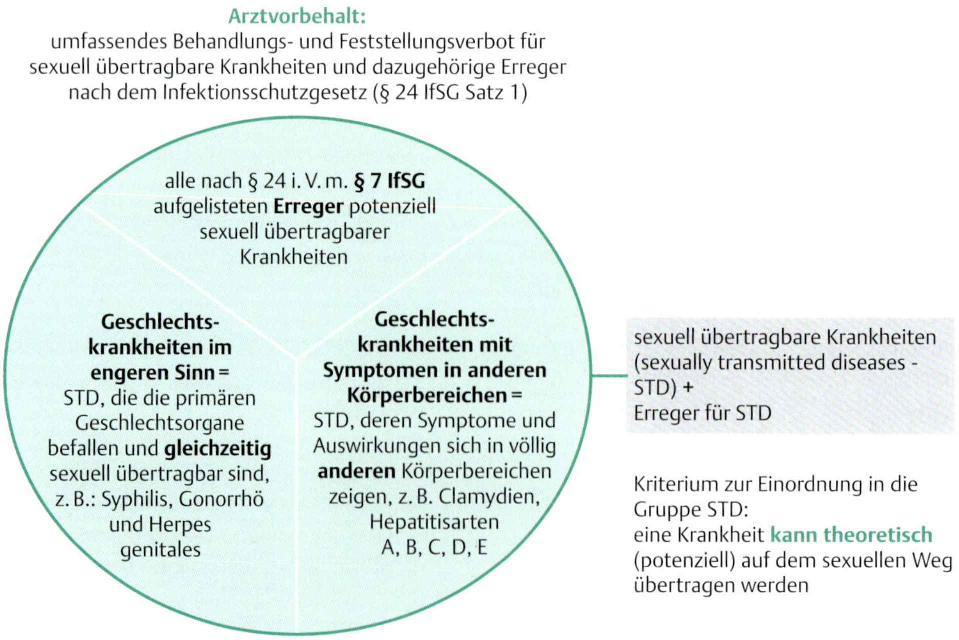

Pflichten für Heilpraktiker bei STD-Krankheitsverdacht

Bei „Geschlechtskrankheiten im engeren Sinn" und „Geschlechtskrankheiten mit Symptomen in anderen Körperbereichen" sind 2 Fallkonstellationen in der Praxistätigkeit zu unterscheiden:

- Wenn ein Patient mit **Verdacht** auf eine STD zum Heilpraktiker kommt, muss dieser schon eine mit dieser Krankheit im Zusammenhang stehende Untersuchung **ablehnen.**
- Stellt sich im **Verlauf** einer zunächst allgemeinen Diagnose und Behandlung heraus, dass der Patient mutmaßlich tatsächlich an einer STD leidet, darf der Heilpraktiker den Verdacht abklären, muss aber die Behandlung **abbrechen** und an einen **Arzt verweisen**. Zudem muss auch der Heilpraktiker den Verdacht auf die STD dem **Gesundheitsamt melden** (§ 6 Absatz 1 Satz 1 i. V. m. § 8 Absatz 1 Ziffer 8 IfSG).

Mögliche Behandlungsfelder

Für die sexuell übertragbaren Krankheiten sind dem Heilpraktiker alle Maßnahmen zu Befundung, Diagnose und Heilung der Erkrankung **absolut** verboten. Folgende **supportive** Tätigkeitsfelder sind Heilpraktikern im Zusammenhang mit sexuell übertragbaren Krankheiten aber erlaubt.

- **Prävention:** Heilpraktiker beraten zur Familienplanung oder erklären Methoden des „Safer Sex" oder der Stärkung des Immunsystems.
- **Nachsorge:** Nachdem Heilpraktiker sich zweifelsfrei vergewissert haben, dass der Patient schulmedizinisch ausgeheilt ist! Dies ist zweifelsfrei möglich, wenn sich Heilpraktiker mit dem behandelnden Arzt abstimmen.
- **Krisenbegleitung:** Begleitung in Lebenskrisen.

Transferbeispiel

AIDS-Patientin: „Ich möchte weiter von Ihnen behandelt werden! Ist das möglich?"

Eine Patientin ist schon lange wegen einer Hausstaubmilbenallergie bei einer Heilpraktikerin in homöopathischer Behandlung. Die Patientin hat einen Monat vorher erfahren, dass sie an AIDS erkrankt ist. Sie ist in bereits schulmedizinischer Behandlung. Die Patientin ruft bei der Heilpraktikerin an und möchte die Behandlung der Hausstaubmilbenallergie fortsetzen. Ist dies möglich?

Im IfSG wurde aufgenommen, dass u. a. die **HIV-Infektion** (vgl. § 7 IfSG) **nicht mehr** durch **Heilpraktiker** behandelt werden darf (!). Die Heilpraktikerin muss der Patientin klar mitteilen, dass die AIDS-Erkrankung nur von Ärzten behandelt werden darf und für Heilpraktiker ein absolutes Behandlungsverbot besteht. Heilpraktiker müssen bei Patienten, die keine Schulmedizin möchten, unbedingt darauf hinwirken, dass eine schulmedizinische Behandlung begonnen oder – wie im konkreten Fallbeispiel – auch unbedingt fortgesetzt wird (Sorgfaltspflicht!).

Im Zusammenhang mit ihrer AIDS-Erkrankung kann die Patientin bei ihrer Heilpraktikerin **nur** eine **supportive Behandlung** in Abstimmung mit dem behandelnden Arzt bekommen. Bei entsprechender Expertise (Lege-artis-Prinzip) ist z. B. eine fachpsychosoziale Krisenintervention oder die Stärkung des Immunsystems – **ohne direkten Bezug zu AIDS** – durch die Heilpraktikerin möglich.

Die langjährige **Heilbehandlung** wegen der **Hausstaubmilbenallergie** kann die HIV-positive Patientin bei ihrer Heilpraktikerin **fortsetzen**.

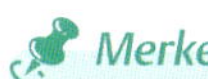

Merke

Behandlungsverbot für STD ist krankheitsbezogen!

Das IfSG ist bei STD **krankheitsbezogen**, nicht personenbezogen. Das bedeutet, die Krankheit ist potenziell sexuell übertragbar. Es kommt nicht darauf an, ob sie im Einzelfall durch sexuelle Aktivitäten übertragen wurde.

Daraus folgt: Heilpraktiker dürfen erkrankte Personen, die sie aus einem anderen Grund als der STD aufsuchen, durchaus behandeln, wenn die **Hygienevorschriften** eingehalten werden. Heilpraktiker müssen im Rahmen ihrer **Sorgfaltspflicht** auch aktiv darauf hinwirken, dass wegen der STD ein **Arzt** aufgesucht wird!

Übersicht über Behandlungsverbote und Meldepflichten nach Krankheiten

▸ **Tab. 2.1** zeigt eine **Übersicht** über wichtige Behandlungsverbote für Krankheiten und Erreger sowie den Zusammenhang zwischen **Behandlungsverboten** und der **Meldepflicht**. Diese Tabelle müssen Sie im Detail nicht komplett auswendig kennen, v. a. nicht die verbunden IfSG-Paragrafen (rechte Spalte in der Tabelle). Sehr wohl müssen Sie aber **für die Prüfung** wissen, für welche Infektionskrankheiten Sie als HP ein Behandlungsverbot und Meldepflicht haben.

Tab. 2.1 Feststellungs- und Behandlungsverbote für Heilpraktiker nach § 24 IfSG gemäß Krankheiten und Erregern von A bis Z.

Infektionskrankheit	Erreger	Meldepflicht auch für HP (§ 8 IfSG)	Meldepflicht Labor/Arzt	Behandlungsverbot für HP	Bemerkung bzw. verbundene IfSG-Paragrafen
A					
AIDS	HIV[1]	nein	ja, anonym	ja	Behandlungsverbot, da sexuell übertragbar
akute, infektiöse Gastroenteritis	Salmonella paratyphi	ja, mit Namen Gastronomie!	Ja, mit Namen Gastronomie!	ja	§ 6 Abs. 1–3, § 42[3], § 7
angeborene Listeriose	Listeria monocytogenes[2]	nein	ja, mit Namen	ja	§ 7
Angeborene Röteln-Embryopathie (und Erreger selbst)	Rubella-Virus	nein	ja, ohne Namen	ja	§ 6 Abs. 1–3, § 7 nur konnatal
(angeborene)[4] Toxoplasmose	Toxoplasma gondii	nein	ja, ohne Namen	ja	§ 7 (nur konnatal)
Anthrax (Milzbrand)	Bacillus anthracis	ja, mit Namen	ja, mit Namen	ja	§ 7
B					
bedrohliche Krankheit (übertragbar, soweit nicht anderweitig meldepflichtig)	diverse Erreger	ja, mit Namen VET[5]	Ja, mit Namen VET	ja	§ 34 Abs. 1 Zi. 5
Botulismus	Clostridium botulinum	ja, mit Namen, VET	ja, mit Namen VET	ja	§ 6 Abs. 1–3
Brucellose	Brucella sp.	nein	ja, mit Namen	ja	§ 7
C					
Candida albicans	Candida albicans	nein	nein	ja	Behandlungsverbot, da sexuell übertragbar
Chikungunya	Chikungunya-Virus	ja, mit Namen	ja, mit Namen	ja	§ 7
Cholera	Vibrio cholerae O 1 u. O 139	ja, mit Namen VET	ja, mit Namen VET	ja	§ 6 Abs. 1–3, § 7 § 34 § 42
Coronavirus-Krankheit-2019 (COVID-19)	SARS-CoV-2 (Severe acute respiratory syndrome coronavirus type 2)	ja, mit Namen VET	ja, mit Namen VET	ja	§ 6 Abs. 1–3, § 7, § 34 Abs. 1[6]
Clostridioides difficile[7]	Clostridioides difficile	ja, mit Namen ET, wenn Intensivstation oder Komplikation	ja, mit Namen ET wenn Intensivstation oder Komplikation	ja	§ 6 Abs. 1 Nr. 1a vom absoluten Behandlungsverbot der §§ 24 Satz 1 i. V. m. § 6 Abs. 1 Nr. 1, 2 und 5 nicht betroffen, § 34 Abs. 1a

▸ **Tab. 2.1** Fortsetzung.

Infektionskrankheit	Erreger	Meldepflicht auch für HP (§ 8 IfSG)	Meldepflicht Labor/Arzt	Behandlungsverbot für HP	Bemerkung bzw. verbundene IfSG-Paragrafen
D					
Denguefieber	Dengue-Virus	ja, mit Namen	ja, mit Namen	ja	§ 7
Diphtherie	Corynebacterium diphtheriae (toxinbildend)	ja, mit Namen VET	ja, mit Namen VET	ja	§ 6 Abs. 1–3 § 7 § 34
E					
Ebola	Ebolavirus	ja, bei VET, mit Namen	ja, bei VET, mit Namen	ja	§ 6 Abs. 1 Satz 2, § 7
Enteritiden (Darmschleimhautentzündung)	Campylobacter (darmpathogen), Escherichia coli, Salmonellaarten (nicht S. typhi und S. paratyphi)	nein	ja	ja	§ 7
epidemische Konjunktivitis	Adenoviren	nein	ja, mit Namen	ja	§ 7
epidemischer Zusammenhang, Nosokomial	diverse Erreger	ja, bei Ausbruch von 2 oder mehr	ja, anonym	ja	§ 34 Abs. 3
F					
Fleckfieber	Rickettsia prowazekii	nein	ja, mit Namen	ja	§ 7
FSME	FSME-Virus (Zecken!)	nein	nein	ja	§ 7
G					
Gastroenteritis	Rotavirus, Norwalkvirus, Escheria coli, Yersinia enterocolitica (darmpathogen)	Ja, bei Gastronomie	ja, mit Namen	ja, bei Gastronomie	§ 6 Abs. 2 Satz 3 und § 34 Abs. 1 Zi. 2, § 7 § 42
Gelbfieber	Gelbfiebervirus	ja, bei VET, mit Namen	ja, bei VET, mit Namen	ja	§ 6 Abs. 1 Satz 2, § 7
gemeingefährliche Epidemie, siehe auch bedrohliche Krankheit	unbekannte Erreger	ja, mit Namen ET	ja, mit Namen ET	ja	§ 6 Abs. 1–3
genitale Infektionen, z. B. Zytomegalie,	genitale Infektionen mit Papilloma, Molluscum contagiosum, Trichomonas vaginalis	nein	nein	ja	Behandlugnsverbot, da sexuell übertragbar
Giardiasis-Gastroenteritis	Giardia lamlia	ja (§ 6)	ja, mit Namen	ja	§ 7 und allgemein § 6, § 34 § 42

▶ **Tab. 2.1** Fortsetzung.

Infektionskrankheit	Erreger	Meldepflicht auch für HP (§ 8 IfSG)	Meldepflicht Labor/Arzt	Behandlungsverbot für HP	Bemerkung bzw. verbundene IfSG-Paragrafen
Gonorrhö (Tripper)	Neisseria gonorrhoeae	nein	nein	ja	Behandlungsverbot, da sexuell übertragbar
H					
hämorrhagische Fieberarten, z.B: Ebola, Lassafieber	Lassavirus, Marburg-Virus	ja, mit Namen VET	ja, mit Namen VET	ja	§ 6 Abs. 1–3, § 7
Herpes simplex genitalis	Herpes simplex genitalis	nein	nein	ja	Behandlungsverbot, da sexuell übertragbar
humanpathogene Cryptosporidium-sp.-Gastroenteritis	humanpathogene Cryptosporidium sp.	nein	ja, mit Namen	ja	§ 7 und allgemein § 6, § 34 § 42
HUS	EHEC, Hantaviren	ja, mit Namen VET	ja, mit Namen VET	ja	§ 6 Abs. 1–3
I					
Impetigo contagiosa (Borkenflechte)	Staphylokokken	nein	nein	ja	§ 34
Impfreaktion, mehr als normal		ja, mit Namen, VET	ja, mit Namen VET	nein	§ 6 Abs. 1 Nr. 3[8]
invasive Enteritis	Campylobacter sp., darmpathogen	nein	ja, mit Namen	ja	§ 7
K					
Keuchhusten	Bordetella pertussis	nein	nein	ja	§ 6 Abs. 1–3 § 7 § 34
Krätze (Scabies)	Krätzmilbe	nein	nein	ja	§ 34, Behandlungsverbot, da sexuell übertragbar
L					
Läusebefall	Borrelia recurrentis	nein	nein	Lausbefall an sich darf behandelt werden, **nicht** aber das Läuserückfallfieber.	§ 7
Lebensmittelvergiftung (mikrobiell bedingt)	versch. Erreger, u. a. Botulismus- Bakterien	ja, mit Namen, VET, Gastronomie!	Ja, mit Namen, VET, Gastronomie!	Ja	§ 6 Abs. 1–3, § 42, § 34 Abs. 1 Zi. 2
Legionärskrankheit	Legionella sp.	nein	ja, mit Namen	ja	§ 7
Lepra	Mycobacterium leprae	nein	ja, mit Namen	ja	§ 7

▶ **Tab. 2.1** Fortsetzung.

Infektionskrankheit	Erreger	Meldepflicht auch für HP (§ 8 IfSG)	Meldepflicht Labor/Arzt	Behandlungsverbot für HP	Bemerkung bzw. verbundene IfSG-Paragrafen
Leptospirose (Morbus Weil)	Leptospira interrogans	nein	ja, mit Namen	ja	§ 7
Lobärpneumonie	Streptococcus pneumoniae	ja, mit Namen	ja, mit Namen[10]	ja	§ 7
Lues (Syphilis)	Treponema pallidum	nein	ja	ja	Behandlungsverbot, da sexuell übertragbar
Lymphogranuloma inguinale	versch. Chlamydia-Arten	nein	nein	ja	Behandlungsverbot, da sexuell übertragbar
Lymphogranuloma venereum	versch. Chlamydia-Arten	nein	nein	ja	Behandlungsverbot, da sexuell übertragbar
M					
Malaria	Plasmodium sp. (Anopheles-Mücke)	nein	ja, mit Namen	ja	§ 7
Masern (auch sklerosierende Panenzephalitis)	Masern-Virus	ja, mit Namen VET	ja, mit Namen VET	ja	§ 6 Abs. 1–3, § 7 § 34 Abs. 2
Meningitis (bakteriell, auch Sepsis)	Meningokokken, z. B. Neisseria meningitidis	ja, mit Namen VET	ja, mit Namen VET	ja	§ 6 Abs. 1–3, § 7 § 34
Middle-East Respiratory Syndrome (MERS)	MERS-CoV	ja, mit Namen	ja, mit Namen	Ja	§ 7
Milzbrand (Anthrax)	Bacillus antracis	ja, mit Namen VET	ja, mit Namen VET	ja	§ 6 Abs. 1–3 § 7
multiresistente Keime	Acinetobacter, Enterobacter	ja, mit Namen	ja, mit Namen, bei Infektion und Kolonisation	ja	§ 7
Mumps	Mumpsvirus	nein	nein	ja	§ 34, § 7, § 6 Abs. 1–3
N					
Norovirus-Gastroenteritis	Norovirus	ja, mit Namen	ja, mit Namen	ja	§ 7 § 34 § 42
O					
Ornithose	Chlamydia psittaci	nein	ja, mit Namen	ja	§ 7
P					
Pest	Yersinia pestis	ja, mit Namen VET	ja, mit Namen VET	ja	§ 6 Abs. 1–3, § 7 § 34

▶ **Tab. 2.1** Fortsetzung.

Infektionskrankheit	Erreger	Meldepflicht auch für HP (§ 8 IfSG)	Meldepflicht Labor/Arzt	Behandlungsverbot für HP	Bemerkung bzw. verbundene IfSG-Paragrafen
Pocken	Pockenvirus Orthopoxvirus variola	nein	nein	nein	nein (1979 von der WHO für ausgerottet erklärt)
Poliomyelitis = Kinderlähmung	Poliovirus	ja, mit Namen VET	ja, mit Namen VET	ja	§ 6 Abs. 1–3, § 7 § 34
Q					
Q-Fieber	Coxiella burnetii	nein	ja, mit Namen	ja	§ 7
R					
Rückfallfieber (Borelliose, auch Läuserückfallfieber)	Borellia recurrentis, Borellia burgdorferi[9]	nein	ja, mit Namen	ja	§ 7
Röteln einschließlich Rötelnembryopathie	Rubellavirus	Ja, bei VET	ja, mit Namen	ja	§ 6 Abs. 1–3, § 7 § 34
S					
Scharlach (Streptococcus pyogenes) und sonstige Streptococcus-pyogenes-Infektionen	Streptococcus (S.) pyogenes (gehört zu β-hämolysierenden) Streptokokken der Gruppe A	nein	nein	ja	§ 34
Shigellenruhr (Shigellose)	Shigella sp.	Ja, bei VET, mit Namen	ja, bei VET, mit Namen	ja	§ 6 Abs. 1–3, § 7 § 34 § 42
spongiforme Enzephalopathie	Prionen	ja, mit Namen VET	ja, mit Namen VET	ja	§ 6 Abs. 1–3
T					
Typhus abdominalis	Salmonella typhi	ja, bei VET	ja, mit Namen	ja	§ 6 Abs. 1–3, § 7 § 34 § 42
Tollwut (Rabies)	Rabiesvirus	ja, mit Namen VET, Biss und Kontakt	ja, mit Namen VET, Biss und Kontakt	ja	§ 6 Abs. 1–3, § 7
Trichinellose	Trichinella spiralis	ja (Darmstrichnose)	ja, mit Namen	ja	§ 6 Abs. 1–3, § 7
Tuberkulose	Mycobacterium tuberculosis (africanum/bovis)	ja, mit Namen ET[11]	ja, mit Namen ET[11]	ja	§ 6 Abs. 1–3, § 7 § 34
Tularämie	Francisella tularensis	nein	ja, mit Namen	ja	§ 7
Typhus abdominalis/ Paratyphus	Salmonella typhi	ja, mit Namen VET	ja, mit Namen VET	ja	§ 6 Abs. 1–3, § 7 § 34 § 42

▸ **Tab. 2.1** Fortsetzung.

Infektionskrankheit	Erreger	Meldepflicht auch für HP (§ 8 IfSG)	Meldepflicht Labor/Arzt	Behandlungsverbot für HP	Bemerkung bzw. verbundene IfSG-Paragrafen
U					
u. a. Hautentzündungen, Wundinfektionen, Sepsis	Staphylococcus aureus methicillinresistente Stämme	nein	ja, mit Namen, nur bei direktem Nachweis aus Liquor und Blut	ja	§ 7
Ulcus molle (weicher Schanker)	Haemophilus ducreyi	nein	nein	ja	Behandlungsverbot, da sexuell übertragbar
V					
Virusgrippe (auch zoonotisch)	Haemophilus influenzae	nein	ja, mit Namen, nur direkter Nachweis	ja	§ 6 Abs. 1–3, § 7
Virushepatitis (A, B, C, D, E, alle Nachweise)	HAV, HBV, HCV, HDV, HEV	ja, mit Namen VET	ja, mit Namen VET	ja	§ 6 Abs. 1–3, § 7 AHV, HEV auch §§ 34,42
West-Nil-Fieber	West-Nil-Virus	ja, mit Namen	ja, mit Namen	ja	§ 7
Wurmerkrankungen (Echinokokkose)	Echinococcus sp.	nein	ja, mit Namen	Ja	§ 7
Windpocken (Varizellen), Gürtelrose (Herpes zoster (§ 7 IfSG)	Varicella-Zoster-Virus	nein	nein	ja	§ 6 Abs. 1–3, § 7, § 34 Abs. 1 Zi. 20
V					
Yersiniose-Gastroenteritis bei Krankheitsausbruch[12]	Yersinia enterocolitica, darmpathogen, auch Yersinia SPP	ja	ja, mit Namen	ja	§ 6 Abs. 1–3, § 7, § 34

[1] humanes Immundefizienzvirus, human immune-deficiency virus
[2] bei direktem Nachweis aus Blut, Liquor, Substraten, Abstrichen von Neugeborenen
[3] § 42 Verbot der Tätigkeit mit Lebensmitteln
[4] Der Erreger löst nicht immer eine angeborene Toxoplasmose aus. Diese kann man sich auch im Laufe des Lebens erwerben.
[5] V = Verdacht; E = Erkrankung; T = Tod
[6] Daraus folgt, dass für Heilpraktiker Verbote bestehen, den Erreger direkt (als Erreger) oder indirekt (als Antikörper) nachzuweisen. Das grundlegende System des IfSG, das die §§ 6 und 7 IfSG Behandlungsverbote für Heilpraktiker begründen, hat sich nicht verändert. Heilpraktiker können anhand klinischer Zeichen COVID-19 wahrnehmen, aber nicht behandeln oder diagnostizieren. Der 2020 neu geschaffene § 5a IfSG gibt nur anderen Berufsgruppen Notfallbefugnisse, die voraussichtlich wegfallen werden, sobald die Pandemie abflaut.
[7] Infektion mit klinisch schwerem Verlauf laut Gesetzeswortlaut in Regelbeispielstechnik
[8] § 6 Abs. 1 Nr. 3 vom absoluten Behandlungsverbot der §§ 24 Satz 1 i.V.m § 6 Abs. 1 Nr. 1, 2 und 5 **nicht** betroffen
[9] Vorsicht: Borrelia burgdorferi darf wegen der Erweiterung der Meldepflicht nach § 15 IfSG in mehreren Bundesländern nicht behandelt werden und muss z. T. namentlich/nichtnamentlich gemeldet werden.
[10] ja, mit Namen bei direktem Nachweis aus Liquor, Blut und Punktat sowie Substrat
[11] ja, mit Namen bei ET, auch wenn Erreger nicht nachgewiesen ist
[12] siehe auch Gastroenteritis
[13] i. V. m. = in Verbindung mit

Fazit – Das müssen Sie wissen

Feststellungs- und Behandlungsverbote

Zentrale Verweisnorm § 24 IfSG (Infektionsschutzgesetz)

Die Krankheiten und Erreger, für die ein Feststellungs- und Behandlungsverbot greift, sind im **§ 24 des IfSG** festgeschrieben. Diese sind mit einem Arztvorbehalt belegt, d. h., Heilpraktiker dürfen diese Krankheiten nicht behandeln oder die Erreger labortechnisch direkt (den Erreger selbst) oder indirekt (Antikörper) nachweisen.

Aus dem § 24 IfSG wird auf diejenigen Paragrafen **verwiesen**, in den die mit dem **Arztvorvorbehalt** belegten **Krankheiten** und **Erreger** explizit aufgelistet sind. § 24 IfSG verweist auf:

- § 6 Abs. 1 Satz 1, 2 und 5 namentlich meldepflichtige Krankheiten;
- § 7: alle durch diese Krankheitserreger hervorgerufenen Krankheiten;
- § 34 Abs. 1 Satz 1: alle aufgezählten Erkrankungen, vor denen Gemeinschaftseinrichtungen geschützt werden müssen
- sonstige sexuell übertragbare Krankheiten.

Sexuell übertragbare Krankheiten oder STD

Die im IfSG unbestimmt formulierte Umschreibung „sonstige sexuell übertragbare Krankheiten" bedeutet, dass alle Krankheiten darunterfallen, die potenziell, d. h. theoretisch, sexuell übertragbar sind. **§ 24 IfSG** umschreibt **unbestimmt**, welche Krankheiten unter „sonstige sexuell übertragbare Krankheiten" vom Behandlungsverbot erfasst sind.

Die sexuell übertragbaren Krankheiten können in 2 Untergruppen gegliedert werden:

- Geschlechtskrankheiten **im engeren Sinne**, bei denen die primären Geschlechtsorgane mit Symptomen befallen sind **und** die gleichzeitig sexuell übertragbar sind, z. B. Gonorrhö, Herpes genitalis, Syphilis, HPV/Papillomavirus, Trichomonaden.
- Geschlechtskrankheiten mit **Symptomen** in **anderen** Körperbereichen, d. h., die Symptome und Auswirkungen dieser Krankheiten manifestieren sich in völlig anderen Körperbereichen. Beispiele für diese Krankheitsgruppe sind: Chlamydien, Hepatitis-Arten A, B, C, D, E, HIV-Infektion und AIDS.

Behandlungsverbote durch andere Gesetze

Zahnheilkunde

Nach § 1 Abs. 3 des Gesetzes über die Ausübung der Zahnheilkunde (ZHG) i. V. m. § 6 HeilprG (Heilpraktikergesetz) ist die **Feststellung** und **Behandlung** von Zahn-, Mund- und Kieferkrankheiten **nur** Ärzten und Zahnärzten erlaubt. Der Gesetzeswortlaut hierzu ist:

(…) (3) Ausübung der Zahnheilkunde ist die berufsmäßige auf zahnärztlich wissenschaftliche Erkenntnisse gegründete Feststellung und Behandlung von Zahn-, Mund- und Kieferkrankheiten. Als Krankheit ist jede von der Norm abweichende Erscheinung im Bereich der Zähne, des Mundes und der Kiefer anzusehen, einschließlich der Anomalien der Zahnstellung und des Fehlens von Zähnen. (…)

Daraus folgt, dass Heilpraktiker **keinerlei** Erkrankungen der Mundhöhle behandeln dürfen. Im strengen Sinne darf ein Heilpraktiker also auch nicht Stomatitis, Gingivitis (Zahnfleischentzündung) und Mundsoor behandeln.

Heilpraktikern ist es aber erlaubt, zur Diagnose von Allgemeinerkrankungen die Mundhöhle zu inspizieren (betrachten). Erlaubt ist ihnen auch die Feststellung und Behandlung von Erkrankungen des Rachenraums bzw. der äußeren Lippen.

Heilpraktiker müssen sich genau darüber im Klaren sein, wo die (verbotene) Mundhöhle endet und der (erlaubte) Rachenraum beginnt. Ebenso gilt als wichtiger Merksatz, dass die Lippe die Grenze ist. Probleme an der äußeren Lippe dürfen Heilpraktiker noch behandeln, da der Lippen- und Nasolabialbereich nicht mehr zum Tätigkeitsbereich der Zahnärzte gehört. Zahnärzte dürfen daher in diesem Bereich auch keine Falten unterspritzen.

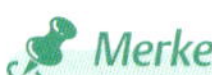 *Merke*

Behandlung Mundhöhle: „verbotene Zone" für Heilpraktiker

Heilpraktiker dürfen nicht in der Mundhöhle behandeln (verbotene Körperzone), sie dürfen jedoch im Rachen behandeln (erlaubte Körperzone).

Wichtig: Die Grenze zur Mundhöhle ist eine äußere Lippe. Probleme an den äußeren Lippen dürfen Heilpraktiker noch behandeln.

Erlaubte Tätigkeiten für Heilpraktiker. Heilpraktiker **dürfen**:

- Hygienevorschläge für die Zahnpflege machen (▶ **Abb. 2.5**).
- Hausmittel verordnen.
- Gesunde Zähne oder Milchzähne ziehen, da diese keine Krankheiten sind, sondern der natürlichen Physiologie des Menschen entsprechen. **Aber Achtung!** Ist das Ziehen des Zahnes eine kieferorthopädische Maßnahme, damit das Gebiss schön gerade werden soll, ist das Zähneziehen verboten.
- Eine allgemeine Stärkung des Immunsystems und der Selbstheilungskräfte vornehmen, soweit sie nicht direkt auf die Mundflora einwirkt.
- Zahnschmerzen lindern, z. B. durch Akupunktur.
- Deutungsschemata entwerfen (Zahn als Spiegel der Seele, Organzuordnungen zu Zähnen).

Abb. 2.5 Beratungen zur Zahnpflege.

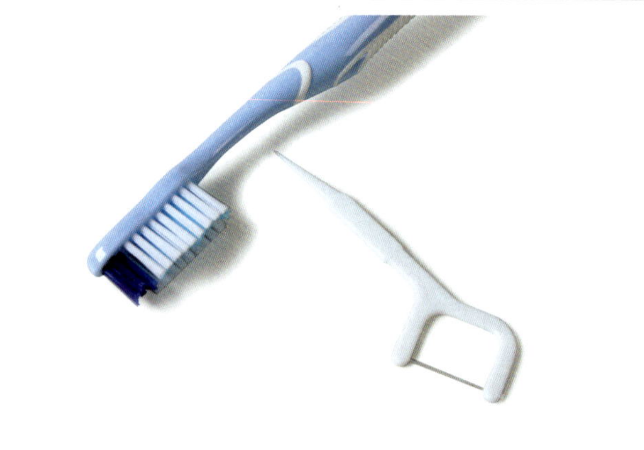

Heilpraktiker dürfen z. B. Beratungen zur Zahnpflege durchführen.

Verbotene Tätigkeiten für Heilpraktiker. Heilpraktiker dürfen **nicht**:

- eine Mund- und Kieferkrankheit diagnostizieren,
- erkrankte Zähne ziehen,
- Medikamente (außer Schmerzmittel bei Zahnschmerzen) verordnen (auch dann nicht, wenn der Patient sie selbst appliziert, da auch eine Verordnung zur Behandlung gehört).

Grenzfälle/Grauzonen. Darüber hinaus gibt es Grenzfälle: Manche **traditionelle Medizinsysteme** (TCM, Ayurveda, chinesische Medizin) kennen ein Diagnosesystem, in dem der Zustand von Mund und Zunge wesentlichen Aufschluss über die Krankheit des Patienten gibt.

Die angewandte **Kinesiologie** kennt eine Zuordnung der Zähne zu den Meridianen der chinesischen Medizin. Diese Vorgehensweise befindet sich in einer Grauzone, ist aber erlaubt. Grund dafür ist, dass hier **Mund** und **Zähne** nicht direkt behandelt werden, sondern als **Diagnosemittel** gelten. Der „umgekehrte Weg", nämlich eine Behandlung der Zähne/des Mundes über Meridianzuordnungen, Reflexzonen o. Ä. indirekt zu versuchen, ist jedoch nicht mehr gestattet, außer es dient der Stärkung und Schmerzlinderung.

In derselben Grauzone befinden sich **mehrere Verfahren**, wie die Sprachheilarbeit, Craniosakrale Therapie, Osteopathie und Muskelfunktionstherapie, soweit Techniken verwendet werden, die **von innen** auf das Kiefergelenk/die Gesichtsmuskeln einwirken und **indirekt** die Zahnstellung beeinflussen. Da es aber nicht um Zahn- und Mundkrankheiten direkt geht, sondern um andere Inhalte, beispielsweise die Mobilisation von Gelenken, sind Gesundheitsämter in der Regel kulant (**Marktlücke**: Zahnärzte bieten das nicht an!).

Ein weiterer Grenzfall ist das Durchführen von **Neuraltherapie** im Mund. Hier sind Störherde (Störfelder) im Kiefer betroffen, deren Behandlung laut Gesetzeswortlaut zur Zahnheilkunde gehören würde. Da aber damit in der Regel eine Behandlung fernliegender Körperstellen, die nicht mehr zur Zahnheilkunde gehören, angestrebt wird, kann ein Heilpraktiker zumindest gut vertretbar argumentieren. (Zur Vertiefung vergleiche: Oberhauser A: Wer darf was? DHZ – Deutsche Heilpraktiker Zeitschrift, 2018: 7: 10–14)

Betäubungsmittelgesetz

Heilpraktiker dürfen **nicht** mit Betäubungsmitteln umgehen und diese nicht verordnen. Welche Möglichkeiten Heilpraktiker haben, zeigt der Vergleich des Gesetzeswortlauts mit der Kommentierung (▶ **Tab. 2.2**).

Geburtshilfe

Nach § 4 HebG (Hebammengesetz) sind zur Geburtshilfe **nur** Ärzte und Hebammen befugt. Letztere müssen von der zuständigen Behörde als Hebamme anerkannt sein und eine Niederlassungserlaubnis besitzen (siehe § 4 Absatz 1 HebG). Darüber hinaus wird Geburtshilfe gesetzlich definiert (Legaldefinition).

§ 4 Geburtshilfe als vorbehaltene Tätigkeiten. Wortlaut des Gesetzes:

„(1) Zur Leistung von Geburtshilfe sind außer Ärztinnen und Ärzten nur Personen mit einer Erlaubnis nach diesem Gesetz berechtigt. Dies gilt nicht für Notfälle.

(2) Geburtshilfe umfasst

1. *die Überwachung des Geburtsvorgangs von Beginn der Wehen an,*
2. *die Hilfe bei der Geburt und*
3. *die Überwachung des Wochenbettverlaufs.*

(3) Ärztinnen und Ärzte sind verpflichtet, dafür Sorge zu tragen, dass bei einer Geburt eine Hebamme zugezogen wird."

Tab. 2.2 Handlungsspielraum für Heilpraktiker nach dem Betäubungsmittelgesetz (BtMG).

Gesetzeswortlaut BtMG	Kommentierung
§ 13 Absatz 1	
*„Die in **Anlage III** gezeichneten Betäubungsmittel dürfen **nur** von Ärzten, Zahnärzten und Tierärzten und nur dann verschrieben oder im Rahmen einer ärztlichen, zahnärztlichen oder tierärztlichen Behandlung einschließlich der ärztlichen Behandlung einer Betäubungsmittelabhängigkeit verabreicht oder einem anderen zum unmittelbaren Verbrauch überlassen werden, wenn ihre Anwendung am oder im menschlichen oder tierischen Körper begründet ist. Die Anwendung ist insbesondere dann nicht begründet, wenn der beabsichtigte Zweck auf andere Weise erreicht werden kann. Die in Anlagen I und II bezeichneten Betäubungsmittel dürfen nicht verschrieben, verabreicht oder einem anderen zum unmittelbaren Verbrauch oder nach Absatz 1 a Satz 1 überlassen werden."*	Folgende Ausnahme ergibt sich aus Anlage III zum Betäubungsmittelgesetz: Seit Juli 1986 fällt OPIUM ab D 6 aufwärts und Papaver somniferum (Schlafmohn) ab D 4 aufwärts nicht mehr unter das Betäubungsmittelgesetz. Dem Heilpraktiker ist es daher erlaubt, Opium ab einschließlich D 6 zu verordnen, Schlafmohn ab einschließlich D 4 – verboten sind Opium D 1 – D 5 und Schlafmohn D 1 – D 3. Querverweis zu **§ 29 BtMG:** *„Wer gegen § 13 verstößt, wird mit **Freiheitsstrafe** bis zu vier Jahren oder mit **Geldstrafe** bestraft."* **Anmerkung**: Dies gilt auch für Betäubungsmittel in homöopathischer Zubereitung. Der Heilpraktiker macht sich also schon allein z. B. durch das Verschreiben von Morphium in der D 30 strafbar!
§ 13 Absatz 2	
*„Die nach Absatz 1 verschriebenen Betäubungsmittel dürfen nur im Rahmen des Betriebs einer Apotheke und gegen Vorlage der Verschreibung **abgegeben werden**."*	

Abb. 2.6 Heilpraktiker Vorsicht: Keine unzulässige Geburtshilfe!

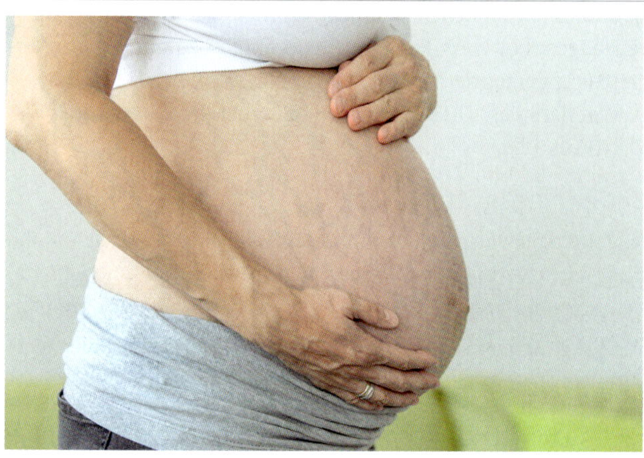

Die Geburtshilfe dauert von dem Beginn der ersten Wehen bis ca. 6 Wochen nach der Geburt. Symbolbild. *Foto: K. Oborny, Thieme Group*

Anderen Personen ist die Geburtshilfe untersagt – und zwar in **jedem** Fall! Daraus folgt, dass auch ein Heilpraktiker keine Geburtshilfe leisten darf. Eine **Ausnahme** besteht in **Notfällen**, in denen auch jede Privatperson helfen müsste.

Wichtig ist daher zu wissen, wann die erlaubte **Schwangerenfürsorge** aufhört und die **Geburtshilfe** beginnt: Die Behandlung von Schwangerschaftsbeschwerden und schwangeren Frauen wegen Krankheiten, die nichts mit der Schwangerschaft zu tun haben, ist Heilpraktikern erlaubt, z. B. eine Kapillarblutentnahme zu diagnostischen und therapeutischen Zwecken. Unzulässige Geburtshilfe beginnt mit dem **ersten** Einsetzen der Wehen. Das Behandlungsverbot gilt bis ca. **6 Wochen nach** dem eigentlichen Geburtsvorgang. Dies geht i. d. R. mit dem Ende des Wochenflusses einher, der ungefähr nach 4 bis 6 Wochen nach der Geburt endet (▸ **Abb. 2.6**).

Embryonenschutzgesetz

Eine künstliche Befruchtung dürfen Heilpraktiker **nicht** vornehmen. Diese ist u. a. gemäß Embryonenschutzgesetz (EschG) **nur** dem Arzt vorbehalten (§ 9 EschG) und fällt nicht unter die erlaubte Behandlung Schwangerer.

Der Arztvorbehalt umfasst alle zentralen Felder der Fortpflanzungstechnologien. Heilpraktiker dürfen mit Hilfe von Heilverfahren, wie beispielsweise der Homöopathie, Ausleitungsverfahren oder der Psychotherapie (beachte jeweils: Lege-artis-Prinzip) Patientinnen unterstützen, dass eine natürliche Befruchtung gelingt.

Strahlenschutzgesetz und Röntgenverordnung

Heilpraktiker dürfen schon seit geraumer Zeit **keine** Röntgenanlagen mehr betreiben (▸ **Abb. 2.7**). Nach alter Rechtslage (Röntgenverordnung alter Fassung) konnten auch Heilpraktiker eine Genehmigung zum Betrieb von Röntgenanlagen erwerben und durften damit Röntgenstrahlen anwenden.

Neuerdings wurde das Röntgenverbot auf weitere Formen der Strahlenmedizin und der Laseranlagen erweitert (siehe Strahlenschutzgesetz – StrlSchG). In der Röntgenverordnung (RoV) und der Strahlenschutzverordnung (StrlSchV) sind die detaillierten

Abb. 2.7 Heilpraktiker Vorsicht: Kein Betreiben von Röntgenanlagen erlaubt.

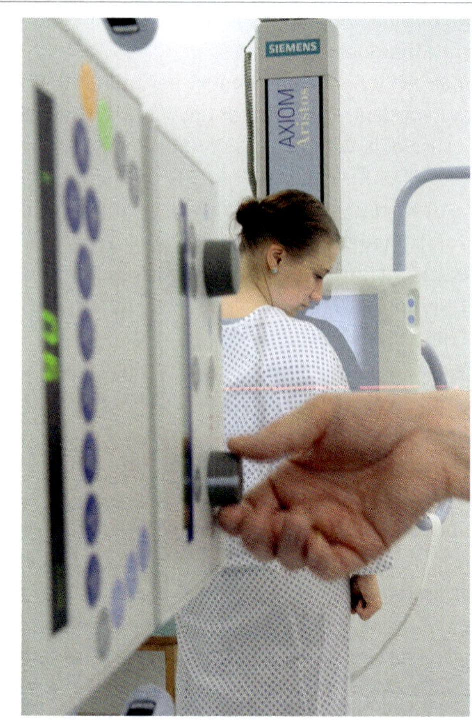

Symbolbild. *Foto: K. Oborny, Thieme Group*

Reglungen zur Umsetzung enthalten. Der Umgang mit radioaktiven Stoffen und ionisierenden Strahlen steht unter **Arztvorbehalt** (Ärzte, Zahnärzte), sodass diese Tätigkeiten ganz klar unter das Behandlungsverbot für Heilpraktiker fallen.

Impfungen

Heilpraktiker dürfen nicht impfen; dazu sind **nur** Ärzte berechtigt (§ 20 Abs. 4 IfSG-Arztvorbehalt). Einzige **Ausnahme**: Ein Heilpraktiker verschafft sich das Serum und injiziert es sich selbst. Dritte darf er damit nicht behandeln. Eine über das gewöhnliche Maß hinausgehende Impfreaktion darf der Heilpraktiker allerdings behandeln.

Totenscheine

Totenscheine dürfen **nur Ärzte** ausstellen. Daraus folgt, dass auch nur Ärzte eine Leichenschau vornehmen dürfen. Die ärztliche Leichenschau wird auf der Ebene der Bundesländer geregelt.

Eigenblutbehandlungen

Eigenblutbehandlungen gehören **traditionell** zu den wichtigsten Verfahren in der naturheilkundlichen Praxis. Über die Jahrzehnte haben sich Praxen herausgebildet, die Eigenbluttherapien mit einem hohen Spezialisierungsgrad anbieten.

Es wurden viele **Varianten** von Eigenbluttherapien entwickelt. Zum einen gibt es die **klassische** Eigenbluttherapie, in der venöses Blut dem Patienten entnommen wird, sodann dem Patienten wieder **intramuskulär injiziert** wird. Diese Eigenbluttherapie gehört zu den Regulations- und Umstimmungstherapien.

Darüber hinaus gibt es Verfahren, bei denen das entnommene Eigenblut entweder selbst **homöopathisch potenziert** und sogleich reinjiziert wird, sowie Verfahren, in denen dem Eigenblut **homöopathische Komplexmittel** ohne Verdünnung beigemengt werden. Wieder andere Methoden kommen mit einer geringstmöglichen Menge an Eigenblut aus, vor allem bei den **ästhetischen Therapien**, z. B. das Unterspritzen mit plättchenreichem Plasma (PRP).

Das Oberverwaltungsgericht Münster hat in einem umstrittenen Urteil (s. u.) **alle diese Therapien** ohne Ansehung der Unterschiede dem **Transfusionsgesetz (TFG)** unterworfen, was zur Folge hat, dass ein **Arztvorbehalt** entstanden ist.

Aktuelle Rechtslage

§ 13 Transfusionsschutzgesetz (TFG). § 13 Anforderungen an die Durchführung:

*„Blutprodukte sind nach dem **Stand der medizinischen Wissenschaft und Technik** anzuwenden. Es müssen die Anforderungen an die Identitätssicherung, die vorbereitenden Untersuchungen, einschließlich der vorgesehenen Testung auf Infektionsmarker und die Rückstellproben, die Technik der Anwendung sowie die **Aufklärung und Einwilligung** beachtet werden. (…) Die Anwendung von Eigenblut richtet sich auch nach den Besonderheiten dieser Blutprodukte. Die zu behandelnden Personen sind, soweit es nach dem Stand der medizinischen Wissenschaft vorgesehen ist, über die Möglichkeit der Anwendung von Eigenblut aufzuklären.“* (Hervorhebungen durch die Verfasserin)

§ 28 TFG. Ausnahmen bestehen für **homöopathisch aufbereitetes** Eigenblut, wobei nicht differenziert wird, ob das Blut selbst homöopathisch aufbereitet wird oder ein homöopathisches Mittel zugesetzt wird.

§ 28 Ausnahmen vom Anwendungsbereich:

*„Dieses Gesetz findet keine Anwendung auf die Entnahme einer **geringfügigen** Menge Blut zu **diagnostischen** Zwecken, auf **homöopathische** Eigenblutprodukte, autologes Blut zur Herstellung von biotechnologisch bearbeiteten Gewebeprodukten und auf die Entnahme einer geringfügigen Menge Eigenblut zur Herstellung von Produkten für die zahnärztliche Behandlung“.* (Hervorhebungen durch die Verfasserin)

§ 1 TFG. Das Problem: Der Wortlaut des § 1 TFG ist so verunglückt, dass zwischen der Bluttransfusion an Dritte und der Eigenblutanwendung **nicht mehr unterschieden** werden kann:

§ 1 Zweck des Gesetzes:

*„Zweck dieses Gesetzes ist es, nach Maßgabe der nachfolgenden Vorschriften zur Gewinnung von Blut und Blutbestandteilen von Menschen und **zur Anwendung von Blutprodukten** für eine sichere Gewinnung von Blut und Blutbestandteilen und für eine gesicherte und sichere Versorgung der Bevölkerung mit Blutprodukten zu sorgen und deshalb die Selbstversorgung mit Blut und Plasma auf der Basis der freiwilligen und unentgeltlichen Blutspende zu fördern.“* (Hervorhebungen durch die Verfasserin)

Folglich gilt die **Eigenblutverwendung** als **Transfusion**. Entstanden ist damit eine der derzeit (Rechtslage August 2022) **umstrittensten** Rechtsfragen im Heilpraktikerrecht:

BGH-Urteil vom 17.01.2012. Noch 2012 hatte der BGH wegen der Möglichkeit homöopathischer Zubereitungen gefordert, dass Eigenbluttherapien bei geringer Entnahmemenge (wie bei Heilpraktikern üblich) einer Ausnahmeregelung unterliegen müssten:

BGH-Urteil vom 17.01.2012, Az: VI ZR 336/10

„Dieses Ergebnis entspricht der vom Gesetzgeber mit § 28 Transfusionsgesetz verfolgten Intention, wegen wesentlicher Unterschiede im Entnahmevorgang, in der entnommenen Menge, Herstellung und Anwendung von homöopathischen Eigenblutprodukten im Vergleich zu herkömmlichen Eigenblutspenden eine Ausnahmeregelung von den im Transfusionsgesetz normierten Pflichten zuzulassen.“

Urteil OVG Münster vom 17.09.2018 – 5 K 579/18. Das Oberverwaltungsgericht Münster sah dies entgegen dem BGH-Urteil vom 17.01.2012 zumindest für Eigenblutgemische völlig anders und argumentierte außer mit dem **Transfusionsgesetz auch** mit den Vorgaben des **Arzneimittelgesetzes** (AMG), denen zufolge die Aufbereitung von Eigenblut die Herstellung eines Arzneimittels sei. Gemäß § 13 Absatz 2b AMG dürfen Heilpraktiker allerdings Arzneimittel herstellen, wenn sie hierfür die **„gute Herstellungspraxis“** und **Praxishygiene** gewährleisten können und dies bei der oberen Verwaltungsbehörde anzeigen:

§ 13 Absatz 2b AMG:

„(2b) Einer Erlaubnis nach Absatz 1 bedarf ferner nicht eine Person, die Arzt oder Zahnarzt ist oder sonst zur Ausübung der Heilkunde bei Menschen befugt ist, soweit die Arzneimittel unter ihrer unmittelbaren fachlichen Verantwortung zum Zwecke der persönlichen Anwendung bei einem bestimmten Patienten hergestellt werden.“

Hierbei handelt es sich um eine bloße **Anzeigepflicht**, das Herstellen selbst ist sodann erlaubnisfrei möglich (vgl. § 13 Absatz 1 Satz 1).

Bei der Verwendung von Eigenblut warf das OVG Münster jedoch Bedenken auf, die sich seiner Ansicht nach aus dem Gesetzeswortlaut von § 13 Absatz 2a ergeben.

§ 13 Absatz 2a AMG:

*„(…) (2a) Die Ausnahmen nach Absatz 2 (…) gelten **nicht** für die Herstellung von **Blutzubereitungen**, Gewebezubereitungen, Sera, Impfstoffen, Allergenen, Testsera, Testantigenen, Arzneimitteln für neuartige Therapien, xenogenen und radioaktiven Arzneimitteln (…).“* (Hervorhebungen durch die Verfasserin)

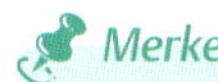

Unsichere Rechtslage: Verwendung von Eigenblut

Da das OVG Münster seine Rechtsauffassung auf der Basis eines sehr komplizierten Regelausnahmeverhältnis gebildet hat, kann es durchaus sein, dass dies in der künftigen Rechtsprechung und von anderen juristischen Kapazitäten anders beurteilt wird. Gegen die Argumentationen des Urteils des OVG Münster aus dem Jahr 2018 sowie dessen rechtliche Umsetzung sind aktuell diverse Gerichtsverfahren anhängig. *Eine endgültige Entscheidung vor dem Bundesverwaltungsgericht konnte noch nicht herbeigeführt werden (Stand: August 2022).*

§ 5 AMG. Weiterhin ist es laut § 5 AMG verboten, „bedenkliche" Arzneimittel anzuwenden:

*„(1) Es ist verboten, bedenkliche Arzneimittel in den Verkehr zu bringen oder bei einem anderen Menschen **anzuwenden**.*

*(2) Bedenklich sind Arzneimittel, bei denen nach dem jeweiligen Stand der **wissenschaftlichen** Erkenntnisse der begründete Verdacht besteht, dass sie bei bestimmungsgemäßem Gebrauch schädliche Wirkungen haben, die über ein nach den Erkenntnissen der medizinischen Wissenschaft vertretbares Maß hinausgehen."* (Hervorhebungen durch die Verfasserin)

Man könnte unterstellen, dass Eigenblutpräparate wegen § 5 AMG in der Anwendung bedenklich werden können, nämlich dann, wenn sie von Heilpraktikern eingesetzt werden, da ein Arztvorbehalt bestehen *kann*. Ob diese Argumentationskette tragfähig ist, wird die Zukunft zeigen. Jedenfalls wird irgendwann durch **höchstrichterliche Rechtsprechung** geklärt werden müssen, ob die Interpretation durch das OVG Münster verfassungskonform war – auch insofern, ob sie die **Heilpraktikerschaft** in ihrer **Berufsfreiheit** einschränkt.

Und jetzt? Arztvorbehalt? Unterliegen Eigenbluttherapien nun einem Arztvorbehalt – oder nicht? Diese Schlüsselfrage kann derzeit (Stand -August 2022) **nicht abschließend rechtsverbindlich** beantwortet werden. Sollte in der Überprüfung dennoch nach der **Eigenbluttherapie** gefragt werden, sollten Sie auf ein **Verbot mit Ausnahme der homöopathischen Zubereitung** verweisen. Damit ist gemeint, dass die Blutprobe homöopathisch aufbereitet wird.

Das Verwaltungsgericht Osnabrück gestattet in einem Spruch auch die Verwendung von Eigenblut, das mit homöopathischen Mitteln **zersetzt** wird, d. h., ein **homöopathisches Komplexmittel** (Urteil: 4.8.2020 AZ 3 A 44/19).

Generell ist wichtig zu wissen, dass bei diesem Thema aktuell noch **keine Rechtssicherheit** besteht. Es kommt aber immer wieder zu klärenden Urteilen. Erkundigen Sie sich **unbedingt** vor Ihrer Prüfung bei einem der Heilpraktikerverbände (S. 12) nach der aktuellen Rechtslage.

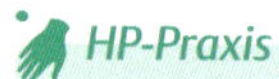

Behandlungsverbote: Infektionsschutzgesetz und andere Gesetze

Prägen Sie sich auch nach der bestandenen Heilpraktikerprüfung für Ihre Praxistätigkeit alle Krankheiten und Erreger ein, die ausgehend von **§ 24 IfSG** in den verbundenen Paragrafen (§§ 6, 7, 34, 42 IfSG) genannt sind, sowie die sexuell übertragbaren Krankheiten (S. 49) (▶ **Tab. 2.1**). Sind Ihre Patienten davon betroffen, bestehen für diese Krankheiten und die Nachweise der Erreger **absolute Behandlungsverbote**.

Die absoluten Behandlungsverbote sind krankheitsbezogen und **nicht** personenbezogen. Für andere Krankheiten greift deshalb ein **relatives Behandlungsverbot**, nach dem die mit einer meldepflichtigen Krankheit infizierte Person wegen einer anderen Krankheit behandelt werden kann, **sofern** dies hygienetechnisch möglich und die Behandlungsbefähigung nach dem Lege-artis-Prinzip vorliegt.

Weiter sollten Sie auch die anderen Gesetze, die **Behandlungsverbote** begründen, z. B. das Zahnheilkunde-Gesetz, das BTMG und das Hebammengesetz kennen (S. 58). Auch diese begründen absolute Behandlungsverbote, teils für bestimmte heilkundliche **Situationen** (z B. Schwangerschaft), schließen **Körperregionen** aus (z. B. Mundhöhle) und auch bestimmte **Therapie- bzw. Diagnoseformen** (z. B. Anwendung ionisierender Strahlen).

Es gilt die **Faustregel**, dass Heilpraktiker naturheilkundliche Therapiekonzepte für andere – nicht mit Behandlungsverboten belegte – Krankheiten entwickeln dürfen, **jedoch** ohne in die weiterhin stattfindende Behandlung eines Arztes einzugreifen, der die mit einem Arztvorbehalt belegte Krankheit behandelt.

Fazit – Das müssen Sie wissen

Behandlungsverbote aufgrund anderer Gesetze (zusätzlich zu § 24 IfSG)

Neben dem Infektionsschutzgesetz (§ 24 IfSG) gibt es eine Reihe von anderen gesetzlichen Regelungen, die festlegen, dass Heilpraktiker weitere Tätigkeiten **nicht** ausüben dürfen, die einem Behandlungsverbot entsprechen und anderen Berufsgruppen wie Ärzten/Hebammen vorbehalten sind:

- Das Feststellen und Behandeln von Zahn-, Mund- und Kieferkrankheiten ist Ärzten und Zahnärzten vorbehalten (Gesetz über die Ausübung der **Zahnheilkunde** (§ 1 Abs. 3 ZHG) i. V. m. § 6 HeilprG (Heilpraktikergesetz).
- Heilpraktiker dürfen nach dem **Betäubungsmittelgesetz** (BtMG) nicht mit Betäubungsmitteln umgehen oder diese verordnen (§ 13 BtMG).
- Heilpraktiker dürfen keine **Geburtshilfe** leisten. Dazu sind nach § 4 HebG (Hebammengesetz) nur Ärzte und Hebammen befugt.
- Heilpraktiker dürfen keine Fortpflanzungstechnologien anwenden. Eine künstliche Befruchtung steht nach **Embryonenschutzgesetz** (EschG) unter dem Arztvorbehalt (§ 9 EschG) und fällt nicht unter die erlaubte Behandlung Schwangerer.
- Heilpraktikern ist es verboten, Röntgenanlagen und Anlagen der Strahlenmedizin/Laseranlagen zu nutzen und Untersuchungen durchzuführen. Geregelt ist dies im **Strahlenschutzgesetz** (StrlSchG), der **Röntgenverordnung** (RoV) und der **Strahlenschutzverordnung** (StrlSchV).
- Schutzimpfungen sind wichtig, um übertragbaren Krankheiten vorzubeugen. Heilpraktiker dürfen **Impfungen** nicht durchführen, da nach § 20 Abs. 4 IfSG nur Ärzte zum Impfen berechtigt sind (Arztvorbehalt).
- Nur Ärzte dürfen eine **Leichenschau** vornehmen und Totenscheine ausstellen. Die unter Arztvorbehalt stehende Leichenschau ist jeweils in den Gesetzen der einzelnen Bundesländer geregelt.
- Nach jüngerer Rechtsprechung (Urteil des OVG Münster) unterliegen auch **Eigenbluttherapien** einem **Arztvorbehalt**. Dieses bisher für Heilpraktiker sehr wichtige Heilverfahren ist juristisch derzeit sehr umstritten. Informieren Sie sich kurz vor Ihrer Prüfung über den dann aktuellen Stand der Rechtssprechung!

2.2 Wichtige Berufspflichten für die Patientensicherheit

2.2.1 Umherziehen

Definition

„Umherziehen" (§ 3 HeilprG)

Dieser antiquiert wirkende Begriff wird im § 3 HeilprG aufgegriffen. Dort steht: *„Die Erlaubnis nach § 1 berechtigt nicht zur Ausübung der Heilkunde im Umherziehen."* Dies bedeutet konkret, dass Heilpraktiker ihre Heilkunde von einem **festen Praxissitz** aus ausüben müssen.

Intention Gesetzgeber: u. a. Patientenschutz. Mit dem Verbot des Umherziehens (S. 29) wollte der damalige Gesetzgeber verhindern, dass die Heilkunde als Reisegewerbe ausgeübt und von unqualifizierten Personen praktiziert wird. Es wurde u. a. befürchtet, dass eine **Nachsorge** der Patienten nicht sichergestellt sein könne. Ein weiterer wichtiger Grund für das Umherziehverbot war, dass ohne festen Praxisort nicht gewährleistet sei, dass die behandelnde Person **nachverfolgt** werden könne. Diese Argumente wirken vordergründig nachvollziehbar. Tatsächlich ist die ursprüngliche Motivation dahinter aber von „völkischem" Gedankengut durchsetzt.

Moderne Formen des Umherziehens. Dennoch spielt auch in der modernen Auslegung des Heilpraktikergesetzes das Umherziehen nach wie vor eine Rolle. Die Gesetzgebung der Bundesrepublik hat beibehalten, dass das Umherziehen mit einer Ordnungswidrigkeit, im Wiederholungsfall mit einer Straftat belegt werden kann (§ 5 HeilprG).

Probleme der Nachsorge und Nachverfolgbarkeit bestehen heute in der damaligen Form nicht mehr. Heutzutage wird die Thematik des Umherziehens problematisch, wenn sehr häufig unwissentlich ungewöhnliche Geschäftsideen umgesetzt werden oder Kosten v. a. in der Praxisgründungsphase gespart werden wollen. Jedoch schützt Unwissenheit vor Strafe nicht. Deswegen sollte man sich moderne Formen des Umherziehens klarmachen, die sich u. a. in folgenden Szenarien ausprägen können:

- Behandlungen im unmittelbaren Anschluss an eine an sich erlaubte Vortragstätigkeit,
- Behandlungen auf Gesundheitsmessen,
- Anmieten verschiedener Standorte, ohne dies transparent und regelmäßig zu organisieren.

Hausbesuche erlaubt. Hausbesuche sind hingegen immer erlaubt, wenn sie von einem festen Praxisstandort aus gemacht werden (▶ **Abb. 2.8**). Die Praxisräumlichkeiten müssen den räumlichen und gesetzlichen Minimalanforderungen (siehe: Kap. 2.2.3, Kap. 2.2.4) entsprechen. Es ist sogar möglich, eine „Nur-Hausbesuch-Praxis" anzumelden. Hierfür kann es viele sachliche Gründe geben, beispielsweise die Spezialisierung auf Senioren.

Abb. 2.8 Heilpraktiker mit Praxissitz: Hausbesuche erlaubt.

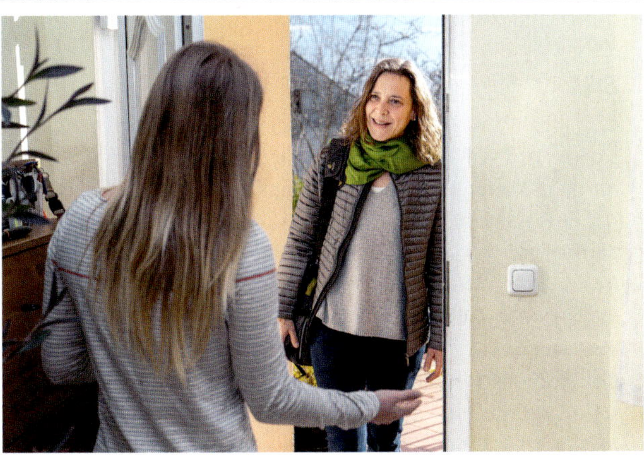

Symbolbild. *Foto: K. Oborny, Thieme Group*

2 Praxisstandorte erlaubt. Es können jederzeit auch 2 Praxisstandorte betrieben werden, wenn organisatorisch sichergestellt ist, dass ein Heilpraktiker an beiden Standorten gut erreichbar ist. Die wichtigste Maßnahme ist, in jeglicher Kommunikation den Patienten deutlich zu machen, an welchem Praxisstandort man sich wann genau aufhält, und die Anwesenheiten konsequent zu strukturieren (feste Zeiten).

Idealerweise liegen die Standorte nur so weit auseinander, dass sie in einer halben Stunde erreicht werden können (analoge Vorgaben zur Residenzpflicht der Kassenärzte). Idealerweise bietet sich eine Praxisvertretung an. In Zeiten der Digitalisierung kann die Erreichbarkeit auch anders gelöst werden kann (z. B. durch Rufumleitung etc.).

Manchmal erfordert auch die Art der Behandlung, dass 2 Standorte bedient werden. Beispielsweise kann es in der Ernährungstherapie oder der Ayurvedischen Medizin erforderlich sein, Räume zu haben, in denen Mahlzeiten zubereitet werden können, während die Therapieform Yoga ganz andere räumliche Erfordernisse hat. In beiden Arten von Räumlichkeiten könnten auch Einzelbehandlungen durchgeführt werden. Hier könnten viele weitere Beispiele genannt werden. Mietet man anlassbezogen einen Raum hinzu, ist dies **kein** Ausüben der Heilkunde im Umherziehen.

Flexible Behandlungsorte: Behandlungen als Untermieter nicht erlaubt. Anders verhält es sich, wenn man, beispielsweise in Städten mit schwieriger Mietsituation und Raummangel nur an verschiedenen Standorten tageweise durch Untermiete einen Raum nutzen kann.

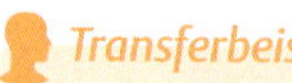

Praxisführung mit flexibel angemieteten Räumen nicht möglich!*

Fall

Charlotte B.* ist Heilpraktikerin in einer bundesdeutschen Metropole und auf Osteopathie spezialisiert. Diese Metropole ist für hohe Mietpreise und Raumknappheit bekannt. Charlotte B. hat deshalb noch keinen eigenen Praxisraum anmieten können und ist gezwungen, bei verschiedenen anderen Praxen einen Raum stundenweise oder tageweise in Untermiete für ihre Behandlungen zu nutzen.
Ihre Patienten informiert sie vor dem jeweiligen Termin über den Treffpunkt. Folglich bestellt sie ihre Patienten jeweils an verschiedene Standorte ein. Abhängig von der Terminlage, wird ein und derselbe Patient an verschiedene Orte einbestellt. Die dort durchgeführten Behandlungen sind sämtlich „lege artis" und auch gemäß dem GebüH korrekt abgerechnet.
Eine private Krankenversicherung fordert nun nachträglich bereits erstattete Honorare zurück. Die Versicherung vertritt die Meinung und argumentiert, dass Charlotte B. die Heilkunde im Umherziehen ausgeübt habe. Charlotte B. wendet ein, sie habe ja in ihrer Privatwohnung einen festen Praxissitz angemeldet. Zudem sei die Raumnot massiv.

Fragestellung

Muss Charlotte B. Honorare an die Versicherung zurückzahlen, die diese ihren Versicherungsnehmern, also den Patienten von Charlotte B., erstattet hat?

Lösung

Charlotte B. muss ihre Honorare an die private Krankenversicherung des Patienten zurückzahlen. Das befasste Landgericht argumentierte zwar in diesem Fall, dass Charlotte B. aus Raumnot dieses Konzept hatte wählen müssen. Dennoch ging das Landgericht davon aus, dass ein Fall des Umherziehens vorlag. Dies ist wegen § 5a HeilprG gesetzlich verboten.
Hieraus leitete das Gericht ab, dass der hierauf gerichtete Behandlungsvertrag nichtig und damit unwirksam ist. Verträge, die zum Inhalt haben, gegen Gesetze zu verstoßen, sind laut § 134 BGB nichtig. Nichtige Verträge sind wiederum zurückabzuwickeln.
Patienten sollen keinerlei wirtschaftliche Folgen aus einem nichtigen Vertrag haben. Der Patient ist so zu stellen, als wäre der Vertrag von vornherein niemals geschlossen worden. Seit der Reform des Versicherungsvertragsgesetzes von 2009 können wiederum private Krankenversicherungen Patientenrechte selbst im eigenen Namen geltend machen, da etwaige Ansprüche des Patienten per Gesetz (vergleiche § 194 VVG) auf die Versicherung übergehen (S. 16) können.
Eine reine Hausbesuchspraxis hätte dies verhindert, zumal die räumlichen Anforderungen an einen Praxisstandort beim Heilpraktiker für nicht-invasive Tätigkeiten geringer sind, sodass eine Praxis für Osteopathie auch in einer Privatwohnung formal korrekt gegründet werden kann.
Das Landgericht München hat dieses Urteil bestätigt, die Entscheidung bleibt jedoch unveröffentlicht.

**Fallbeispiel. In Anlehnung an einen Fall des Amtsgerichts München nachempfunden (Aktenzeichen: 132 C 20 532/11). Personenbezogene Daten frei erfunden.*

Fazit – Das müssen Sie wissen

Verbot des „Umherziehens"

§ 3 IfSG verbietet Heilpraktikern, ihre heilkundlichen Tätigkeiten **„im Umherziehen"** auszuüben, d. h. ohne festen Praxissitz. Ursprünglich sollte diese Norm sicherstellen, dass Patienten lege artis behandelt werden und eine fachgerechte Nachsorge gesichert ist. Heutzutage spielt die Patientensicherheit ebenso eine wichtige Rolle, indem u. a. eine Heilpraktikerpraxis mit festen Sprechzeiten und verkehrssicheren Praxisräumen eine sichere Anlaufstelle für Patienten ist. Praxisgründende haben teilweise zu Beginn keine festen Praxisräume, was eine Ordnungswidrigkeit darstellt (§ 5a HeilprG) und im Wiederholungsfall als Straftat gewertet werden kann.

2.2.2 Fernbehandlungen

Bei der rechtlichen Einordnung von Fernbehandlungen ist zwischen zwei Ebenen zu unterscheiden:

- dem **Durchführen** der Fernbehandlung selbst
- dem **Werben** für Fernbehandlungen.

Durchführung von Fernbehandlungen

In Fachkreisen wird das Durchführen von Fernbehandlungen überwiegend so bewertet, dass dieses Behandlungssetting **nicht der Sorgfaltspflicht entspricht**. Es wird unterstellt, dass dem Behandler wichtige Informationen und Untersuchungsmöglichkeiten fehlen, wenn er den Patienten nicht persönlich sieht oder gegebenenfalls körperlich untersuchen kann.

Im engeren Sinne sind Formen der Fernbehandlung jedoch **nicht** gesetzlich **verboten**, soweit die Praxisorganisation gewährleistet, dass die damit verbundenen (größeren) Haftungsrisiken optimiert sind.

Neuer Trend durch Pandemie. Für den **Bereich** der **Psychotherapie** sind Beschränkungen der Fernbehandlung neuerdings stark gelockert worden, was auch Heilpraktiker, die nicht psychotherapeutisch tätig sind, derzeit für sich nutzen. Konkret: Die Therapeuten sehen und therapieren ihre Patienten z. B. im Rahmen von Video-Calls. Allerdings geschieht dies ohne gesicherte Rechtsgrundlage (Stand August 2022). Die Diskussion über Fernbehandlungen wurde durch die Coronakrise im Frühling 2020 ausgelöst und intensiv geführt. Nach Ansicht vieler Psychotherapeutenkammern wollte man auch während der Pandemie psychisch belasteten Menschen auch im Erst- und Neukontakt eine „Ultima Ratio-Therapie" anbieten. Ob diese aus der Not geborenen Liberalisierungen wieder abgeschafft, verlängert oder auf andere Themenbereiche ausgedehnt werden, ist noch nicht entschieden. Es besteht also zunächst noch **Rechtsunsicherheit**.

Konkret zum Einsatz kommen neben engmaschigem E-Mail-Kontakt und Videotelefonie auch Instant-Messaging-Dienste, Online-Fragebögen und vieles mehr. Selbstverständlich muss dabei technisch und organisatorisch gewährleistet werden, dass Verschwiegenheit und Datenschutz gemäß der DSGVO dennoch gewährleistet sind. Hieraus folgt, dass von den Landesdatenschutzbehörden der Bundesländer als unsicher bewertete Kommunikationsmittel (insbesondere Facebook-Gruppen, Whatsapp etc.) nicht verwendet werden können. Zu diesem Thema bieten die FAQ-Seiten der Landesdatenschutzbehörden umfangreiche Informationen.

Regelung im ärztlichen Bereich Viele **Ärztekammern** der Bundesländer haben ihre Satzungen entsprechend **modernisiert** (§ 5 der Musterberufsordnung der Bundesärztekammer), um ihren Mitgliedern ebenfalls entsprechende Optionen zu eröffnen. Ärzten ist allerdings eine **Einzelfallabwägung** mit Dokumentationspflicht auferlegt. Das heißt: Sie müssen prüfen, ob ein Therapiefall für eine solche Behandlungsform geeignet ist. Eine Fernbehandlung kann z. B. bei großer Entfernung zwischen Patienten und Behandler eingesetzt werden. Sie kann Menschen zugutekommen, die aufgrund ihrer Erkrankung eine Praxis nicht aufsuchen können. Zieht ein Patient um, kann eine Fernbehandlung einen Therapeutenwechsel verhindern helfen.

Diese Erwägungen können auch **Heilpraktiker** berücksichtigen und sie in ihrer Abwägung unterstützen, ob eine Fernbehandlung angemessen ist, obwohl für sie **keine** analoge Regelung zur Musterberufsordnung besteht. Ein **rein digitalisiertes**, gegebenenfalls globales **Therapieren scheidet** jedoch nach wie vor **aus**. Will man seine Dienstleistung als „digitaler Nomade“ anbieten, bleibt man auf den Bereich der reinen **Gesundheitsberatung** beschränkt, zumal darüber hinaus auch das Ausüben der Heilkunde im Umherziehen beachtet werden muss (Kap. 2.2.1).

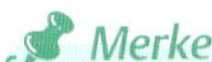
Merke

Nur digital geht nicht!

Es wird trotz aller Liberalisierung der Nutzung digitaler Kontaktformen zwischen Therapeuten und Klienten nach wie vor erwartet, dass mindestens einmal ein persönlicher „Live-Kontakt“ zum Patienten hergestellt wird, der von therapeutischem Nutzen ist. Etabliert hat sich, dass v. a. der **erste Kontakt** mit diagnostisch-therapeutischem Inhalt niemals per Fernbehandlung durchgeführt wird.

Haftungsrisiken und Regeln von Fernbehandlungen

Da bei Fernbehandlungen eine Rechtsunsicherheit herrscht, müssen Behandelnde – so auch Heilpraktiker – die Risiken sorgfältig abwägen und einige Voraussetzungen beachten.

Haftungsrisiken. Beachten Sie folgende Risiken (▶ **Abb. 2.9**):

- Aufgrund des digitalen Settings ist das ganzheitliche Bild, das heilpraktisches Handeln üblicherweise auszeichnet, deutlich **eingeschränkt**. Das Risiko für Behandlungsfehler ist deshalb erhöht.
- **Sorgfaltspflichten** gegenüber dem Patienten müssen gewahrt bleiben (Befunderhebung, Beratung, Behandlung und Dokumentation).
- Patienten müssen über die **Besonderheiten** aufgeklärt werden, wenn diese über den Weg der Telekommunikation beraten und behandelt werden. Der Behandler muss nachweisen können, dass er eine mündliche Aufklärung vorgenommen hat (S. 31). Dies sollte nicht per „handelsüblicher“ Internettelefonie, sondern per Telefon oder besonders verschlüsselter, zertifizierter Software erfolgen. Ein schriftlicher Nachweis (in Form eines Behandlungsvertrags) ist hier schwer möglich. Das hat zur Folge, dass es problematisch ist, die ordnungsgemäße Aufklärung nachzuweisen (S. 40).
- Die **Verantwortung**, ob die Beratung und Behandlung des Patienten ausschließlich über Kommunikationsmedien möglich ist, obliegt allein dem Behandler. Er trägt das Risiko.
- Eine **Abgrenzung** zwischen „schwerer und nicht so schwerer Erkrankung“ ist erschwert. Die Entscheidung, ob hier eine Fernbehandlung möglich ist, könnte bei einer Fehleinschätzung zu Haftungsansprüchen führen (Kap. 3).
- Für den Fall, dass eine Fernbehandlung **abgebrochen** werden muss, da im Verlauf eine medizinische Behandlung in Praxisräumen unumgänglich wird, muss dies nach § 630f BGB sorgfältig dokumentiert (S. 31) werden.
- **Datenschutz**: Bei der Fernbehandlung muss gewährleistet sein, dass kein Dritter Kenntnis von Gesprächsinhalten oder gesundheitsbezogenen Daten erhält. Diese Sicherheit ist bei einfachen Videotelefonie- und Messenger-Diensten oft nicht gegeben. Daher sollte dies, wenn möglich, verschlüsselt erfolgen.
- Man muss aus berufsrechtlicher Sicht **„zuverlässig“** sein, d. h., Heilpraktiker müssen ihre berufsrechtlichen Vorgaben kennen und einhalten.
- **Werbung** für Fernbehandlung ist gemäß § 9 HWG für Heilpraktiker derzeit ausgeschlossen (S. 66).

Abb. 2.9 Fernbehandlungen via Kommunikationsmedien.

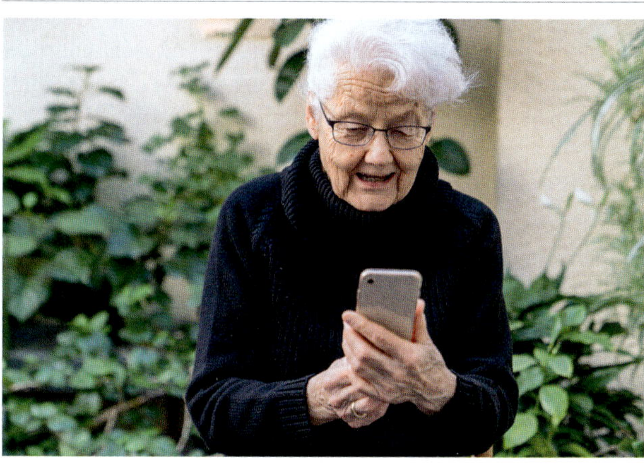

Behandler müssen Haftungsrisiken abwägen und tragen! Symbolbild. *Foto: K. Oborny, Thieme Group*

Regeln. Beachten Sie für Fernbehandlungen folgende Regeln:

- Eine Fernbehandlung sollte in der Regel nur **unterstützend** sein, d. h., der Patient sollte in erster Linie in der Praxis behandelt werden. Dies gilt insbesondere für Neupatienten.
- Eine Erstanamnese erfordert **immer** einen persönlichen Kontakt, daher ist hier eine Fernbehandlung schwer möglich.
- Bestandspatienten, deren Fälle man gut kennt, da sie schon lange Zeit in Behandlung sind, könnten eventuell – hier entscheidet der **Einzelfall** – über Telekommunikationsmittel behandelt werden.

- Die Fernbehandlung ist im Gebührenverzeichnis der Heilpraktiker (GebüH) zwar abrechenbar, jedoch nur unter Ziffer 4 (Beratung) oder 11 (Erstellung eines Diätplans) und nicht unter der Ziffernreihe 2 (homöopathische Folgeanamnese), ebenso wenig unter Ziffer 17 (neurologische Untersuchung/Reflextest).

Werben für Fernbehandlungen

Dafür zu werben, dass man Gesundheitsdienstleistungen per Fernbehandlung durchführen kann, ist problematisch und mit Risiken behaftet. Bis vor kurzem war jegliche Werbung für jegliche Fernbehandlung verboten, auch dann, wenn sie zulässig organisiert (S. 64) war. Zwischenzeitlich hat der Gesetzgeber jedoch die Vorgaben zum Werbeverhalten angepasst und modernisiert. **§ 9** HeilmittelwerbegesetzHeilmittelwerbegesetz (S. 31) **(HWG)** in der aktuellen Fassung lautet nunmehr:

„Unzulässig ist eine Werbung für die Erkennung oder Behandlung von Krankheiten, Leiden, Körperschäden oder krankhaften Beschwerden, die nicht auf eigener Wahrnehmung an dem zu behandelnden Menschen oder Tier beruht (Fernbehandlung). Satz 1 ist nicht anzuwenden auf die Werbung für Fernbehandlungen, die unter Verwendung von Kommunikationsmedien erfolgen, wenn nach allgemein anerkannten fachlichen Standards ein persönlicher ärztlicher Kontakt mit dem zu behandelnden Menschen nicht erforderlich ist.“

Daraus folgt, dass zurückhaltende Werbung für Fernangebote zwar nicht mehr auf den Bereich der Beratung und allen anderen nicht-heilkundlichen Angeboten der Gesundheitsberatung beschränkt ist. Das bedeutet jedoch gleichzeitig (u. a.) für Heilpraktiker, dass sie bei Fernbehandlungen in der Lage sein sollten, notfalls darzulegen und zu beweisen, dass eine naturheilkundliche Methode **sorgfaltsgerecht** durchgeführt werden kann, ohne dass der Patient persönlich anwesend ist. Achtung: Es ist große **Vorsicht** geboten, solange sich eine solche Sichtweise in der Fachwelt nicht tatsächlich durchgesetzt hat.

Aufgrund dieser Risiken ist es für **Heilpraktiker** nach der aktuellen Rechtslage ratsam, **Werbung für Fernbehandlung** gemäß § 9 HWG zu **unterlassen**. Es sollte höchstens zurückhaltend darauf hingewiesen werden, dass man die Ausstattung für elektronische Kommunikation vorhält.

Fazit – Das müssen Sie wissen

Fernbehandlungen – rechtliche Aspekte

- **Behandlung**: Fernbehandlungen werden seit der Corona-Pandemie unter Zuhilfenahme moderner Kommunikationsmedien (z B. Videotelefonie) häufiger durchgeführt. In Fachkreisen werden sie jedoch überwiegend so bewertet, dass sie nicht der Sorgfaltspflicht entsprechen: Behandlern fehlen bei diesem Setting wichtige Informationen und Untersuchungsmöglichkeiten, da kein direkter persönlicher Patientenkontakt gegeben ist und auch keine körperliche Untersuchung möglich ist. Gesetzlich sind Fernbehandlungen trotzdem **nicht verboten** – soweit die Praxisorganisation gewährleistet, dass die damit verbundenen (größeren) Haftungsrisiken optimiert sind.
- **Werbung**: Mit Fernbehandlungen als Bestandteil des heilkundlichen Heilmethoden-Portfolios zu werben ist rechtlich mit Risiken behaftet und nach der aktuellen Rechtslage **nicht ratsam**.

2.2.3 Praxisausstattung

Die Praxisausstattung muss sowohl **baurechtliche** als auch **hygienische** Anforderungen erfüllen, um vom zuständigen Bauordnungsamt und dem Gesundheitsamt genehmigt zu werden. Zudem sollte die Praxis so eingerichtet sein, dass sie keine Gefahrenquelle für alle anwesenden, ganz besonders die Patienten, darstellt. Diesen Aspekt der Sorgfalt nennt man **„Verkehrssicherungspflicht“**. Ist sie nicht erfüllt, führt dies zu einem sogenannten **„Organisationsfehler“**.

Für Heilpraktiker sind die Praxisanforderungen an dieser Stelle gering, sofern keine invasiven Methoden im Rahmen der heilkundlichen Tätigkeiten praktiziert werden. Der Praxisraum sollte die im jeweiligen Bundesland vorgeschriebene **Raumhöhe** haben, von **Tageslicht** erhellt werden können und **barrierefrei** sein (Letzteres besonders streng gehandhabt in Baden-Württemberg).

Konzepte, in denen der Hobbykeller zweckentfremdet wird, scheiden daher von vornherein aus. Des Weiteren müssen **Böden** feucht **wischbar** sein, ebenso die Wände, an denen Behandlungsliegen angebracht sind. Es empfiehlt sich daher, einen Raum in entsprechender Größe zu wählen, in dem eine Behandlungsliege und Sitzmöbel für therapeutische Gespräche mittig im Raum aufgestellt werden können. Allgemein empfiehlt es sich, **Möbel** zu wählen, deren **Flächen abwischbar** und gegebenenfalls **desinfizierbar** sind (▶ **Abb. 2.10**). Abstriche an Gemütlichkeit und Ambiente sind eventuell hinzunehmen. Gleiches gilt für Sitzkissen und andere Auflagen/Bezüge, diese müssen bei mindestens 60 °C der Maschinenwäsche zuführbar sein (siehe auch Kap. „Hygieneplan und Hygienemaßnahmen“ (S. 67)). Das Mobiliar ist so aufzustellen, dass Verschwiegenheit gewährleistet werden kann (Näheres in Kap. 2.2.6).

In einigen Bundesländern wird von Gesundheitsdienstleistern allgemein das Vorhalten von **2 Toiletten** gefordert. Hier sollte für die Praxisgründung recherchiert werden, wie dies nach der jeweiligen Bauordnung des Bundeslandes vorgeschrieben ist und wie Gemeinden und kreisfreie Städte diese präzisiert haben.

Die zuständigen Bauordnungsbehörden schreiben auch Parkmöglichkeiten vor. Dies wird bundeslandspezifisch geregelt,

Abb. 2.10 Wichtig: Hygiene und Praxisausstattung.

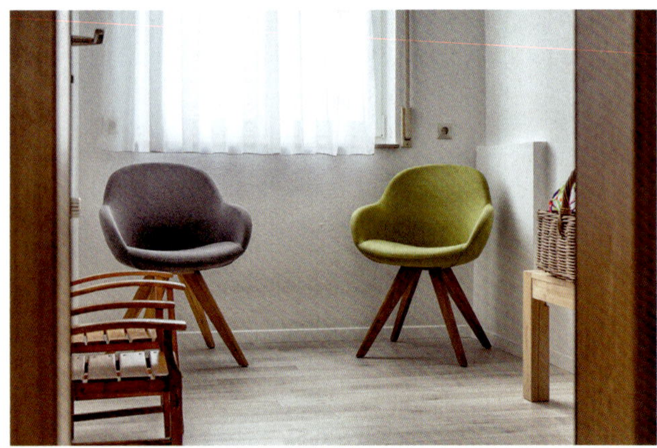

Möbel, Fußböden und Flächen sollten gut abwischbar und desinfizierbar sein. *Foto: K. Oborny, Thieme Group*

i. d. R. müssen **1–3 Stellplätze** für eine Heilpraktikerpraxis bereitgestellt werden.

Eine **Praxisgründung** in der **eigenen Wohnung** ist für Heilpraktiker möglich, wenn:

- der Vermieter und die Hausgemeinschaft dies gestatten (ein Rechtsanspruch besteht nicht),
- im entsprechenden Bundesland bei nicht-invasivem Tätigsein nur eine Toilette verlangt wird (sofern man nicht ohnehin 2 verfügbar hat),
- in den Räumen die notwendige Hygiene gewährleistet werden kann.

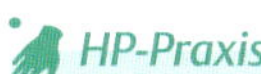
HP-Praxis

Vor der Praxisgründung: Länderspezifische Vorgaben recherchieren

Bevor Sie nach bestandener Prüfung Ihre Praxisgründung in die Wege leiten, ist es sehr hilfreich, sich gründlich mit den baurechtlichen und hygienetechnischen **Vorgaben** auseinanderzusetzen. Es kann sonst zu unguten Überraschungen kommen, z. B. was die Kostenplanung und die Vorgaben zur Patientensicherheit anbelangt.

Bei Fragen rund um die Gründung einer Heilpraktikerpraxis können Ihnen die **Berufsverbände** weiterhelfen oder Sie besuchen ein auf Heilpraktiker zugeschnittenes **Existenzgründungsseminar**.

Lerntipps – Mündliche Prüfung

Praxisausstattung: wichtig für Patientensicherheit und Infektionsschutz

Sollten Sie in der mündlichen Prüfung gefragt werden, weshalb die Praxisausstattung sehr wichtig ist, sollten Sie erklären können, dass diese eine wesentliche Voraussetzung dafür ist, die **Patientensicherheit** zu gewährleisten und die Vorgaben zum **Infektionsschutz** einzuhalten.

Fazit – Das müssen Sie wissen

Praxisausstattung

Die Praxisausstattung muss sowohl **baurechtliche** als auch **hygienische** Anforderungen erfüllen, damit der Status einer Praxis mit der notwendigen Verkehrssicherheit für die Patienten gegeben ist. Eine fach- und sachgerechte Praxisorganisation ist eine wesentliche Voraussetzung dafür, die **Patientensicherheit** zu wahren und auch die Vorgaben des **Infektionsschutzes** einzuhalten.

Es ist möglich, dass Patienten als „Ausscheider" mit noch nicht erkannten **Infektionskrankheiten** eine Heilpraktikerpraxis aufsuchen. Heilpraktiker müssen wissen, welche **Hygienevorkehrungen** in solchen Fällen zu treffen sind, auch wenn sie keine Infektionskrankheiten nach § 24 IfSG behandeln dürfen.

2.2.4 Hygienemaßnahmen

Definition

Hygiene

Hygiene wird im weiten Sinn definiert als die Gesamtheit aller Methoden und Verhaltensweisen, die Erkrankungen vermeiden und Mensch und Umwelt gesund erhalten sollen.

Rechtliche Vorgaben

Hygienemaßnahmen haben in allen medizinischen Praxen, Laboren, Krankenhäusern einen hohen Stellenwert, so auch in Heilpraktikerpraxen. Die hygienetechnischen Vorgaben dazu sind in mehreren Gesetzen, Verordnungen und anderen Regelwerken fixiert (▸ **Tab. 2.3**). Die vielfältigen Zuständigkeiten werden maßgeblich durch das **föderativ** geregelte Gesundheitswesen in der **Bundesrepublik Deutschland** geprägt.

! Cave

Hygienevorgaben: häufige Änderungen und relevant für Sorgfaltspflicht

Die rechtlichen Vorgaben zur Umsetzung von Hygienemaßnahmen ändern sich häufig. Zudem variieren diese Regeln je nach Länderverordnung. Für Ihre Praxis müssen Sie sich deswegen regelmäßig über Neuerungen oder länderspezifische Vorgaben informieren!

Ein Verstoß gegen die geltenden Hygienevorschriften kann ein Verstoß gegen die Sorgfaltspflicht darstellen und aus strafrechtlicher Sicht als Körperverletzung gewertet werden!

Hygieneplan und Hygienemaßnahmen

Hygieneplan § 36 IfSG

Definition

Hygieneplan (§ 36 IfSG Abs. 1)

Ein Hygieneplan enthält gesammelte **Standardarbeitsanweisungen** zu verbindlichen Maßnahmen der Infektionshygiene, die schriftlich fixiert sind. Er beschreibt die Maßnahmen, die im Praxisbetrieb zu treffen sind, damit Hygienestandards gewährleistet sind, um Infektionen einzudämmen oder zu verhindern.

Von Gesundheitsdienstleistern und verschiedenen Einrichtungen wird verbindlich gefordert, solche Pläne zu verwenden. Der Adressatenkreis ist im Infektionsschutzgesetz (§ 36 Abs. 1) geregelt. Der Plan muss **individuell** auf die Gegebenheiten der jeweiligen Praxis oder Einrichtung zugeschnitten sein und muss bei Veränderungen angepasst werden. Mitarbeitende müssen über die Inhalte **informiert** und **geschult** werden. Ebenso muss die Einhaltung dieser Maßnahmen überwacht werden. Außerdem muss definiert sein, wer von den Mitarbeitenden welche Pflichten übernimmt und/oder dafür zuständig ist.

Tab. 2.3 Wichtige Normengeber/Regelwerke für Hygienemaßnahmen in Deutschland.

Regelwerk/Normengeber	Inhalte	Anmerkungen
Empfehlungen und Richtlinien des Robert Koch-Instituts (RKI) www.rki.de	Das RKI gibt Empfehlungen heraus. • Adressaten der Empfehlungen: Bundesländer, Gesundheitsämter, Einrichtungen der Gesundheitspflege etc. und auch die Öffentlichkeit. • Themen der Empfehlungen umfassen: Erkennung, Verhütung und Bekämpfung von Krankheiten; traditionell besteht ein starker Fokus des RKI auf der Prävention von Infektionskrankheiten.	Das RKI ist ein Bundesinstitut im Geschäftsbereich des Bundesministeriums für Gesundheit. Es hat keine eigene legislative Kompetenz, es nimmt eine beratende Funktion gegenüber den Bundesministerien ein und beeinflusst auf diese Weise die Gesetzgebung.
Richtlinien und Empfehlungen der Kommission für Krankenhaushygiene und Infektionsprävention (KRINKO). www.rki.de (siehe Reiter Kommissionen)	Die KRINKO formuliert verbindliche Grundlagen und Standards für hygienische Schutzmaßnahmen. • Adressaten der Empfehlungen: Krankenhäuser und andere medizinische Einrichtungen, d. h., auch Heilpraktikerpraxen. • Themen der Empfehlungen: v. a. Schutzmaßnahmen gegen nosokomiale Infektionen; betrieblich-organisatorische und baulich-funktionelle Maßgaben, die geeignet sind, Hygienestandards zu erfüllen.	Die KRINKO ist eine Kommission, die beim Robert Koch-Institut angesiedelt ist. Die Aufgaben der Kommission für Krankenhaushygiene und Infektionsprävention (KRINKO) sind in § 23 Abs. 1 Infektionsschutzgesetz (IfSG) „Nosokomiale Infektionen" geregelt.
IfSG www.gesetze-im-internet.de/ifsg/	• Adressaten des Gesetzes: Gemeinschaftseinrichtungen, Betriebe im Bereich der Herstellung und des Vertriebs von Lebensmitteln, wissenschaftliche Institute, Krankenhäuser, Praxen (Heilpraktiker, Ärzte, Tierärzte). • Ziel des IfSG: Übertragbare Krankheiten beim Menschen, vorbeugen, frühzeitig erkennen und ihre Weiterverbreitung verhindern (§ 1 IfSG). Dabei helfen z. B. Meldepflichten und Behandlungsverbote (Kap. 2.1). • Gesetzesvorgaben: §§ 23 und 53 IfSG setzen z. B. Rahmen zur räumlichen Ausstattung von Praxen, für die Kontrolle und zur Führung eines Hygieneplans usw. Das IfSG ist die gesetzliche Grundlage für die Hygieneverordnungen der Bundesländer.	
Richtlinien von Ländern und Gemeinden	• Adressaten der Richtlinien: Die Landesregierungen bestimmen durch Rechtsverordnungen die zuständigen Behörden, die letztlich die Aufgaben des IfSG selbstständig wahrnehmen bzw. lösen. • Hygieneverordnungen (HVO) der Bundesländer. Die HVO der Bundesländer ergänzen und spezifizieren die Bestimmungen des IfSG. Der Schwerpunkt wird auf Fachkräfte, die Hygienestandards absichern sollen, gelegt. Es gibt verbindliche Vorgaben für Schulung und Fortbildung der Fachkräfte (z. B. von Hygienebeauftragten) sowie das Erstellen von Hygieneplänen (Kap. Hygieneplan und Hygienemaßnahmen).	Das IfSG wird auf der Bundesebene vom Robert Koch-Institut (RKI) umgesetzt. Die Bundesgesetze werden jedoch grundsätzlich von den Bundesländern durch länderspezifische Regelwerke ergänzt.

Hygienepläne sollen sicherstellen, dass Abläufe im Zusammenhang mit Infektionsrisiken in Institutionen der Gesundheitsversorgung, wie z. B. in Heilpraktikerpraxen, geregelt sind. Im Hygieneplan können die Praxisräume definiert werden, z. B. Behandlungsraum, Warteraum für Patienten, getrennte Toiletten für Patienten und Personal. Dies ist jedoch nur ein kleiner Teil des Hygieneplans und umfasst nicht zwingend einen Grundriss der Praxis. In Heilpraktikerpraxen müssen z. B. keine Quarantänebereiche bereitgehalten werden, weil Heilpraktiker keine Patienten mit Verdacht auf meldepflichtige Infektionserkrankungen behandeln dürfen (Kap. 2.1.2).

Es gibt unterschiedliche Verfahren hygienisches Arbeiten sicherzustellen. Generell umfassen hygienische Maßnahmen ein breites Spektrum. Dieses reicht von der **einfachen Reinigung** (Reduktion von Schmutz und einfachen Infektionsrisiken) über die **Desinfektion** (Reduzierung von Keimen) bis zur **Sterilisation** (Befreiung von Keimen) (▶ **Abb. 2.11**). Das erforderliche Verfahren wird je nach Risikoeinstufung gewählt.

Wie das genau abzulaufen hat, muss im Hinblick auf das reale Risiko der praktizierten Heilverfahren oder eingesetzten medizinischen Geräte und Methoden eingeschätzt und in einem Hygieneplan dokumentiert werden (§ 36 IfSG i. V. m. landesspezi-

Abb. 2.11 Heilpraktikerpraxis: Hygieneplan mit verbindlichen Hygienemaßnahmen aufstellen.

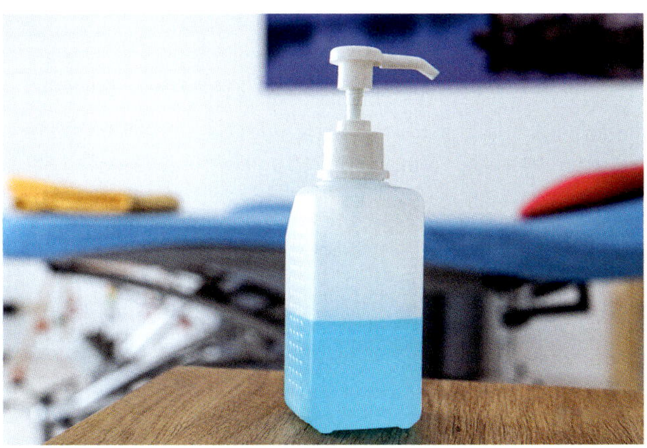

Ein Hygieneplan beschreibt alle Standardarbeitsanweisungen, damit die Infektionshygiene im Praxisbetrieb gewahrt wird, um Infektionen zu verhindern oder zu minimieren. Foto: K. Oborny, Thieme Group

Abb. 2.12 Abfallentsorgung: Nadelabwurf von Akupunkturnadeln.

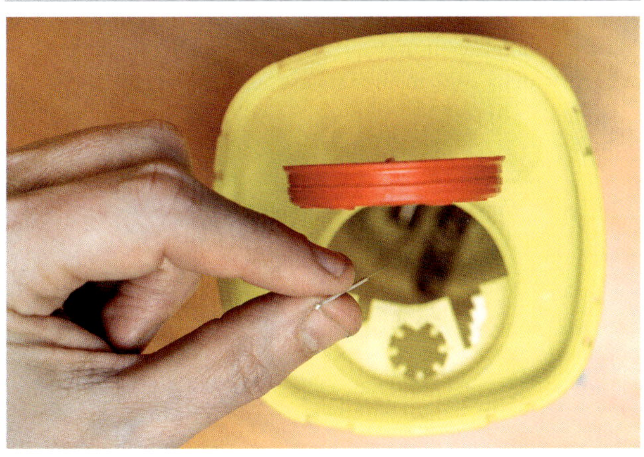

Foto: K. Oborny, Thieme Group

fischen Hygieneverordnungen). Das bedeutet, es muss u. a. detailliert festgelegt werden:

- **Wer** ergreift **wann** und in **welchen** Situationen **wo welche** Hygienemaßnahmen?
- **Wer** kontrolliert **wie oft** und auf **welche Weise** und sichert ab, dass diese Hygienevorgaben auch eingehalten werden.

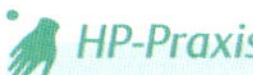

HP-Praxis

Hygieneplan: gemäß den Hygieneverordnungen (HVO)

Bei allen Aktivitäten und Maßnahmen sind in einer Heilpraktikerpraxis, wie bei anderen Gesundheitspraxen auch, die jeweiligen Hygieneverordnungen der Länder genau zu beachten. Eine dieser Vorgaben besagt, dass für **eine Praxis ein Hygieneplan** erstellt werden muss.

Hygienemaßnahmen

Einige Hygieneregeln minieren das Risiko Krankheitserreger zu übertragen und haben sich als anerkannter Standard etabliert. Wichtig ist hier die sogenannte „**Schwellentheorie**". Diese Theorie besagt, dass eine einzelne, kleine Hygienemaßnahme noch nicht ausschlaggebend ist. Werden jedoch **viele** kleine Maßnahmen **gleichzeitig** beachtet, erreichen diese in der Kombination bestmögliche hygienische **Sicherheit**. Es darf daher keinesfalls auf einfache Maßnahmen verzichtet werden, die im Folgenden beschrieben werden.

Handwäsche. Es sollte in der Praxis jederzeit vorgeführt werden können, wie hygienisches Händewaschen durchzuführen ist. Ein Handwaschplan sollte auf der Toilette aushängen. Stückseifen dürfen nicht angeboten werden. Es sollten Einmalhandtücher angeboten werden und der dazugehörige Abwurfbehälter. Ein Desinfektionsmittelspender sollte deshalb vorhanden sein. Das **hygienische Händewaschen** wird im Lernmodul 6 „Hygiene und invasive Maßnahmen" detailliert erklärt.

Flächendesinfektion. Eine Flächendesinfektion sollte nur anlassbezogen stattfinden. Für die übliche Hygiene genügt eine Feuchtreinigung unter Anwendung der „**Zwei-Eimer-Methode**". Dabei werden 2 gleiche Eimer jeweils mit Desinfektionslösung verwendet. Ein Wischmopp wird im sauberen Eimer mit Desinfektionsmittel getränkt und damit gewischt. Danach wird der Wischmopp im 2. Eimer ausgewaschen und erneut im 1. Eimer getränkt und es wird weiter gewischt. Nach ca. 20 m² (1–2 Zimmer) den Wischmopp entsorgen und mit einem neuen Wischmopp fortfahren.

Es ist daher wichtig zu erkennen, wann eine Flächendesinfektion ausnahmsweise nötig ist, nämlich gezielt bei Kontamination mit Blut und anderen Sekreten, wozu auch benutzte Taschentücher gehören; dies gilt nicht nur während der Erkältungssaison.

Personalhygiene. Hierzu gehört selbstverständlich das fachgerechte Händewaschen (s. o.) aber auch das Tragen sauberer Praxiskleidung. Als Heilpraktiker für Psychotherapie darf man hier Alltagskleidung tragen, sollte allerdings auf auffälligen Schmuck verzichten, weil Schmuckstücke gegebenenfalls als Keimträger in Betracht kommen. Der medizinische Heilpraktiker sollte gar keinen Schmuck tragen und kurzärmelige, bei 60 °C waschbare, Arbeitskleidung wählen.

Wäscheaufbereitung. Sollte die Therapiemethode es erfordern, dass Wäsche verwendet wird (Auflagen, Kissenbezüge, Handtücher etc.), muss auch diese bei 60 °C waschbar sein und von der privaten Wäsche getrennt werden. Hier sollte man am besten eine eigene Waschmaschine in der Praxis beschaffen oder wenigstens die Waschgänge trennen. Auch zum Wäschetransport sollten getrennte Wäschekörbe für Schmutzwäsche und saubere Wäsche angeschafft werden.

Therapiematerialien. Für Therapiematerialien gilt, was für Wäscheaufbereitung und Flächendesinfektion gesagt wurde. Hier sollte ein Problembewusstsein dafür entstehen, dass Zubehör wie beispielsweise Nacken- und Knierollen, Kissen, Schreibmaterialien etc. an dieser Stelle hygienerelevant werden können.

Abfallentsorgung. Hier genügt die Entsorgung über den Hausmüll, da in der Praxis eines Heilpraktikers i. d. R. keine infektiösen Materialien und spitzen Gegenstände anfallen. Akupunkturnadeln sind in einem fest verschlossenen Gefäß zu entsorgen (▶ **Abb. 2.12**).

Transferbeispiel

Ist der Entzug der Heilerlaubnis von Frieda D.* zulässig?

Fall

Die Heilpraktikerin Frieda D. hat sich der biologischen Krebstherapie zugewandt und sie bemüht sich stets, eigene Therapiekonzepte zu entwickeln. Die Arbeit mit Heilpilzen und Nosoden hat es ihr besonders angetan. In ihren Praxisräumlichkeiten behandelt sie daher nicht nur Patienten, sondern betreibt dort auch ihr Labor zur Eigenherstellung von Nosoden aus Umweltgiften. Konkret gestalteten sich ihre **Arbeitsweise** und **Tätigkeiten** folgendermaßen:

- Sie züchtet Umweltpilze und Krankheitserreger zu Untersuchungszwecken an.
- Ihren Krebspatienten empfiehlt sie bei dringendem Verdacht, die vom jeweiligen Hausarzt verordneten Arzneimittel abzusetzen, die den Patienten im Rahmen einer schulmedizinischen Behandlung anderer Beschwerden verschrieben wurden (S. 27).
- Wirkprinzipien von Medikamenten sieht sie ganzheitlich und nicht funktionell physiologisch.
- Aus dieser Sichtweise heraus führt sie keine Aufklärung über Folgen und Nebenwirkungen von verabreichten Arzneimitteln durch.
- Da Frieda D. glaubt, sie dürfe verschreibungspflichtige Medikamente anwenden, wenn nur ein Arzt eine Verschreibung ausgeführt hat, tut sie dies auch. Sie glaubt auch, dass sie selbst über die Dosierung entscheiden darf, und verabreicht eine völlig überhöhte Dosis (5-fache Dosis über maximaler Tagesdosis) (S. 82). Sie ignoriert weiter den Umstand, dass der Arzt, als er die Rezepte ausstellte, Friedas Patienten nie sah und daher auch nicht untersuchte.

Darüber hinaus ist Frieda D. zunehmend mit der **Praxisorganisation** überfordert, weshalb ihr folgende Fehler unterlaufen:

- Sie hat Instrumente für den Mehrfachgebrauch nicht adäquat desinfiziert, nicht sicher gereinigt und nicht gültig sterilisiert.
- Angebrochene Flaschen (beispielsweise Lokalanästhetika) hat sie nicht steril abgedeckt, kein Anbruchsdatum vermerkt und verfallene Produkte nicht entsprechend den Herstellerangaben entsorgt.
- Ihr Fußbodenbelag ist nicht desinfizierbar (Teppichboden).
- Sie hat, um Kosten zu sparen, einen zum Einmalgebrauch vorgesehenen Schlauch für Infusionen nur kurz abgewischt und ausgespült, was den Angaben des Herstellers gravierend widerspricht.
- Ihre allgemeine Raumhygiene ist unzureichend, da die Flächen weder täglich gereinigt werden noch eine geregelte Lagerhaltung sowie Abfallentsorgung stattfindet.

Als sich dies herumspricht, bekommt sie zunächst **angekündigten** Besuch vom **Gesundheitsamt.** Bei der Begehung werden weitere Mängel festgestellt:

- Bei benutzen Akupunkturnadeln sowie wieder verwendbaren Nadeln ist nicht erkennbar, ob sie noch eingesetzt werden bzw. wann sie hygienisch aufbereitet wurden.
- Es finden sich Arzneimittelampullen mit erheblich überschrittenem Verfallsdatum und homöopathische Mittel, auf denen weder Anbruch- noch Ablaufdatum notiert sind.
- Frieda D. hat keinen Reinigungs-, Desinfektions- und Hygieneplan (§ 36 Infektionsschutzgesetz) in ihrer Praxis ausgehängt.

Da Frieda D. sich durch den Besuch des Gesundheitsamts und dessen Ratschläge nicht beeindrucken lässt und im selben Stil weitermacht, entzieht das Gesundheitsamt ihr die **Heilpraktikererlaubnis**.

Fragestellung

Ist die Entscheidung des Gesundheitsamts rechtmäßig? Gibt es Gründe, die für Frieda D. sprechen? Handelte das Gesundheitsamt verhältnismäßig?

Lösung

Die Frage, ob das Gesundheitsamt rechtskonform gehandelt hat, entscheidet sich daran, ob Frieda **sittlich zuverlässig** ist (siehe auch Kap. 1.3.1). Dabei schließt die Tatsache, dass sie Heilpilze, Nosoden und biologische Krebstherapie anbietet, die Zuverlässigkeit noch nicht aus.

Sie darf Pilze und Krankheitserreger in einem eigenen Labor anzüchten, wenn sie hierfür die erforderliche Hygiene gewährleistet und es sich nicht um Krankheitserreger handelt, für die sie eine zusätzliche behördliche Erlaubnis braucht.

Sie darf verschreibungspflichtige Medikamente applizieren, wenn eine ärztliche Verordnung vorliegt, die ein Arzt, nachdem er den Patienten zuvor untersucht hat, mit seinem eigenen therapeutischen Sachverstand ausgestellt hat. Dabei muss sie sich strikt an die Dosierungsangaben auf den Beipackzetteln oder an die Empfehlungen des verordnenden Arztes halten.

Sie darf grundsätzlich ganzheitliche Therapieansätze verfolgen und ein eigenes Gedankengebäude hierzu entwickeln. Dies darf jedoch nicht dazu führen, dass sie dieses Weltbild über medizinisches Wissen stellt, vor allem nicht im Zusammenhang mit Krebserkrankungen.

Gegen Frieda D. sprechen im Hinblick auf ihre Arbeitsweise folgende **Pflichtverstöße** (S. 10):

- das Anzüchten von Erregern ohne die hierfür erforderliche Erlaubnis auf Selektivnährboden,
- ungenügendes Wissen über Wirkprinzipien eines Medikaments sowie mangelhaftes medizinisches Wissen (siehe auch Kap. 1.1.2),
- keine Grundkenntnisse über Nebenwirkungen und Kontraindikationen eines Medikaments.
- Frieda D. hätte die Pflicht gehabt, sich ausreichende Sachkunde über angewendete Behandlungsweisen einschließlich ihrer Risiken anzueignen und nach dem Grundsatz der Selbstbeschränkung keine Verfahren anzuwenden, die tatsächlich nicht beherrscht werden (siehe auch Kap. 1.1.2).

Angesichts dieser **erheblichen** Verstöße kommt eine Entziehung der Heilerlaubnis in Betracht. Dies kann mit strafrechtlichen Vorwürfen verbunden sein.

Für den Fall, dass Patienten dadurch zu Schaden gekommen sind, kommen auch **grobe** Behandlungsfehler in Betracht mit der Folge, dass Frieda D. zivilrechtlich schadenersatzpflichtig wäre (Kap. 3).

Dies haben auch andere Gerichte so entschieden (vergleiche Landgericht Fulda, vom 29. 3. 2012, Az: 16 Js 6742/10 – 1 KLs = RDG 2015, 207). Ein Heilpraktiker, der seinen schwer erkrankten Patienten dazu rät, ohne weitere Rücksprache die ärztlich verordneten Medikamente **abzusetzen**, ist **sittlich unzuverlässig** im Sinne von § 2 Abs. 1 lit. F der 1. DVO HeilPrG (VG Bremen 26.12.2013).

Die sittliche Unzuverlässigkeit trifft auch auf Frieda D. zu (siehe auch Kap. 1.3.1). Schwere Behandlungsfehler für lebensbedrohliche Krankheiten können zur sittlichen Unzuverlässigkeit führen, wenn diese gehäuft auftreten. Dies ist der Fall, wenn beispielsweise 3-mal innerhalb von 4 Jahren Patienten mit Leberversagen und Krebs mit groben Behandlungsfehlern, wie oben beschrieben, behandelt wurden. Hintergrund für diesen Gedanken ist, dass eine Vielzahl von Behandlungsfehlern eine Gefahr für die Allgemeinheit darstellen kann.

Gegen Frieda D. spricht auch, dass sie notwendige ärztliche Hilfe nicht veranlasst hat und nicht auf ihre Patienten eingewirkt hat, zum Arzt zu gehen, wodurch eine Gesundheitsschädigung entstehen könnte (S. 27).

Dennoch muss das **Gesundheitsamt** bei Maßnahmen gegen Heilpraktiker immer **verhältnismäßig** handeln, also prüfen, welches das mildeste Mittel ist, um Gefahren für die Gesundheit der Bevölkerung, die von Frieda D. ausgehen, zu verhindern. Mildere Mittel sind in der Regel Praxisbegehungen, Beratungsgespräche, Auflagen, die Mängel innerhalb einer Frist zu beseitigen, und Ähnliches.

Im vorliegenden Fall ist Frieda D. besucht und beraten worden. Sie hat dennoch einfach weitergemacht und wiederholt gegen berufliche Pflichten verstoßen. Es zeigt sich, dass sich Frieda D. von milderen Maßnahmen als dem Entzug der Erlaubnis nicht hat beeindrucken lassen. Daher gilt Folgendes:

- Nach § 7 Abs. 1 Satz 1 1. DVO ist die Heilpraktikererlaubnis „zurückzunehmen", wenn nachträglich Tatsachen entstehen oder bekannt werden, die die Versagung der Erlaubnis rechtfertigen würden (S. 25).
- Nach § 2 Abs. 1 Ziffer f 1. DVO ist die Erlaubnis zu versagen, wenn sich aus Tatsachen ergibt, dass dem Bewerber die sittliche Zuverlässigkeit fehlt, insbesondere, wenn schwere strafrechtliche oder sittliche Verfehlungen vorliegen.
- Unzuverlässigkeit im Sinne des § 2 Abs. 1 Ziffer f 1. DVO liegt vor, wenn der Berufsausübende aufgrund bestimmter Tatsachen für eine zukünftige ordnungsgemäße Berufsausübung keine hinreichende Gewähr bietet.
- Die Unzuverlässigkeit setzt ein Verhalten voraus, das nach Art, Schwere und Zahl von Verstößen gegen Berufspflichten die begründete Prognose rechtfertigt, dass der Betroffene aufgrund der begangenen Verfehlungen nicht die Gewähr biete, in Zukunft die berufsspezifischen Vorschriften und Pflichten zu beachten. Ausschlaggebend für die Prognose der Zuverlässigkeit ist die Würdigung der gesamten Persönlichkeit und der Lebensumstände, wobei nicht ausschließlich das bisherige Fehlverhalten zugrunde zu legen ist.
- Grenzen der Therapiefreiheit von Heilpraktikern ergeben sich insbesondere daraus, dass sie keine wirkungslosen oder dem Patienten schädlichen Mittel verabreichen dürfen. Sie müssen weiter die Grenzen ihrer Fähigkeiten und Behandlungskompetenzen erkennen und ihr Handeln danach ausrichten.
- Das Gesundheitsamt hat grundsätzlich die Befugnis, die allgemeine Heilpraktikererlaubnis zu überwachen. Diese Überwachungstätigkeit umfasst auch die Befugnis, Behandlungsmethoden des jeweiligen Heilpraktikers einzugrenzen.
- Bei der Beurteilung, ob ein Heilpraktiker zuverlässig ist, können auch strafgerichtliche Entscheidungen herangezogen werden

Fazit: Das Gesundheitsamt hat insgesamt im Fall von Frieda D. rechtmäßig gehandelt. Die Maßnahmen waren verhältnismäßig.

**Fallbeispiel in Anlehnung an ein Urteil des Oberverwaltungsgerichts (OV) Oldenburg vom 18.11.2008 (Aktenzeichen 7 A 1324/08) nachempfunden, personenbezogene Daten frei erfunden*

Lerntipps – mündliche Prüfung

Hygienemaßnahmen: wichtig für Patientensicherheit und Infektionsschutz

Sollten Sie in der mündlichen Prüfung gefragt werden, weshalb die Praxisausstattung sehr wichtig ist, sollte Sie erklären können, dass diese eine wesentliche **Voraussetzung** dafür, ist die Patientensicherheit zu gewährleisten und die Vorgaben zum Infektionsschutz einzuhalten.

Sie sollten **Problembewusstsein** dafür zeigen können, dass bei Heilpraktikern Menschen mit (noch unerkannten) körperlichen infektionsrelevanten Krankheiten vorsprechen können. Heilpraktiker müssen für solche Situationen organisatorische Maßnahmen durchführen. In der Prüfung sollten Sie erklären können, wie eine entsprechende Praxisausstattung sein muss und welche Hygienevorkehrungen Sie treffen würden. Dies müssen Sie sicher beherrschen, auch wenn für Krankheiten gemäß dem § 24 IfSG absolute Behandlungsverbote bestehen (Kap. 2.1.2).

Sie sollten den **Ablauf** des hygienischen **Händewaschens** vorführen und/oder beschreiben können. Sie sollten erwähnen, dass neben dem Händewaschen eine Desinfektion nach Hautkontakt mit Körperflüssigkeiten, nach Berührung verunreinigter Flächen und nach Hautkontakt mit Patienten nötig ist. Darüber hinaus ist das Händewaschen vor Dienstbeginn und nach Dienstschluss verpflichtend.

Sie sollten reflektieren können, dass die **Hygienevorschriften** für den Heilpraktiker faktisch zwar geringer sind, weil i. d. R. weniger hygienerelevante Methoden angeboten werden, dennoch im Kern denjenigen **für alle** Gesundheitsberufe gleichstehen. Grund dafür ist, dass alle Berufsgruppen dem Infektionsschutzgesetz unterliegen (vgl. §§ 33 und 24 IfSG).

Fazit – Das müssen Sie wissen

Hygienemaßnahmen

Die Praxisausstattung und die notwendigen Hygienemaßnahmen stehen in jeder medizinisch arbeitenden Praxis in engem Zusammenhang. Die hygienetechnischen Vorgaben dazu sind in mehreren Gesetzen, Verordnungen oder Empfehlungen/Vorgaben anderer Institutionen wie z. B. des **RKI** oder der **KRINKO** festgeschrieben.
Die vorgeschriebenen Hygieneregelungen ändern sich des Öfteren und weichen in den einzelnen Bundesländern voneinander ab. Heilpraktiker müssen sich deshalb regelmäßig über die **länderspezifischen Vorgaben** informieren! Eine sehr wichtige Vorgabe für medizinische Praxen ist der **Hygieneplan** nach § 36 IfSG, in dem das Hygienekonzept einer Gesundheitspraxis niedergelegt ist. Alle darin aufgeführten Hygienemaßnahmen müssen den jeweiligen länderspezifischen Hygieneverordnungen entsprechen. Ein Verstoß gegen die Hygienevorschriften kann als mangelnde Sorgfaltspflicht interpretiert und z. B strafrechtlich als Körperverletzung eingestuft werden.
Es ist möglich, dass Patienten als „Ausscheider" mit noch nicht erkannten **Infektionskrankheiten** eine Heilpraktikerpraxis aufsuchen. Heilpraktiker müssen wissen, welche **Hygienevorkehrungen** in solchen Fällen zu treffen sind, auch wenn sie keine Infektionskrankheiten nach § 24 IfSG behandeln dürfen (Kap. 2.1.2).

2.2.5 Medizinprodukte

Die **Europäische Medizinproduktverordnung (MDD)** hat den Status eines Gesetzes, obwohl sie als „Verordnung" bezeichnet wird. Die MDD hat das **Medizinproduktegesetz (MPG)** ersatzlos ersetzt und regelt die gleichen Sachverhalte. Abweichend ist v. a. das Risikoklassensystem; Medizinprodukte werden in Risikoklassen eingeteilt.

Die EU hat Medizinprodukte in **4 Risikohauptklassen** unterteilt: I, IIa, IIb und III. Die Medizinproduktgeräte werden nach einem risikobasierten System bewertet, das sich daran orientiert, wie sehr das Produkt den menschlichen Körper verletzten kann. Das Risikopotenzial eines Produkts steigt von Klasse I bis Klasse III schrittweise an. Produkte der Klasse I bergen ein sehr geringes oder kein Risiko, während Produkte der Klasse III ein sehr hohes Risiko für Patienten darstellen.

Alle Medizinprodukte, also auch wiederverwendbare Instrumente, die die Haut durchdringen bzw. mit Blut in Berührung kommen (z. B. Scheren, Pinzetten, Haken, scharfe Löffel), werden als „kritisch" eingestuft. Instrumente dieser Gruppe müssen vor einer Wiederverwendung auf jeden Fall maschinell gereinigt und desinfiziert sowie im Anschluss nach einem validierten Verfahren mit feuchter Hitze (Dampfsterilisation) sterilisiert werden, damit alle darauf befindlichen Mikroorganismen abgetötet werden.

In **Praxen von Heilpraktikern** werden häufig Medizinprodukte eingesetzt, wobei nur **Medizinprodukte der Klasse IIa oder niedriger** erlaubt sind (▸ **Tab. 1.7**). Eine Akupunkturnadel oder eine Spritze zählen auch zu den Medizinprodukten, ebenso die Behandlungsliege. In manchen Praxen wird mit Biofeedbackgeräten, der Messung der Herzratenvariabilität als Stressbewältigungsindikator oder speziellen Lampen zur Lichttherapie gearbeitet. In diesen Fällen handelt es sich dann zumeist um Medizinprodukte der Klasse IIa.

Dies hat zur Folge, dass in der Praxis ein **Medizinproduktebetreiberbuch** geführt werden muss. Es ist zu dokumentieren, dass die Geräte regelmäßigen Wartungszyklen unterliegen, da man als Anwender einer **Gefährdungshaftung** unterliegt.

Daraus folgt, dass **schon dann** gehaftet wird, wenn Patienten eine Gesundheitsschädigung erleiden, die von einem defekten Gerät oder dessen fehlerhafter Anwendung herrühren **kann**. Es spielt haftungstechnisch keine Rolle, dass ein Anwender nicht schuldhaft gehandelt hat (siehe Kap. 3). Selbstverständlich dürfen nur zugelassene Medizinprodukte mit CE-Zeichen und vollständiger Bedienungsanleitung in der Praxis aufgestellt und verwendet werden.

Fazit – Das müssen Sie wissen

Medizinprodukte: Risikoklassen nach dem Verletzungspotenzial

Die Europäische Medizinproduktverordnung (MDD) ist ein Gesetz, obwohl sie als „Verordnung" bezeichnet wird. Die MDD hat Medizinproduktegesetz (MPG) abgelöst. Die MDD enthält viele Regelungsbereiche. Ein Schwerpunktthema regelt das Betreiben von **Medizinprodukten**. Für diese gilt das Prinzip der Gefährdungshaftung. Deswegen ist z. B. sehr wichtig, dass diese Dinge regelmäßig gewartet werden.
Medizinprodukte werden in die **Risikoklassen** I, IIa, IIb und III eingeteilt. Das Risikopotenzial steigt von der Klasse I aufwärts an. Das Risikopotenzial eines Produkts wird danach eingeteilt, wie sehr es den menschlichen Körper verletzten kann. Alles subkutan eingesetzten Instrumente/Medizinprodukte sind als kritisch einzustufen. In **Heilpraktikerpraxen** dürfen nur Medizinprodukte der **Klasse IIa** oder niedriger eingesetzt werden.

2.2.6 Verschwiegenheit

Die Verschwiegenheit ist eine wesentliche **Vertragspflicht** und gehört zu den **Sorgfaltspflichten** von Heilpraktikern. Anders als der approbierte Arzt ist der Heilpraktiker **kein** Berufsgeheimnisträger im Sinne von § 203 StGB. Im Ergebnis empfiehlt es sich aber, ähnlich strenge Maßstäbe an die eigene Verschwiegenheit anzulegen: als **freiwillige Selbstverpflichtung** im Rahmen des Dienstleistungsangebots, das man seinen Patienten macht (▸ **Abb. 2.13**).

Die Verschwiegenheit gilt über den Tod hinaus und auch gegenüber den nächsten **Angehörigen**. Die Verschwiegenheit muss ebenso gegenüber anderen Berufsgruppen gewahrt werden, die selbst zur Verschwiegenheit verpflichtet sind. Es wird eine **Schweigepflichtsentbindungserklärung** benötigt, um z. B. mit dem behandelnden Arzt kommunizieren zu können. Die Vorstellung, man dürfe gegenüber ihrerseits schweigeverpflichteten Personen alles äußern, ist falsch.

Bei Rechtsstreitigkeiten bräuchte man theoretisch auch vom gegnerischen Ex-Patienten eine Schweigepflichtsentbindungserklärung, sofern man mit dem Anwalt kommunizieren möchte, weil man wegen Behandlungsfehlern in Anspruch genommen

Abb. 2.13 Verschwiegenheitspflicht Heilpraktiker.

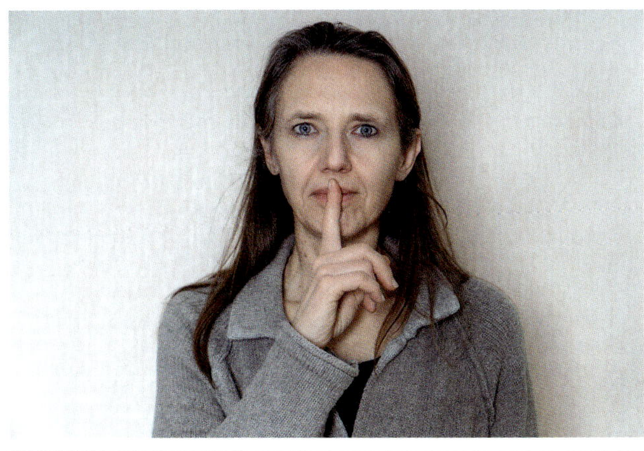

Für Heilpraktiker ist die Verschwiegenheit eine wesentliche Vertragspflicht und zählt zu den Sorgfaltspflichten. Strenge Maßstäbe wie bei Ärzten empfehlen sich in Form einer freiwilligen Selbstverpflichtung. Symbolbild. *Foto: K. Oborny, Thieme Group*

wird. Diese entsteht jedoch konkludent dadurch, dass der Patient Ansprüche geltend macht.

Die Verschwiegenheit betrifft nicht nur, was man mündlich oder schriftlich direkt äußert, sondern auch den Umgang mit der **Patientenakte**. Diese muss in einem abschließbaren Schrank gelagert werden, der in einem Raum steht, zu dem nur befugte Personen Zutritt haben. Auch persönliche Notizen des Patienten sind Bestandteil der Akte.

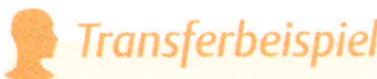

Transferbeispiel

Ein trauernder und ein verklagender Witwer*

Walter M. hat nach kurzer Krankheit überraschend seine geliebte Frau Emma M. verloren. Als er den Nachlass ordnet, kontaktiert er die Heilpraktikerin Julia S., die seine verstorbene Frau behandelt hat. Er möchte die angefertigten Mitschriften ausgehändigt bekommen, die Emma M. während der homöopathischen Anamnese erstellt hat, da er diese als Andenken an seine verstorbene Frau behalten möchte. Da keine Schweigepflichtsentbindungserklärung vorliegt, darf die Heilpraktikerin Julia S. aufgrund der Verschwiegenheitspflicht die Mitschriften nicht an den trauernden Wittwer aushändigen.

Josef L. hat seine Frau Anna L. verloren, die bis kurz vor ihrem Tod beim Heilpraktiker Anton H. in Behandlung war. Josef L. ist überzeugt, dass seine Frau durch einen Behandlungsfehler von Anton. H. verstorben ist, und möchte auf dem Rechtsweg Haftungsansprüche geltend machen. Es existieren Mitschriften der Anamnese, die sich im Besitz von Anton H. befinden. Diese fordert Josef L. für den Rechtsstreit ein. In diesem Fall muss Heilpraktiker Anton H. die Mitschriften seiner verstorbenen Patientin aushändigen, obwohl keine Schweigepflichtsentbindungserklärung vorliegt.

**Eventuelle personenbezogene Daten fiktiv, Fallbeispiel frei erfunden*

Fazit – Das müssen Sie wissen

Heilpraktiker: Verschwiegenheitspflicht als freiwillige Selbstverpflichtung

Die Verschwiegenheit ist eine wesentliche **Vertragspflicht** und gehört zu den **Sorgfaltspflichten** von Heilpraktikern. Sie sind nicht wie approbierte Ärzte Berufsgeheimnisträger im Sinne des § 203 StGB. Heilpraktiker sollten jedoch ähnlich strenge Maßstäbe an die eigene Verschwiegenheit anlegen. Die Verschwiegenheit ist als **freiwillige Selbstverpflichtung** im Rahmen der heilkundlichen Dienstleistung gegenüber den Patienten einzuordnen.

2.2.7 Fortbildungspflicht

Die Fortbildungspflicht gehört auch zu den Sorgfaltspflichten (S.98) von Heilpraktikern, die seit einem BGH-Urteil 1991 gerichtlich definiert wurden. Sie gehört auch zu den konkreten Verpflichtungen, die in den Richtlinien der BOH enthalten sind. Bei der BHO handelt sich nicht um eine verbindliche Rechtsgrundlage im engeren Sinne, da die Normgeber Berufsverbände (S.12) sind.

Allgemeine Grundsätze. Sofern man Heilmethoden praktiziert, die auch Ärzte im Repertoire haben, sind Heilpraktiker gehalten, Fachlektüre von Allgemeinmedizinern zu lesen! Die Fortbildungspflicht bezweckt, dass Heilpraktiker ihr **Wissen** und ihre praktischen Fertigkeiten **stetig vertiefen**, nach dem Grundsatz: „Vertiefe, was du beherrscht!" Das bedeutet, dass die Aus- und Weiterbildungspflicht zunächst übliche Methoden von Heilpraktikern betrifft. Denn besonders hier müssen Gefahren erkannt und vermieden werden können. Fort- und Ausbildung ist eine **Grundvoraussetzung** für **sorgfältiges** Handeln.

Hieraus lässt sich ableiten, dass eine **methodenbezogene** Ausbildung zu wählen ist, die geeignetes Fachwissen gewährleistet. Der Schwerpunkt ist auf den angestrebten künftigen **Tätigkeitsbereich** zu legen. Eine Verpflichtung zur Weiterbildung in neuen Verfahren, d. h., völlig Neues dazuzulernen, besteht nicht. Eine **Ausnahme** besteht dann, wenn man mit Methoden oder Verfahren arbeitet, die in der Fachwelt als völlig veraltet eingestuft werden.

BGH: Anforderungen. Insgesamt stellt der BGH hohe Anforderungen an die **Fortbildung**. Hier wird von Heilpraktikern derselbe Aufwand wie von Allgemeinmedizinern erwartet, wenn Heilpraktiker Methoden anbieten, die auch bei Ärzten im Therapieangebot sind. Diese Anforderungen sind:

- Das regelmäßige Lesen gängiger **Fachzeitschriften** für das praktizierte Gebiet.
- Über eine Methode muss ein **Streitstand** verfolgt werden. Der juristische Begriff Streitstand bedeutet, dass zu einem Thema ein strittiger Diskurs unter Fachkapazitäten geführt wird oder, einfacher ausgedrückt, es zu einem Thema strittige unterschiedliche Meinungen gibt, die jeweils wohl begründet sind und deshalb aufeinanderprallen.
- Eigene **Kenntnisse** müssen **überprüft** werden.

- Für eine Methode müssen **Gegenstimmen** von einigem Gewicht, d. h., wichtige Vertreter und die Häufigkeit der Kritik, berücksichtigt werden.
- Heilpraktiker müssen organisatorische Vorkehrungen für ihre **Fortbildung** treffen, z. B. bei berufsständischen Organisationen nachfragen und im Einzelfall einen Rat einholen. Für das Abonnement von Fachzeitschriften wird dies jedoch offengelassen.
- Der Heilpraktiker muss sich so **informieren**, dass er bezüglich publizierter Informationen über potenzielle Komplikationen bei von ihm eingesetzten Methode immer **„up to date"** ist. Gleiches gilt für Hinweise, wie bei potenziellen Zwischenfällen rasch interveniert werden kann.

Fazit – Das müssen Sie wissen

Fortbildungspflicht

Die Pflicht zur Fortbildung gehört auch zu den **Sorgfaltspflichten** von Heilpraktikern, die auch in die Berufsstandards der verschiedenen Heilpraktikerverbände aufgenommen ist. Heilpraktiker müssen sich stets auf dem aktuellen Wissenstand (State of the Art) halten oder bringen, indem sie Fortbildungsmaßnahmen (Seminare, Webinare etc.) absolvieren und regelmäßig Fachzeitschriften oder Fachliteratur lesen.

2.2.8 Betreuungsrecht und Unterbringung

Bei dem Betreuungsrecht handelt es sich um ein Bundesgesetz, anders bei der Unterbringung, die durch die Landesgesetze der Bundesländer geregelt ist. Über **§ 1906 BGB** „Genehmigung des Betreuungsgerichts bei freiheitsentziehender Unterbringung und bei freiheitsentziehenden Maßnahmen" **verzahnen** sich hier allerdings **Bundes-** und Landesrecht (S. 75).

Grundlagen des Betreuungsrechts

Das Betreuungsrecht wurde zum 01.01.1990 reformiert und ist zum Januar 1992 in Kraft getreten und ins BGB mit hineingenommen worden. Damals hielt der Gesetzgeber das „Vormundschaftsrecht für Erwachsene" nicht mehr für zeitgemäß. **Betreuung** ist staatlicher Beistand in Form von Rechtsfürsorge für volljährige Personen, die ihre Geschäfte nicht mehr oder nur eingeschränkt besorgen können. Die Geschäftsfähigkeit des Betreuten bleibt dabei grundsätzlich weiter bestehen.

Autonomie anstelle von Entmündigung. Das darin erkennbare Prinzip der Erhaltung der **Autonomie** des Betreuten ist eine der maßgebenden Grundlagen des Betreuungsrechts. Das Betreuungsrecht verfolgt daher den Zweck, den **Wünschen** des **Betreuten** so weit wie möglich den Vortritt zu lassen. Geregelt ist das Betreuungsrecht im BGB, und zwar in den §§ 1896 ff.

Das alte Recht führte zur sogenannten **Entmündigung** mit der Folge, dass ein Erwachsener, nur weil er krankheitsbedingt oder behinderungsbedingt Hilfe benötigte, den Rechtsstatus eines 5-jährigen Kindes erhielt. Hier wollte der Gesetzgeber differenzieren und auch Betreuten eine gewisse Eigenständigkeit bis hin zur vollen Geschäftsfähigkeit belassen. Nach heutigem Recht schließen Betreuung **und** Geschäftsfähigkeit einander nicht aus

Tab. 2.4 Grundsatz und wichtige Ausnahmen in der Beziehung zwischen Betreuern und Betreuten.

Grundsatz/ Ausnahme	Kriterien der Betreuungsbeziehung
Grundsatz	• Betreuter bleibt geschäftsfähig • Betreuer wird gesetzlicher Vertreter • Folge: Erklärungen von Betreuer und Betreutem sind wirksam.
Ausnahme Geschäfts-unfähigkeit	• **§ 104 Nr. 2 BGB**: Betreuter ist geschäftsunfähig, wenn er sich dauerhaft in einem Zustand krankhafter Störung der Geistestätigkeit befindet. • Folge: Nur Erklärungen des Betreuers sind wirksam.
Ausnahme Einwilligungs-vorbehalt	• Nach **§ 1903 BGB** nur zulässig zur Abwendung erheblicher Gefahr für Person oder Vermögen des Betreuten. • Folge: Betreuter bedarf für Willenserklärungen der Einwilligung (vorherige Zustimmung) des Betreuers.

(► **Tab. 2.4**). Es kann daher in der Praxis betreute Personen geben, die noch voll geschäftsfähig sind, aber auch Betreute, die geschäftsunfähig geworden sind.

Ob ein Betreuter **geschäftsunfähig** ist oder geschäftsfähig bleiben kann, wird oft gleichzeitig in einem formal gesonderten Verfahren festgestellt. Beide Fragestellungen, nämlich Erforderlichkeit der Betreuung und Geschäftsfähigkeit, werden mit einem **psychiatrischen Fachgutachten** geprüft, das die Betreuungsgerichte in Auftrag geben, die als Abteilungen bei den Amtsgerichten angesiedelt sind.

Antrag auf Betreuung. Die Entscheidung, ob tatsächlich eine Betreuung eingerichtet und an einen Betreuer übertragen wird, liegt beim **Betreuungsgericht**, einer Abteilung des Amtsgerichts. Eine Betreuung kann vom Gericht auch wieder aufgehoben werden.

Betreuung – Voraussetzungen. Die medizinischen Voraussetzungen der Betreuung müssen durch Sachverständigengutachten nachgewiesen sein. In Betracht kommen als Voraussetzungen psychische Krankheiten oder Behinderungen (S. 76). Bei den Behinderungen reichen bloße soziale Behinderungen nicht aus. In Betracht kommen geistige, seelische oder körperliche Behinderungen.

Bei körperlichen Behinderungen wiederum reichen rein körperliche Behinderungen wie Schwerhörigkeit, Kurzsichtigkeit oder gar Blindheit in der Regel nicht aus, da sie die Betroffenen normalerweise nicht in der freien Regelung ihrer Angelegenheiten beeinträchtigen. Hier wird in der Regel die Inanspruchnahme von sozialen Diensten, Krankenpflegediensten usw. ausreichen.

Eine Betreuung muss immer **erforderlich** sein und muss das mildeste Mittel beinhalten (Grundsatz der Verhältnismäßigkeit). Dieser Grundgedanke wird in der Praxis so umgesetzt, dass eine Betreuung **nur** für diejenigen Themen gerichtlich angeordnet wird, für die nachgewiesen ist, dass der Betreute mit ihnen und ihren juristischen Konsequenzen nicht umgehen kann (▶ **Abb. 2.14**).

Grundsätzlich darf ein Betreuer **nicht gegen** den freien Willen eines Volljährigen bestellt werden – allerdings bedeutet freier Wille, dass der Betroffene im Vollbesitz seiner geistigen Kräfte ist. Dies ist bei schweren psychischen Störungen teilweise nicht der Fall, sodass in diesen Fällen eine Betreuung auch **gegen** den (eben nicht freien) Willen des Betroffenen vom Gericht eingerichtet werden kann. Dies kann **jede** Person **anregen**, d. h., die Anregung kann auch aus dem Kreis naher Angehöriger kommen.

Abb. 2.14 Betreuer werden vom Betreuungsgericht bestellt.

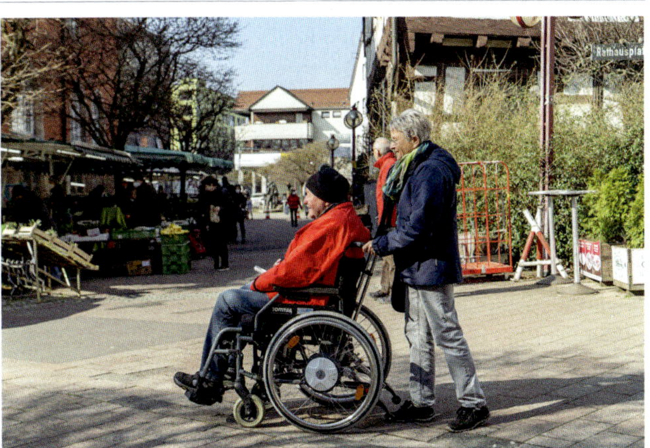

Die rechtliche Betreuung wird für volljährige Personen vom Betreuungsgericht in Form von Aufgabenkreisen bestellt, die wegen psychischer Krankheit oder körperlicher, geistiger oder seelischer Behinderungen ihre Angelegenheiten ganz oder teilweise nicht selbst regeln können. Die Betreuer sollen die Betreuten unterstützen, Hilfe leisten und Schutz geben. Rein körperliche Behinderungen lösen i. d. R. keine Betreuung aus! Häufig treten körperliche, seelische und geistige Behinderungen in kombinierter Form auf, was dann eine Betreuung erforderlich macht. Symbolbild. *Foto: K. Oborny, Thieme Group*

Themen, für die eine Betreuung möglich ist, nennt man „Aufgabenkreise", die in den §§ 1901 bis 1907 beschrieben sind. Wegen des Grundsatzes der Verhältnismäßigkeit ist eine Betreuung zu **befristen** und immer wieder zu **überprüfen**, ob sie noch erforderlich ist. Längstens darf eine Betreuung ohne Überprüfung durch das Gericht 7 Jahre dauern (§ 294 Abs. 3 FamFG).

Pflichten des Betreuers. Die Betroffenen können selbst einen geeigneten Betreuer vorschlagen. Nach dem Gesetz ist bei der Auswahl auf verwandtschaftliche und persönliche Bindungen Rücksicht zu nehmen. Ein **Betreuer** kann ein **Familienmitglied** sein, die Aufgaben können jedoch auch **außenstehende** Personen übernehmen, die entweder ehrenamtlich oder als Berufsbetreuer tätig werden. Ehrenamtliche und Berufsbetreuer legen i. d. R. Nachweise vor, dass sie entsprechende Lehrgänge absolviert haben.

Der **Betreuer** hat die Funktion eines **gesetzlichen Vertreters**. Insgesamt hat er die Angelegenheiten des Betreuten so zu besorgen, wie es dessen Wohl entspricht. Dabei hat er den Wünschen des Betreuten zu entsprechen, soweit sie dessen Wohl nicht zuwiderlaufen und dem Betreuer zuzumuten sind. Der Betreuer muss dem Vormundschaftsgericht unaufgefordert berichten, wenn sich herausstellt, dass sich der Zustand des Betreuten so verbessert hat, dass die Betreuung abgemildert oder ganz aufgehoben werden könnte (§ 1901 BGB). Mit dem Tod des Betreuten endet die Betreuung automatisch.

Aufgabenkreise von Betreuern. Der Umfang einer Betreuung muss auf die erforderlichen Aufgabenkreise beschränkt bleiben. Häufig definierte Aufgabenkreise sind:

- die Verwaltung von Post- und Telekommunikation,
- Gesundheitsfürsorge, ggf. mit der Ausübung von Zwang durch freiheitsentziehende Maßnahmen,
- Aufenthaltsbestimmung für die Begründung eines Wohnsitzes (Besorgen eines Heimplatzes, einer betreuten Wohngruppe etc.),
- die Verwaltung aller Finanzen.

Abb. 2.15 Gerichtlich bestellte Betreuung: Voraussetzungen, Aufgabenkreise, Erforderlichkeit.

Betreuung Voraussetzungen nach §§ 1896ff BGB

Betreuungsgericht bestellt Betreuer ↓		Betreuer dürfen **nur** für erforderliche Aufgabenkreise bestellt werden ↓	Betreuung **nicht** erforderlich ↓
Ursache/Grund § 1896 Abs. 1 Betreute leiden unter einer: · psychischen Krankheit · körperlichen Behinderung · geistigen Behinderung · seelischen Behinderung	Folge →	**Aufgabenkreise** **§ 1896 Abs. 2, Satz 1** Betreute sind nicht mehr fähig die festgelegten Aufgaben zur erledigen, z. B.: · medizinische Angelegenheiten (z. B. Arztbesuche) · finanzielle Angelegenheiten (z. B. Rentenanträge, Bankgeschäfte) · diverse Behördengänge und amtliche Angelegenheiten · Wohnungsangelegenheiten (z. B. Korrespondenz mit Vermieter)	**Keine Betreuung** **§ 1896 Abs. 2, Satz 2** eine Betreuung ist nicht notwendig, wenn: · die zu betreuende Person eine Vollmacht, z. B. Vorsorgevollmacht ausgestellt hat · der hilfsbedürftigen Person ausreichend anderweitige Hilfe zur Verfügung steht (z. B. Haushaltshilfe, Nachbarschaftshilfe o. ä.)

Einen gesonderten Aufgabenkreis „Behördengänge" gibt es im Gesetzeswortlaut nicht, da dies selbstverständlich ist. Der Betreuer vertritt den Betreuten gerichtlich und außergerichtlich, woraus folgt, dass er mit allen zuständigen Behörden und Vertragspartnern des Betreuten Angelegenheiten abwickeln darf. Werden alle Aufgabenkreise zugewiesen, nennt man dies „**Totalbetreuung**".

In seltenen Ausnahmefällen kann der Aufgabenkreis „**Umgang**" festgelegt werden, obwohl er im Gesetz nicht erwähnt ist. Dies berechtigt den Betreuer dazu, Besuche zu untersagen, die dem Wohl des Betreuten abträglich sind. Voraussetzung dafür ist allerdings, dass der Betreute sich zu seinem Umgang noch in irgendeiner Weise äußern kann und wenigstens nonverbal seinen Willen ausdrückt, eine Person nicht sehen zu wollen. Keinesfalls darf der Betreuer hier den Betreuten sein Welt- und Menschenbild aufdrängen.

Gefahreneinschätzung im Betreuungs- und Unterbringungsrecht

Ob Maßnahmen durchgeführt werden dürfen oder ob das Maß der Verhältnismäßigkeit für den Betreuten überschritten wird, ergibt sich daraus, ob für das **Wohl des Betreuten** eine **Gefahr** vorliegt.

Einschätzung der Gefahr Eine Gefahr wird eingeschätzt, indem jeweils die zeitliche Komponente und die Intensitätskomponente betrachtet wird. Man fragt sich also:

- Wann wird diese Gefahr prognostisch eintreten?
- Wie schlimm ist das Ereignis, das eintreten könnte?

Für die Präzisierung und Beschreibung der verschiedenen Arten von Gefahren haben sich in der Rechtsordnung Begriffe etabliert, die in folgender Gefahrenmatrix illustriert werden (▸ **Abb. 2.16**).

Abb. 2.16 Gefahrenmatrix für verhältnismäßige Betreuungsmaßnahmen.

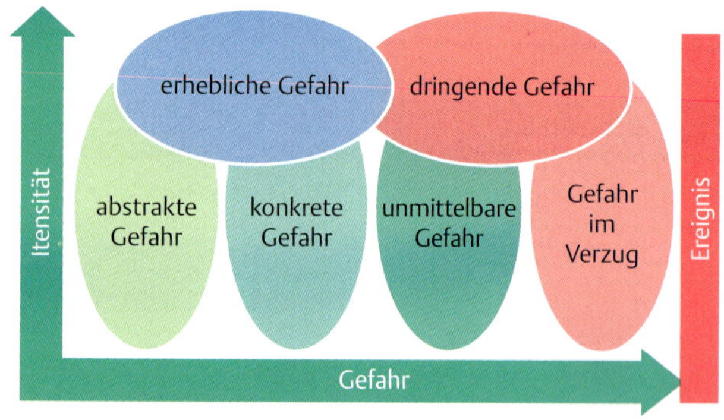

Die Bestimmungsgrößen für eine Gefahr sind abhängig von der zeitlichen Nähe der Gefahr zum schädigenden Ereignis für den Betreuten und der Gefahrenintensität für die Rechtsgüter des Betreuten (Leben, Gesundheit, Eigentum).

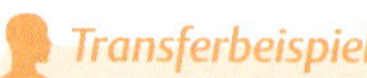
Transferbeispiel

Gefahrensituationen bei Suizidgefahr

Im Folgenden lernen Sie am Beispiel einiger Szenarien die Intensitätsstufen der Gefahrensituationen bei Suizidgefahr kennen. Es macht Sinn, sich damit zu beschäftigen, nicht zuletzt da in der Vergangenheit Kenntnisse über dieses Thema in amtsärztlichen Überprüfungen abgefragt wurden:

Abstrakte Gefahr:

a) Der Patient hat ein Krankheitsbild, das mit Suizidalität in Verbindung gebracht wird.
b) Der Patient hat Selbstmordgedanken, äußert diese aber nicht.
c) Der Patient äußert Belastungsgedanken, dass er keine Lust mehr habe und schon auch mal daran denke.
d) Der Patient äußert nicht nur Belastungsgedanken, zeigt Symptome der 1. Phase (Einengung) des präsuizidalen Syndroms nach Erwin Ringel.

In all diesen Fällen muss noch nicht nach einem Vorgehen gemäß Betreuungsrecht oder den Unterbringungsgesetzen der Bundesländer gedacht werden. Gleichwohl darf der Heilpraktiker **nicht untätig** bleiben. Es gehört zur Therapie, den Patienten nun zu motivieren, ggf. mit Non-suizid-Vereinbarungen und/oder gezielten Fragestellungen. Als weitere oder zusätzliche Maßnahme ist die Überweisung an einen Facharzt für Psychiatrie zu erwägen, um den Patienten ggf. medikamentös einzustellen, abhängig vom Krankheitsbild und seiner Schwere.

Konkrete Gefahr:

a) Der Patient äußert nicht nur Belastungsgedanken und hat Einengungssymptome, sondern es findet auch ein Aggressionsstau mit anschließender Aggressionsumkehr statt (2. Phase des präsuizidalen Syndroms nach E. Ringel)
b) Der Patient äußert verbal, welche konkreten Möglichkeiten er für eine Suizidhandlung hat und/oder welche Vorkehrungen er schon dafür getroffen hat.
c) Der Patient hat von den Vorkehrungen nicht nur gesprochen, sondern es zeigen sich auch Belege dafür, dass es nicht nur „Gerede" war. Beispielsweise macht er spontan den Waffenschein oder markiert auf einer Landkarte in der Umgebung alle Autobahnbrücken, macht sein Testament etc.

Diese konkreten Gefahren rechtfertigen ein Vorgehen nach § 1906 BGB „Unterbringung und Anordnung einer Betreuung für den Aufgabenkreis Gesundheit", ggf. ein Vorgehen nach den Unterbringungsgesetzen der Bundesländer.

Da ein Heilpraktiker eine Betreuung indes nur anregen kann und selbst nicht die hoheitlichen Befugnisse der Polizei hat, kann er nur an die Freiwilligkeit des Patienten appellieren, sich nunmehr selbst in eine psychiatrische Klinik einzuweisen (und ihn ggf. dorthin zu begleiten) oder zuverlässige Hilfsangebote anzunehmen (z. B. Übernachtung bei einem Angehörigen oder im Freundeskreis). Verweigert der Patient dies, ist dies zu dokumentieren und nochmals auf den Non-Suizid-Vertrag hinzuweisen oder spätestens jetzt einen abzuschließen. Es ist eine **Einzelfallabwägung** zu treffen, ob es sinnvoll ist, dem Patienten in einer solchen Situation einen Anruf bei der Polizei anzukündigen und diesen auch zu tätigen. Viele sind der fachlichen Meinung, dass dies angemessen ist – auch Amtsärzte in der mündlichen Prüfung.

Unter dem Gesichtspunkt der Verhältnismäßigkeit ist dies nicht hundertprozentig rechtsstaatlich. Allerdings sind Heilpraktiker nicht zwingend an rechtsstaatliches Handeln gebunden. Aus ihrer Sicht stellt sich „nur“ die Frage, ob ein solcher Anruf die Patient-Therapeut-Beziehung im Sinne eines Vertrauensbruchs schädigen würde. Schätzt dann die Polizei die Gefahr anders ein und sieht von einer Verbringung in die Klinik unter Zwang ab, so hat man als Heilpraktiker zumindest seine Fürsorgepflicht/Sicherungspflicht erfüllt.

Unmittelbare Gefahr:

Der Patient hat erste wichtige Schritte schon getan, steht auf der Autobahnbrücke, erscheint bewaffnet in der Praxis oder Ähnliches.
Hier ist **auf jeden Fall** die Polizei oder das örtliche Gesundheitsamt zu informieren. Bis zu deren Eintreffen darf man nicht untätig bleiben, es sind Hilfsmaßnahmen zu ergreifen, allerdings nur solche, die zumutbar sind. Man muss sich z. B. nicht vom Patienten verprügeln oder bedrohen lassen. Zumutbar ist es aber, falls aggressives Verhalten nicht vorliegt, für diesen Patienten andere Termine zu verschieben und ihn bis zum Eintreffen der Polizei zu beaufsichtigen und psychologisch weiter zu betreuen. Es gehört auch zu den Notstandsrechten, ggf. den Patienten im Praxisraum einzuschließen. § 1906 BGB und Unterbringung sind gegeben.

Gefahr im Verzug:

Der Patient hält sich die geladene und entsicherte Pistole an den Kopf. Dies ist im Praxisalltag nicht relevant, da man vorher schon gehandelt hat.

** Eventuelle personenbezogene Daten fiktiv, Fallbeispiel frei erfunden*

Verantwortung bei Suizidentscheidung. Glücklicherweise sind solche Fälle in der alltäglichen Praxis eher selten. Der BGH stützt in seiner Rechtsprechung die Behandelnden, die eine solche Situation erleben mussten: Er meint, dass selbst bei sorgfältigstem Arbeiten nicht sicher prognostiziert werden kann, wann der Patient eine Suizidentscheidung trifft. Klagen von Hinterbliebenen werden daher in der Regel abgewiesen (vgl. beispielsweise Landgericht Regensburg 4 O 2781/09 (4) – Vorinstanz – / BGH VI ZR 307/12).

Unterbringung bei akuter Selbst- und Fremdgefährdung

Die Unterbringung psychisch Erkrankter bei akuter Eigen- oder Fremdgefährdung ist eine **Freiheitsentziehung** und damit ein massiver Eingriff in die grundgesetzlich garantierte Freiheit (Art. 2 Grundgesetz). Nach dem Grundgesetz darf nur aufgrund eines Gesetzes in die Freiheitsrechte eingegriffen werden und nur ein Richter kann die Entziehung der Freiheit anordnen.

Lerntipps – mündliche Prüfung

Betreuungsrecht und Unterbringungsrecht

Betreuungsrecht und Unterbringungsrecht war in der Vergangenheit durchaus Gegenstand von Überprüfungen. Vor allem in der mündlichen Überprüfung wird man mitunter gefragt, wie mit **gefährdenden** Situationen umzugehen ist. Zeigen Sie, dass Sie sich bewusst sind, dass man **nicht verfrüht** eine stark **freiheitseinschränkende** Unterbringung anregt. Es sind **stets** die **Grundrechte** des Patienten im Auge zu behalten. Auf der anderen Seite sollten Sie aufzeigen, dass Sie genau die Lage beobachten, damit Sie nicht **zu spät** tätig werden. Die Gefahrenmatrix (▶ **Abb. 2.16**) hilft Ihnen, einen etwaigen Prüfungsfall präzise im Hinblick auf die Gefahrensituation einzuordnen und darzulegen, wann welches Handeln erforderlich ist.
Wichtig: Da das **Unterbringungsrecht** in jedem Bundesland **spezifisch** geregelt ist, ist es sehr wichtig, sich vor der mündlichen Prüfung mit den örtlichen Regelungen vertraut zu machen, etwa durch einen Anruf beim zuständigen Gesundheitsamt und/oder der Polizeistation.
Sie sollten weiter auf wichtige Erkenntnisse aus der Anamnese, den gängigen Assessments für Suizidalität (= Instrumente) und auf die Einzelfalleinschätzung, wann die Situation „kippen kann“, hinweisen. Das Entscheidende ist die **Risikoabwägung**. Eine sorgfältige **Anamnese** und präzise **Differenzialdiagnosen** sind die Basis dafür. Wie „verwirrt“ ist der Patient? Gab es schon vorher verbale Andeutungen? Ist der Patient aggressiv? Hat er Zugriff auf „Hilfsmittel“, die auch andere gefährden können?

Behandelnde Ärzte (z. B. Notärzte, behandelnde Psychiater) müssen bei **akuter** Eigen- oder Fremdgefährdung **umgehend** einen schriftlichen Antrag beim zuständigen Betreuungsgericht (Abt. im Amtsgericht) über die richterliche Anordnung einer Unterbringung stellen. Dieser **Antrag** muss folgende **Inhalte** enthalten:

- Art und Schwere der Störung,
- Gründe für die Gefährdung,
- Art der befürchteten Gefährdung.

Ohne richterlichen Beschluss darf ein Patient höchstens bis zum Ende des Folgetages untergebracht und behandelt werden (sog. **24-Stunden-Beschluss)**. Es gibt auch hier länderspezifische Unterschiede (bitte bei Ihrem Gesundheitsamt vor der Prüfung nachfragen).

Spätestens am nächsten Tag muss eine richterliche Anhörung erfolgen, ob und wie lange der Patient gegen seinen Willen untergebracht und behandelt wird. Dabei hat der Betroffene das Recht auf Anwesenheit einer Vertrauensperson und auch das Recht, durch eine „sofortige Beschwerde“ Widerspruch einzulegen (auch bei Geschäftsunfähigkeit).

Psychisch kranke Personen werden i. d. R. in **psychiatrischen Abteilungen** eines Krankenhauses versorgt, wenn sie aufgrund akuter Selbstgefährdung zwangsweise nach dem Unterbringungsrecht, z. B. nach dem Psychisch-Kranken-Gesetz, untergebracht werden.

Sie finden weitere Erklärungen zu diesem Thema im Lernmodul 15 „Psychiatrische Krankheitsbilder“.

Lerntipps – schriftliche Prüfung

Rechtliche Betreuung: Wortlaut der §§ 1896 ff. BGB + § 104 Nr. 2 BGB präsent haben

Die Multiple-Choice-Fragen zum Betreuungsrecht und zur Unterbringung sind häufig sehr theoretisch gestaltet. Es werden Szenarios beschrieben, die verführerisch realistisch klingen (z. B. Verwahrlosung, Drogenmissbrauch). Diese sind für sich genommen **noch kein** Fall von Betreuung oder gar Unterbringung. Es müssen **weitere** Voraussetzungen hinzukommen. Die richtige Lösung wird häufig nahezu wortgetreu dem Gesetzestext entnommen.

Daher gilt: In den Multiple-Choice-Fragen zum Betreuungsrecht, die häufig abgefragt wurden, werden die Ankreuzoptionen sehr häufig dem **Gesetzeswortlaut** entnommen. Es empfiehlt sich daher, sich mit den wichtigsten Normen auch im Wortlaut vertraut zu machen, insbesondere mit den §§ 1896 ff BGB.

Fazit – Das müssen Sie wissen

Betreuungs- und Unterbringungsrecht

Das Betreuungsrecht ist bundesgesetzlich und das Unterbringungsrecht landesgesetzlich geregelt. Über **§ 1906 BGB** „Genehmigung des Betreuungsgerichts bei freiheitsentziehender Unterbringung und bei freiheitsentziehenden Maßnahmen" sind beide **Rechtsebenen** miteinander **verknüpft**.

Bei Betreuten soll die **Autonomie** so gut wie möglich gewahrt werden, das ist ein maßgebender Grundsatz des Betreuungsrechts, das in den §§ 1896 ff. BGB geregelt ist. Weiter muss geprüft werden, ob ein Betreuter **geschäftsunfähig** ist oder geschäftsfähig bleiben kann. Der Autonomiegrad und die Geschäftsfähigkeit werden auf der Grundlage eines **psychiatrischen Fachgutachtens** geprüft und vom zuständigen Betreuungsgericht entschieden.

Voraussetzungen sind **deutliche** geistige, seelische oder körperliche **Beeinträchtigungen** der Betroffenen. Eine Betreuung muss immer **erforderlich** sein und muss das mildeste Mittel beinhalten (Grundsatz der Verhältnismäßigkeit). Betreuer nehmen die Funktion eines **gesetzlichen Vertreters** ein, der die Angelegenheiten des Betreuten so regelt, dass es seinem Wohl entspricht. Der Betreuer kann ein Familienmitglied sein, aber auch eine außenstehende Person. Die Betreuung **endet** automatisch mit dem **Tod** des Betreuten.

Freiheitsentziehende Unterbringung und freiheitsentziehende Maßnahmen bei Betreuten oder Patienten treten auf den Plan, wenn eine **extreme** Gefahr für die Betroffenen (Eigen- und Fremdgefährdung) gegeben ist. Die Entscheidung hängt von den Bestimmungsgrößen einer Gefahr ab. Entscheidungskriterien sind „die zeitliche Nähe der Gefahr zum schädigenden Ereignis" für den Betreuten und „die Gefahrenintensität" für die Rechtsgüter des Betreuten (Leben, Gesundheit, Eigentum).

2.2.9 Pflichtverletzung durch Unterlassen

Definition

Garantenstellung und Garantenpflicht

Der juristische Terminus Garantenstellung bedeutet, dass eine soziale Situation oder soziale Bindung eine **Pflicht** zum **Handeln** verlangt. Eine Garantenstellung kann aus folgenden Konstellationen abgeleitet werden: aus einem Gesetz, aus einem Vertrag, aus einer Gewährübernahme, aus vorangegangenem gefährdendem Tun („Ingerenz") und aus engen Lebensbeziehungen.

Wie in diesen Situationen die Pflicht zu handeln konkret aussehen muss, wird dann über die Garantenpflicht beschrieben. Diese kann je nach Art der Garantenstellung verschieden aussehen.

Bei Heilpraktikern entsteht die **Garantenstellung** aus dem **Behandlungsvertrag** (Kap. 4.3), durch den Heilpraktiker eine sorgfaltsgemäße Behandlung vertragsmäßig versprechen, oder durch die sogenannte **„Ingerenz"**, in dem sie begonnen haben, einen Patienten zu behandeln. Dieser Begriff kommt aus dem Lateinischen („ingerere" = sich einmischen). Aus dieser Garantenstellung leiten sich für den Heilpraktiker **Garantenpflichten** ab. Das heißt, sie dürfen im Rahmen ihrer heilkundlichen Tätigkeit **nichts unterlassen**, wenn Patienten durch das Unterlassen geschädigt werden können. Und sie müssen alle notwendigen Behandlungsmaßnahmen durchführen (Behandlungspflicht). Handeln Heilpraktiker in solchen Situationen nicht, kann dieses Unterlassen neben der zivilrechtlichen Haftung auch als Straftatbestand, z. B. wegen Körperverletzung gewertet werden, weil sie kraft ihres Berufs zum Handeln verpflichtet sind.

Eine **Verletzung** von Garantenpflichten können sich in vielen Situationen im Praxisalltag zeigen, z. B. dadurch, dass:

- Hygienevorschriften missachtet werden (▸ **Abb. 2.17**),
- Verkehrssicherungspflichten (Schneeräumen vor dem Praxisgebäude) verletzt werden,

Abb. 2.17 Heilpraktiker: Garantenpflichten gegenüber dem Patienten entstehen nach Abschluss des Behandlungsvertrags.

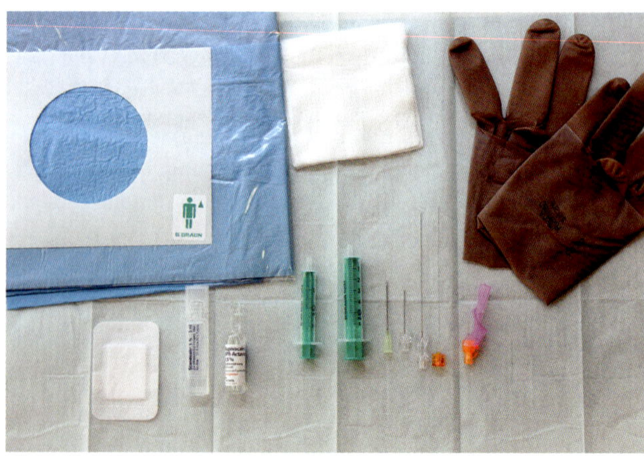

Eine Garantenpflicht für Heilpraktiker besteht z. B. darin, dass während der Behandlung stets mit aller Sorgfalt die Hygieneregeln und -vorschriften zu beachten sind. *Foto: K. Oborny, Thieme Group*

- die Gerätewartung (Medizinprodukte) vernachlässigt wird,
- therapeutisch relevante Beobachtungen (Arztverweise) nicht weiterverfolgt werden.
- Patienten davon abgeraten wird, eine dringende oder notwendige ärztliche Abklärung und Behandlung durchführen zu lassen!

Transferbeispiel

Patientin* hat viele Hämatome ohne schlüssige Erklärung – was ist zu tun?

Es kommt eine Patientin in die Sprechstunde, deren Gesicht (neben dem rechten Ohr) und Körper mit vielen Hämatomen übersät ist. Die Patientin klagt über Bauchschmerzen und starken Schwindel. Sie sind in solchen Fällen verpflichtet, die Patientin zu einer sofortigen fachärztlichen Untersuchung zu bewegen oder je nach der Intensität des Zustands in ein Krankenhaus zu begleiten.

Sollte die Patientin z. B. im Rahmen der Anamnese erklären, dass sie regelmäßig vom Ehemann geschlagen wird, **gebietet** die Garantenstellung **als Heilpraktiker**, eine polizeiliche Anzeige wegen Körperverletzung zu machen, obwohl eine Anzeigepflicht auf strafrechtlicher Ebene nicht gegeben ist. Parallel ist es wichtig, zu versuchen, mit dem Ehepaar zu sprechen, damit beide sich in professionelle Familienberatung oder -therapie begeben.

Werden die beschriebenen Maßnahmen unterlassen, kann der Straftatbestand der Körperverletzung durch Unterlassen für den Heilpraktiker greifen, wenn z. B. die Frau 2 Tage nach der Sprechstunde einem Hörsturz bekommt.

** Eventuelle personenbezogene Daten fiktiv, Fallbeispiel frei erfunden*

Verletzung der Garantenpflicht vs. unterlassene Hilfeleistung. Nicht zu verwechseln sind die Garantenstellung und die daraus abgeleiteten Handlungspflichten mit der unterlassenen Hilfeleistung. Garantenpflichten sind **berufsgruppenbezogen** begründet. Der unterlassenen Hilfeleistung können sich **alle** Personen strafbar machen, die keinerlei Garantenstellung haben. Das bedeutet, jede Person ist verpflichtet zu helfen, dann allerdings nur mit denjenigen Mitteln, die ihr zumutbar sind.

Transferbeispiel

Schmerzschreie aus der Nachbarwohnung*

Susanne K.* hört durch ihre Wohnzimmerwand laute Schläge und Schmerzensschreie. Sie hört, dass in der Nachbarwohnung ein Familienmitglied vom Nachbarn geschlagen wird. Für Susanne K. genügt es, die Polizei zu rufen, damit sie ihrer allgemeinen Hilfspflicht nachkommt.

Da für Susanne K. keine Garantenstellung zu den Nachbarn besteht, muss sie nicht bei den Nachbarn klingeln, um Schlimmeres zu verhindern. Sie muss nicht das Risiko eingehen, selbst verprügelt zu werden. Erfährt eine Person im Rahmen einer **Garantenstellung** Gewalt, muss sie handeln (siehe vorheriges Transferbeispiel).

Wenn ein Heilpraktiker bei seinen Nachbarn Schmerzensschreie und Schläge hört, ändert sich an der allgemeinen Hilfspflicht nichts, da er zwar Heilpraktiker ist, jedoch zum Nachbarn **keine** Garantenstellung besteht, weil er mit dem Nachbarn **keinen** Behandlungsvertrag geschlossen hat.

**Eventuelle personenbezogene Daten fiktiv, Fallbeispiel frei erfunden*

Fazit – Das müssen Sie wissen

Garantenpflichten und Garantenstellung

Garantenpflichten bedeuten, dass eine Rechtspflicht zum Handeln besteht, z. B. in der behandelnden **Funktion als Heilpraktiker** aufgrund des **Behandlungsvertrags**. Wird eine Handlung **unterlassen**, kann dies strafrechtliche und haftungsrechtliche Konsequenzen nach sich ziehen. Dies ist für Heilpraktiker für begonnene Behandlungen wichtig und zu beachten.

2.3 Heilpraktiker: Umgang mit Arzneimitteln

2.3.1 Handhabungsformen von Arzneimitteln

Definition

Arzneimittelbegriff nach § 2 Arzneimittelgesetz (AMG)

Arzneimittel (Medikamente) sind Substanzen, die Krankheiten verhindern, lindern, heilen sollen. Bei Diagnoseverfahren werden Arzneimittel auch als Hilfsmittel eingesetzt, um Krankheiten zu erkennen. Lebensmittel sind keine Arzneimittel im Sinne des AMG.

Arzneimittel können auf verschiedene Art und Weise „gehandhabt" werden. Der Gesetzgeber hat daher auch unterschiedliche Regelungen getroffen.

Legaldefinitionen. Gesetzlich definiert sind im Arzneimittelgesetz (AMG):

- das **Herstellen** von Arzneimitteln (wozu auch Umfüllen und Abpacken zählt) und
- das **Inverkehrbringen** von Arzneimitteln.

Keine Legaldefinitionen. Gesetzlich **nicht** definiert sind die beiden weiteren Handhabungsformen:

- Anwenden und
- „Gebrauchsfertigmachen".

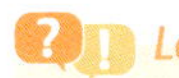

Lerntipps

Arzneimittelgesetz im Wortlaut nachschlagen

Sie können die in diesem Abschnitt zitierten wichtigen Paragrafen im originalen, aktuellen Wortlaut nachlesen unter: https://www.gesetze-im-internet.de/amg_1976/

Wenn Sie sich mit den gesetzlichen Formulierungen vertraut machen, gewinnen Sie Sicherheit, um Fragen in der mündlichen und schriftlichen Überprüfung mithilfe den korrekten Fachbegriffen beantworten zu können.

Herstellen §4 Abs. 14 AMG. Der Begriff des Herstellens ist sehr weit gefasst und erfasst praktisch jede Tätigkeit im Produktionsprozess, was §4 Abs. 14 AMG regelt: *„Herstellen ist das Gewinnen, das Anfertigen, das Zubereiten, das Be- oder Verarbeiten, das Umfüllen einschließlich Abfüllen, das Abpacken, das Kennzeichnen und die Freigabe (...)“.* Der Gesetzeswortlaut des §13 Abs. 2b AMG würde jeder sonstigen Person, die zum Ausüben der Heilkunde berechtigt ist, das Herstellen von Arzneimitteln für bestimmte Patienten zur Einzelanwendung erlauben. Heilpraktiker sind damit also nicht ausdrücklich ausgeschlossen. Zumindest Heilpraktikern für Psychotherapie fehlt jedoch dafür in der Regel die notwendige Praxisausstattung, nämlich ein Labor. Anders ist dies beim medizinischen Heilpraktiker. Dieser kann (gemäß §13 Abs. 2b AMG) für bestimmte Patienten zur Einzelanwendung Arzneimittel herstellen. Dies muss er der oberen Verwaltungsbehörde anzeigen. Und er braucht selbstverständlich das dafür erforderliche Labor.

Inverkehrbringen §4 Abs. 17 AMG. Das In-den-Verkehr-Bringen meint jede Tätigkeit, die das Arzneimittel der Öffentlichkeit zugänglich macht und dessen Anwendung und Transportwege sich der staatlichen Kontrolle entziehen. Gesetzlich definiert findet sich der Begriff in §4 Abs. 17 AMG: *„Inverkehrbringen ist das Vorrätighalten zum Verkauf oder zu sonstiger Abgabe, das Feilhalten, das Feilbieten und die Abgabe an andere.“* Letztendlich ist es auch schon ein In-den-Verkehr-Bringen, wenn man den Patienten eine Dosis Arzneimittel mitgibt und dieser dann zu Hause das Arzneimittel potenziell anderen Familienmitgliedern zugänglich machen kann.

Das In-den-Verkehr-Bringen ist den **Apotheken** vorbehalten und Einzelunternehmen, die einen besonderen Sachkundenachweis gemäß §44 AMG erbringen können, soweit es sich um freiverkäufliche Arzneimittel handelt. Heilpraktiker sind daher dazu angehalten, Arzneimittel nur in Mengen abzugeben, die der **Therapiesicherung** dienen. Eine Faustregel ist, dass das Arzneimittel höchstens **für 3 Tage** reichen darf und es dem Patienten vorerst nicht zugemutet werden kann, eine Apotheke aufzusuchen. Eine Bevorratung darf nicht stattfinden. Bietet man in seiner Praxis beispielsweise die Homöopathie an (s. u.), ist nicht das ganze Streufläschchen herauszugeben, sondern nur einige wenige Globuli, z. B. in einem Glasröhrchen.

Anwenden. Unter **Anwenden** versteht man jede Applikationsform (Einnehmen, Einreiben etc.) des Arzneimittels. Dies ist nicht zu verwechseln mit der Darreichungsform (Kapsel, Filmtablette, Pressling, Ampulle etc.). Eine Legaldefinition gibt es hier nicht, geregelt ist das Anwenden unter §5 Abs. 1 AMG.

Fertigmachen für Gebrauch (Gebrauchsfertigmachen). Dieser Begriff wurde durch die Rechtsprechung gebildet. Das Gebrauchsfertigmachen betrifft den Praxisalltag und findet immer dann statt, wenn z. B. eine Spritze aufgezogen, ein Streifen Salbe entnommen, ein Massageöl angerührt wird etc. Es ist gerade **kein** Herstellen und kann daher in den Praxen ohne Laborbedingungen durchgeführt werden. Die allgemeine **Hygiene** ist dennoch einzuhalten. Für den Heilpraktiker heißt dies konkret, dass er, will er Globuli (siehe unten) sogleich verabreichen, diese auch durchaus in einem Wasserglas auflösen darf.

Abb. 2.18 Heilpraktiker und der Umgang mit Arzneimitteln (Medikamenten).

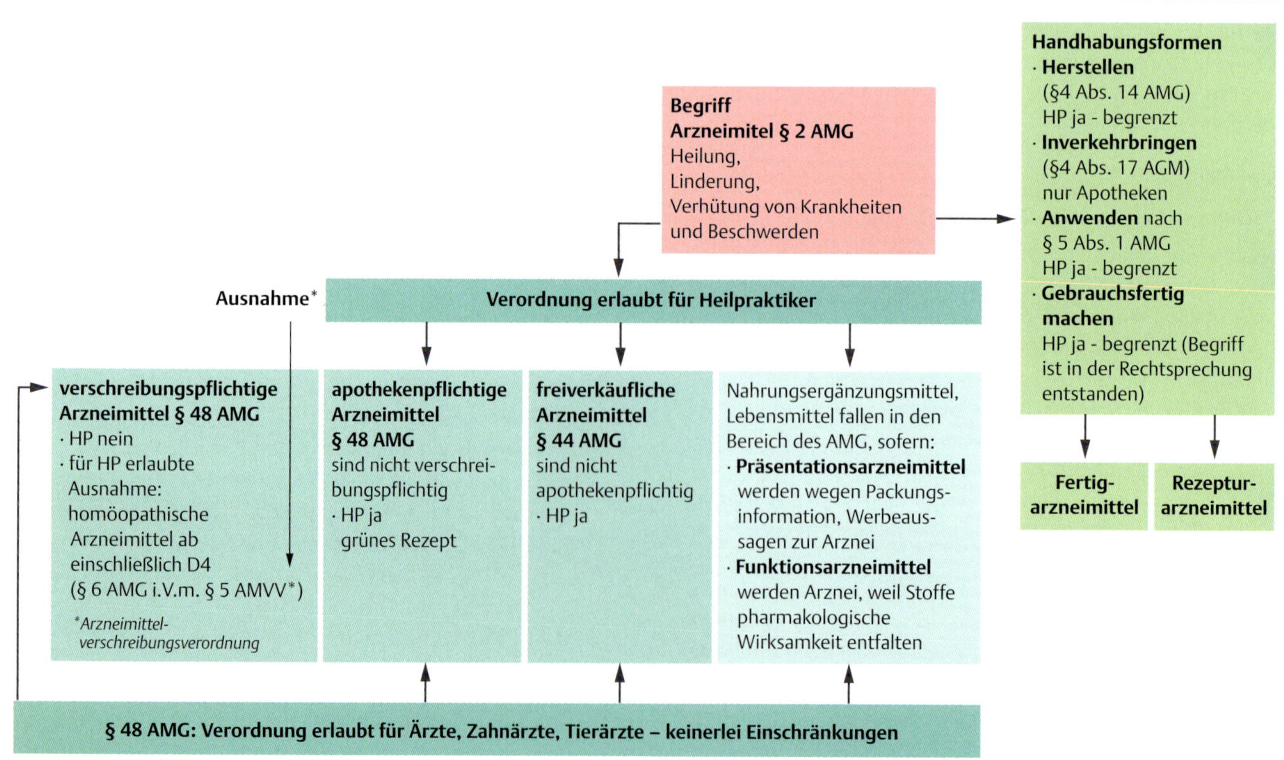

Arzneimittelformen. All diese Handhabungsformen beziehen sich auf alle Formen von Arzneimitteln, d. h., auf:

- **Fertigarzneimittel**, die abgepackt und in standardisierter Dosierung erhältlich sind,
- **Rezepturarzneimittel**, die für einen bestimmten Patienten individuell hergestellt werden.

Neben dieser Kategorisierung können Arzneimittel auch noch nach ihrem **rechtlichen Status** unterschieden werden.

2.3.2 Rechtliche Kategorien von Arzneimitteln

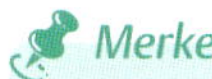

Merke

Heilpraktiker: erlaubte Verordnungen von Arzneimitteln

Heilpraktiker dürfen **nur** folgende Arten von Arzneimitteln verordnen (▸ **Abb. 2.18**):

- **verschreibungspflichtige homöopathische** Arzneimittel **ab** einer Endkonzentration von einschließlich **D 4** (§ 6 AMG i. V. m. § 5 AMVV)
- **apothekenpflichtige** Arzneimittel (S. 82), die zwar nur von Apotheken abgegeben werden dürfen (grüne Rezepte (S. 82)), jedoch nicht verschreibungspflichtig nach § 48 AMG sind;
- **freiverkäufliche** Arzneimittel (S. 83), die **nicht** apothekenpflichtig sind. Es handelt sich um Ausnahmen, die in § 44 AMG (Ausnahme von der Apothekenpflicht) aufgezählt werden.

Verschreibungspflichtige Arzneimittel

Nach § 48 AMG dürfen **verschreibungspflichtige Arzneimittel** nur aufgrund einer ärztlichen, zahnärztlichen oder tierärztlichen Verschreibung an Verbraucher abgegeben werden. Arzneimittel im Sinne von §§ 2, 48 AMG sind verschreibungspflichtig und damit für den Heilpraktiker tabu, er darf sie weder abgeben noch verordnen oder verabfolgen – **auch nicht als Notfallvorrat**!

! Cave

Verschreibungspflichtige Arzneimittel nach §§ 2, 48 AMG – für Heilpraktiker tabu!

Heilpraktiker dürfen keine rezeptpflichtigen Arzneimittel und insbesondere **keine Betäubungsmittel** verschreiben.

Trotzdem sollten Heilpraktiker die **wichtigsten** verschreibungspflichtigen **Arzneimittel** mit Wirkstoffen, Wirkspektrum, den gängigsten Handelsnamen, Wechselwirkungen und Kontraindikationen **beherrschen**. Dies gewährleistet, dass Heilpraktiker gegebenenfalls das Verhalten ihrer Patienten und den Therapieverlauf besser einschätzen können. Sie sollten weiter erkennen können, ob ein Patient unter Einfluss von Medikamenten agieren könnte oder ob ein Symptom einer (gegebenenfalls psychiatrischen) Krankheit vorliegt. Im Lernmodul 4 „Allopathische Verfahren" werden diese Themen besprochen.

Abb. 2.19 Ausnahme Verschreibungspflicht: § 6 AMG i. V. m. § 5 AMG.

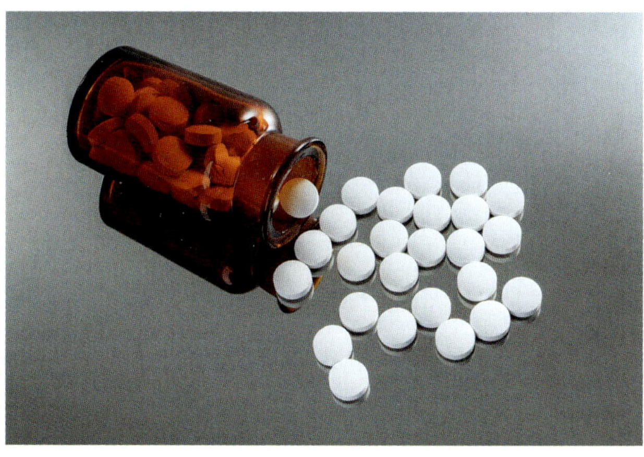

Für Heilpraktiker greift die Ausnahme, dass homöopathische Arzneimittel ab einer Potenzierung ≥ D 4 von der Verschreibungspflicht ausgenommen sind. *Foto: K. Oborny, Thieme Group*

Ausnahme: Homöopathika ab D 4. Nach der aufgrund des **§ 6 AMG** ergangenen Verordnung über die Verschreibungspflicht für Arzneimittel (Arzneimittelverschreibungsverordnung) **(AMVV)** sind homöopathische Arzneimittel dann verschreibungspflichtig, wenn sie verschreibungspflichtige Substanzen enthalten. Es greift eine Ausnahme (▸ **Abb. 2.19**), dass sie von der Verschreibungspflicht ausgenommen sind, wenn die homöopathische Endkonzentration die vierte Dezimalpotenz (D 4) nicht überschreitet (§ 5 AWVO). Das heißt: D 5 ist z. B. erlaubt, D 3 wäre verboten. Ebenso sind die von vornherein verdünnteren C-Potenzen und LM-Potenzen erlaubt, sofern sie **nicht** mehr Wirkstoff enthalten als eine D 4 Potenz der gleichen Substanz.

(i) Zusatzinfo

Potenzierung homöopathischer Arzneimittel

Die Potenzierung von homöopathischen Arzneimitteln wird nach festgelegten Regeln durchgeführt:

- Der Buchstabe einer Potenzierungsbezeichnung (D, C, LM bzw. Q) zeigt an, in welchem Verhältnis das Arzneimittel verdünnt wurde.
  - D-Potenzen oder **Dezimal-Potenzen** wurden im Verhältnis 1:10 verdünnt.
  - C- Potenzen oder **Centesimal-Potenzen** haben einen Verdünnungsgrad von 1:100.
  - LM-Potenzen bzw. Q-Potenzen **(Quinquaginta-Millesimal-Potenzen)** werden im Verhältnis 1:50.000 verdünnt.
- Die durchgeführte Anzahl der Potenzierungsschritte geht aus der hinter dem Buchstaben stehenden Zahl hervor. Eine D 6-Potenz wird z. B. 6-mal hintereinander im Verhältnis 1:10 verdünnt und genauso oft verschüttelt.
- Niedrige Potenzen sind: D 1 - D 12; C 1 - C 12; LM I – LM V.
- Mittlere Potenzen sind: D 15 - D 12; C 15 – C 30; LM VI – LM XIII.
- Hohe Potenzen sind: D 200 – D 1000; C 200 – C 1000; LM XII – LM XXX.

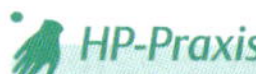

HP-Praxis

Für HP erlaubte Ausnahme von der Verschreibungspflicht

Heilpraktiker dürfen z. B. folgende verschreibungspflichtige Arzneimittel **ab der Potenz D 4** verordnen:

- Belladonna
- Codein
- Digitalis
- Insulin
- Pulsatilla.

! Cave

D 1–D 3 bzw. homöopathisch aufbereitetes Eigenblut sind für Heilpraktiker tabu!

Verschreibungspflichtige Arzneimittel in Form von homöopathischen Endkonzentrationen sind für Heilpraktiker für die Potenzen D 1-D 3 tabu. Dies betrifft die Arzneimittel: Belladonna, Codein, Digitalis, Insulin, Pulsatilla sowie homöopathisch aufbereitetes Eigenblut. Ebenso sind homöopathische Zubereitungen von Betäubungsmitteln erst ab einer Potenz von D 4 erlaubt.

Lerntipps – Schriftliche Prüfung

Verschreibungspflichte Medikamente keine Verwendung durch HP

Hin und wieder werden in der schriftlichen Überprüfung gängige Präparate abgefragt (Diclofenac, Ibuprofen, Digitalis-Präparate, Marcumar). Es geht dabei nicht immer nur um das Wirkspektrum der **Medikamente**. Achten Sie auf die Formulierung der Fragestellung! Die Fragen zielen oft darauf ab, dass Heilpraktiker diese Medikamente **nicht verwenden** dürfen.

Sie müssen, um richtig zu antworten, diejenige Antwortoption ankreuzen, die berücksichtigt, dass **Heilpraktiker** diese Medikamente **nicht verwenden** dürfen. Auswahlantworten, die die Harmlosigkeit dieser Mittel betonen, führen tendenziell aufs Glatteis.

Nachschlagewerke: verschreibungspflichtige Arzneimittel. Wie finde ich heraus, welche Arzneimittel verschreibungspflichtig sind? Es gibt eine Reihe von Katalogen, in denen verschreibungspflichtige Arzneimittel gelistet und zu finden sind, u. a.:

- Scribas-Tabelle (Deutscher Apothekerverlag)
- Rote Liste (www.rote-liste.de)
- Gelbe Liste Pharmindex (www.gelbe-liste.de)

In diesen Listen finden sich gängige Abkürzungen u. a. für:

- ap: apothekenpflichtiges Medikament
- rp: rezeptpflichtiges Medikament
- Btm: Betäubungsmittel.

! Cave

Verschreibungspflichtige Medikamente: Keine Empfehlungen durch HP!

Lassen Sie sich in Ihrer künftigen Praxis oder bei Fragen in der Überprüfung auch **nicht** dazu hinreißen, Ihren Patienten **verschreibungspflichtige** Medikamente zu **empfehlen**. Vor solchen Vorschlägen aus Mitgefühl ist nur abzuraten.

Im Praxiskontext genießen Heilpraktiker Vertrauen und strahlen Autorität aus. Deshalb werden Patienten i. d. R. solchen Empfehlungen folgen und häufig nicht verstehen, dass sie bei einer Empfehlung die völlige Wahlfreiheit haben. Letztlich handelt es sich hier um ein Kommunikationsproblem, das im Zweifelsfall **berufs- und haftungsrechtliche Risiken** birgt.

Lerntipps

Prüfungsthema: Medikamente

Mündliche Überprüfung.

In der Fachliteratur gibt es eine Vielzahl von Übersichten, in der die Medikation bei diversen Krankheitsbildern vorgestellt wird. Weiter wird aufgelistet, welche Arzneimittel derzeit auf dem Gesundheitsmarkt zugelassen sind. Die prüfungsrelevanten Sachverhalte hierzu lernen Sie im Lernmodul 4 „Allopathische Verfahren". Häufig werden Sie in der mündlichen Überprüfung belegen müssen, dass Sie differenzialdiagnostisch ihre Intervention oder naturheilkundliche Maßnahme an eine ärztlich veordnete Medikation anpassen können.

Sie sollten zu Fragen in diesem Kontext unbedingt erwähnen, dass die Dosierung und das Absetzen des Medikaments **niemals** vom Heilpraktiker verändert werden darf. Viele Präparate sind **Spiegelmedikamente**, die erst ab einem gewissen Sättigungsgrad in der Blutbahn ihre volle Wirkung entfalten. Die Folge davon ist, dass sie nur langsam **ausgeschlichen** werden dürfen. Dies ist ein wichtiger Aspekt, der mit besonderer Sorgfalt in der Prüfung vorgetragen werden sollte.

Schriftliche Überprüfung.

Kommen Medikamente in der schriftlichen Überprüfung vor, besteht i. d. R. Ihre Aufgabe darin, sie einem Krankheitsbild korrekt zuzuordnen. In den Fragestellungen verwenden die Aufgabenstellenden dabei häufig die Handelsnamen der Arzneimittel/Medikamente.

Apothekenpflichtige Arzneimittel und Homöopathie

Eine weitere Gattung von Medikamenten sind **apothekenpflichtige Arzneimittel**. Diese sind **nicht** verschreibungspflichtig durch ein Rezept vom Arzt. Patienten können diese Arzneimittel ohne jede Verordnung in der Apotheke kaufen. Aber es gibt sie eben nur in der Apotheke. Deshalb sucht man sie in Drogeriemärkten vergeblich. Gleichzeitig können sie trotzdem durch ein sogenanntes **„grünes"** Rezept von Ärzten, aber auch von Heilpraktikern verordnet werden. Kassenrezepte für gesetzlich Versicherte sind rot, für Privatversicherte blau und betreffen jeweils verschreibungspflichtige Arzneimittel.

Abb. 2.20 Apothekenpflichtige Arzneimittel.

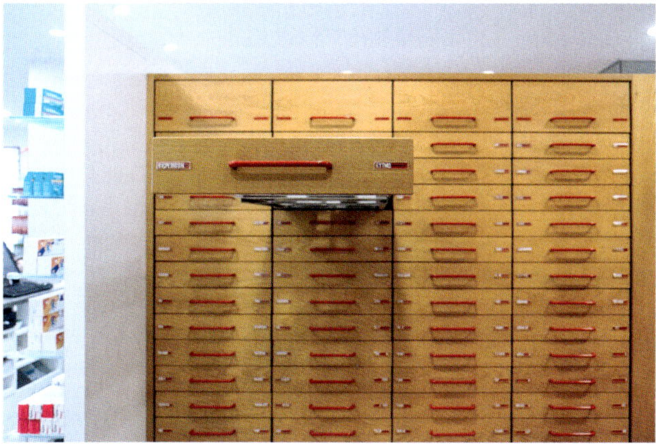

Nach § 48 AMG sind apothekenpflichtige Arzneimittel nicht verschreibungspflichtig, sodass auch Heilpraktiker diese mit einem grünen Rezept verordnen dürfen. *Foto: K. Oborny, Thieme Group*

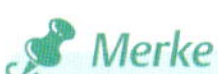
Merke

Bedenkliche Arzneimittel – § 5 AMG.

Apothekenpflichtige Arzneimittel kann der Heilpraktiker **verschreiben** und **verwenden**, darf sie aber nicht in **bedenklicher** Weise anwenden und kombinieren. Dies ergibt sich aus § 5 AMG.

Homöopathika. **Homöopathische Arzneimittel**, die **keine** verschreibungspflichtigen Substanzen enthalten, sind ebenfalls apothekenpflichtig. Sie durchlaufen zwar einen Prüfungsprozess mit geringeren Anforderungen in Form einer bloßen Registrierung anstelle einer „echten", aufwändigen Arzneimittelzulassung, sie unterliegen aber dennoch dem Arzneimittelrecht. Heilpraktiker dürfen homöopathische, apothekenpflichtige Arzneimittel verordnen.

Freiverkäufliche, Präsentations- und Funktionsarzneimittel

Freiverkäufliche Arzneimittel. Freiverkäufliche Arzneimittel sind **nicht** apothekenpflichtig. Es handelt sich um Ausnahmen, die in **§ 44 AMG** aufgezählt werden. In § 44 Abs. 1 werden freiverkäufliche Arzneimittel so beschrieben: *„Arzneimittel, die von dem pharmazeutischen Unternehmer ausschließlich zu anderen Zwecken als zur Beseitigung oder Linderung von Krankheiten, Leiden, Körperschäden oder krankhaften Beschwerden zu dienen bestimmt sind, sind für den Verkehr außerhalb der Apotheken freigegeben."* Dies sind z. B. Heilwässer (vgl. § 44 AMG Ausnahme von der Apothekenpflicht).

Es gibt viele Präparate und Zubereitungen auf dem Markt, die aufgrund ihrer Zusammensetzung nicht dem Arzneimittelrecht unterliegen, aber im weitesten Sinne der **gesunden** Lebensführung dienen. Weitere frei käufliche Produkte **stärken** die Konzentrationsfähigkeit, die mentale Leistungsfähigkeit, das Immunsystem und/oder sollen dabei helfen, bei schlechten Stimmungslagen zu unterstützen. Hierzu gehören Vitamine, Spurenelemente, Ballaststoffe, Zubereitungen aus Gewürzen, ayurvedische Pflanzenpresslinge und vieles andere mehr.

Aus rechtlicher Sicht sind viele dieser Produkte als **Nahrungsergänzungsmittel** oder Lebensmittel auf dem Markt. Die **Einstufung** in diese Kategorie treffen die **Hersteller** selbst! Heilpraktiker können mit dem Handel und Vertrieb solcher Produkte ein zweites Standbein aufbauen. Arzneimittelrechtlich gilt es jedoch dann einiges zu beachten (s. u.).

Heilpraktiker haben eine weitere Möglichkeit, rechtssicher Produkte anzuwenden: **Bachblüten** und andere energetische Essenzen. Einer neueren Entscheidung des EuGH (Urteil vom 23.11.2016, Rechtsache C-177/15, ECLI:EU:C:2016:888) zufolge sind Bachblüten-Essenzen als **Lebensmittel** zu qualifizieren und können daher frei verwendet und auch in den Verkehr gebracht werden, vorausgesetzt man wirbt nicht für sie als Präsentationsarzneimittel.

Präsentationsarzneimittel. Werden solchen Produkten, z. B. auf dem Etikett und in der Werbung, gesundheitliche Wirkungen zugeschrieben, gelten sie als „Präsentationsarzneimittel", weil ein Lebensmittel/Nahrungsergänzungsmittel wie ein Arzneimittel **präsentiert** wird.

Die Folge davon ist, dass auf dieses Produkt sodann das **Arzneimittelgesetz** Anwendung findet. Das bedeutet, dass gegen sogenannte Kennzeichnungsvorschriften, z. B. Pflichtangaben auf dem Etikett, verstoßen wird. Werden Präsentationsarzneimittel ohne Pflichtangaben angeboten, d. h., bringt man diese in den Verkehr, stellt dies mindestens eine **Ordnungswidrigkeit** dar.

Wollen Heilpraktiker Produkte ins Sortiment nehmen, ist daher zu prüfen, ob der Hersteller Kennzeichnungsvorschriften eingehalten hat. Heilpraktiker dürfen sich nicht auf die Richtigkeit verlassen, da sie in solchen Fällen **rechtlich wie Händler** zu behandeln sind und selbst für die Einhaltung des Kennzeichnungsrechts einstehen müssen.

Funktionsarzneimittel. Nahrungsergänzungsmittel und Lebensmittel können durchaus pharmakologische Bedeutsamkeit erhalten und damit unter den Wirkstoffbegriff des Arzneimittelgesetzes fallen. Die **Produkte** werden dann zu sogenannten „Funktionsarzneimitteln", weil dann ein Lebensmittel/Nahrungsergänzungsmittel so verändert angewendet wird, dass die Wirkung eines Arzneimittels erzielt wird. Solch relevante **Veränderungen** treten z. B. durch eine andere Dosierung, Zubereitungsart, Neukombination mit anderen Produkten ein. Es ist denkbar, dass dadurch seelische oder körperliche Zustände beeinflusst werden können.

Heilpraktiker können zwar Funktionsarzneimittel selbst zusammenstellen oder auf den Einzelfall eines Patienten zugeschnittene individuelle Hinweise dafür geben. Sie sollten es jedoch vermeiden, hierbei eine Überdosierung zu erreichen. Heilpraktiker sollten sich **stets** an die Verzehrempfehlungen der Hersteller halten.

2.3.3 Anforderungen an Rezepte (Pflichtangaben)

Welche Arten von Rezepten (S. 82) es gibt, wurde bereits erläutert. Es muss eine Reihe von Angaben auf einem Rezept gemacht werden, damit es formal korrekt ist. Nach § 2 Arzneimittelverschreibungsverordnung (AMVV) müssen Rezepte genau definierte Pflichtangaben enthalten.

„Blaue“ **Privatrezepte** eines Arztes müssen z. B. folgende Angaben enthalten:

- Name des Arztes
- Berufsbezeichnung
- Anschrift
- Ausstellungsdatum
- Name des Arzneimittels
- Darreichungsform (Tablette, Tropfen usw.)
- Menge bzw. Packungsgröße (N1–N3; wobei N1 der kleinsten und N3 der größten Packung entspricht)
- Name des Patienten
- Geburtsdatum des Patienten
- Unterschrift
- Maßnahmen zur Fälschungssicherheit, wie z. B. dass Schraffieren verbliebener Freiflächen
- Die Unterschrift muss stets unter dem Datum und am Ende der Verordnung platziert sein

Ein privates Rezept gilt ab dem Ausstelldatum 3 Monate lang.

Ein Heilpraktiker ist gut beraten, diese Rezeptvorgaben auch für seine **„grünen“ Rezepte** einzuhalten. Zum einen wird ein Patient ein Rezept möglicherweise bei seiner privaten Krankenversicherung einreichen, die fehlerhafte Rezepte in der Regel nicht erstattet. Ein weiterer wichtiger Grund liegt darin, dass **Rezeptfehler** ein **strafrechtlich delikates** Thema sind.

Verordnet ein Heilpraktiker versehentlich oder aus Unkenntnis ein verschreibungspflichtiges Medikament, macht er sich **nicht** strafbar. Dies kann vorkommen, da manche apothekenpflichtigen Arzneimittel in bestimmter Dosierung verschreibungspflichtig werden. In solchen Fällen sind Apotheker verantwortlich. Die Vorschriften über die **Abgabebeschränkung** richten sich an **Apotheker**, die im Einzelfall vor der Abgabe zu prüfen haben, ob es sich bei dem Rezept um ein verschreibungspflichtiges Arzneimittel eines Arztes handelt oder nicht.

Fazit – Das müssen Sie wissen

Heilpraktiker und Arzneimittel

Handhabung von Arzneimitteln (Medikamenten)

Falsche Dosierungen oder falsche Anwendungen von Arzneimitteln können Patienten schädigen. Der Gesetzgeber hat deshalb unterschiedliche Regelungen getroffen, um diesen Gefahren vorzubeugen. Gesetzlich definiert oder gesetzlich verankert sind im Arzneimittelgesetz (AMG) 3 Handhabungsformen von Arzneimitteln. Im Einzelnen sind dies:

- **Herstellen** von Arzneimitteln (wozu auch Umfüllen und Abpacken zählen; Legaldefinition: § 4 Abs. 14 AMG)
- **Inverkehrbringen** (Legaldefinition: § 4 Abs. 17 AGM)
- **Anwenden** (nach § 5 Abs. 1 AMG)

Eine weitere Handhabungsform wird als **„Gebrauchsfertigmachen“** bezeichnet. Der Begriff ist nicht im AMG festgeschrieben, er wurde durch die Rechtsprechung entwickelt.

Klassifikationen von Arzneimitteln

Nach der Art der **Handhabungsform** werden Arzneimittel unterschieden in Fertigarzneimittel (abgepackt, fertig dosiert) und Rezepturarzneimittel (patientenindividuell hergestellt).
Wichtig für die Verschreibungspflicht bzw. Verordnungserlaubnis ist der **rechtliche Status** der Erhältlichkeit eines Arzneimittels:

- verschreibungspflichtig,
- apothekenpflichtig,
- freiverkäuflich.

„Präsentationsarzneimittel“ und „Funktionsarzneimittel“ sind weitere Unterkategorien freiverkäuflicher Arzneimittel. Es handelt sich um Nahrungsergänzungsmittel und Lebensmittel, die aufgrund der **pharmakologischen Wirksamkeit** ihrer Wirkstoffe („Funktion“) oder aufgrund der Zuschreibung einer solchen Wirksamkeit („Präsentation“) in den Arzneimittelstatus erhoben werden können.

Erlaubte Verordnungen durch Heilpraktiker

Heilpraktiker dürfen **nur** folgende Arten von Arzneimitteln verordnen:

- **Ausnahmsweise** verschreibungspflichtige homöopathische Arzneimittel **ab** einer Endkonzentration von einschließlich D 4 (§ 6 AMG i. V. m. § 5 AWVO);
- **apothekenpflichtige** Arzneimittel, die zwar nur von Apotheken abgegeben werden dürfen, jedoch nicht verschreibungspflichtig nach § 48 AMG sind;
- **freiverkäufliche** Arzneimittel, die **nicht** apothekenpflichtig sind. Diese Ausnahmen sind § 44 AMG (Ausnahme von der Apothekenpflicht) aufgezählt.

Rezeptarten

Es gibt folgende Rezeptarten:

- **Kassenrezepte** für gesetzlich Versicherte (rot; verschreibungspflichtige Arzneimittel)
- Rezepte für **Privatversicherte** (blau; verschreibungspflichtige Arzneimittel)
- Rezepte für **apothekenpflichtige** Arzneimittel sind grün. Die verschriebenen Arzneimittel sind nicht verschreibungspflichtig. Sie können auch von Heilpraktikern verordnet werden. Patienten können diese Arzneimittel aber auch selbst in der Apotheke ohne Verordnung kaufen.

2.4 Vertiefungsfragen zu Pflichten und gesetzlichen Grenzen der Berufsausübung

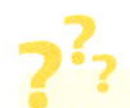

Vertiefungsfragen

Frage 1

Im Rahmen des anamnestischen Gesprächs* erzählt die Patientin ihrer Heilpraktikerin, dass sie sich große Sorgen um ihre 3 Katzen mache. Diese litten unter Durchfall und sie habe bereits nicht nur die Katzentoiletten, sondern auch die Schrankoberflächen in ihrem Wohn- und Schlafzimmer von Katzenkot reinigen müssen. Der Tierarzt habe Giardia lamblia festgestellt, sie selbst habe jedoch keinen Durchfall bekommen.
Giardia lamblia gehört zu den meldepflichtigen Erregern gemäß § 7 IfSG, allerdings nicht, wenn Tiere befallen sind. Gleichwohl könnte die Patientin Ausscheiderin von Giardia lamblia sein. Muss die Heilpraktikerin dies im Rahmen ihrer Meldepflichten dem Gesundheitsamt melden?

**Fallbeispiel fiktiv, personenbezogene Daten frei erfunden*

Musterlösung:

*Eine Meldepflicht entsteht in diesem Fall nicht, da der Erreger von **Heilpraktikern** nicht nachgewiesen werden kann und darf! Unabhängig davon sind Hygienemaßnahmen in der Praxis, wie die Flächendesinfektion der Toilette und aller Kontaktflächen der Patientin sinnvoll und angebracht (Hygiene).*

Frage 2

Fall

Der 32-jährige Leon R.* hat gerade seine Praxis als Heilpraktiker mit Schwerpunkt „Sport" gegründet und stellt fest, dass seine jungen, technikaffinen Patienten es sehr schätzen, wenn er mit ihnen Videokonferenzen durchführt, per E-Mail mit ihnen Kontakt hält und ihnen therapeutische und anamnestische Fragebögen zum Download bereithält. Dieses Behandlungsmodell ermöglicht es ihm, überregional Patienten zu akquirieren. Ein befreundeter Heilpraktiker macht ihn jedoch darauf aufmerksam, dass „das alles" nicht erlaubt sei. Leon R. befürchtet nun, sein gesamtes Geschäftsmodell auf den Prüfstand stellen zu müssen.

**Fallbeispiel fiktiv, personenbezogene Daten frei erfunden*

Fragestellung

Darf Leon R. seine Patienten weiterhin so betreuen? Wenn ja, was muss er beachten? Ein Tipp zur Falllösung: Prüfen Sie den Fall auf mehreren Ebenen in 3 Schritten:

- **1. Prüfschritt:** Darf Leon R. diese Art der leistungsorientierten Behandlung überhaupt ausführen?
- **2. Prüfschritt:** Darf Leon R. für diese Art Behandlung werben?
- **3. Prüfschritt:** Was ist zu beachten, wenn die beiden vorigen Prüfschritte bejaht werden können.

Musterlösung:

Dieser Fall geht über das Verbot des Umherziehens hinaus, es soll hier auch verdeutlicht werden, dass andere berufsrechtliche Pflichten eng miteinander verknüpft sind, was Sie auch bei Fällen in der Prüfung immer im Hinterkopf behalten sollten.

***1. Prüfschritt:** Im ersten Schritt muss man hier unterscheiden zwischen potenziell verbotener Fernbehandlung, weil Leon R. seine Heilkunde im „digitalen Umherziehen" ausübt, und erlaubter Telemedizin.*
*Bei der **Telemedizin** handelt es sich um einen Oberbegriff für Dienstleistungen, bei denen elektronische Kommunikationsmedien verwendet werden. Hier kommt es in einer konkreten Behandlungstätigkeit zu keinem „Face-to-face-Kontakt", es muss aber gewährleistet sein, dass der Patient den Behandler in einem anderen Kontext persönlich gesehen hat. Die Telemedizin dient oft nur dazu, fächerübergreifenden Informationsfluss zu erleichtern. Bei der Telemedizin ist immer ein Gerät zwischengeschaltet (beispielsweise MRT, CTG, Ultraschall etc.), das am Patienten durch eine andere dritte Person bedient wird. Der Therapeut selbst ist hier per verschlüsselter Verbindung zugeschaltet und kann Anweisungen hinsichtlich der Untersuchung und des weiteren Behandlungsablaufs geben. Hierfür ist jedoch eine zertifizierte Software nötig, die Daten verschlüsselt. Überträgt man dies auf den Heilpraktiker, ist Telemedizin eher nicht möglich.*
*Bei der **Fernbehandlung** handelt es sich um eine direkte Kommunikation zwischen Patient und Heilpraktiker via Mail, Telefon oder Internettelefonie. Hierbei hat der Patient den Behandler oft nicht persönlich gesehen oder nur wenige persönliche Termine gehabt. Deshalb wird die Fernbehandlung so eingestuft, dass sie nicht der Sorgfaltspflicht entspricht. Zum einen kann der Behandler eine Anamnese nicht differenziert durchführen. Es wird befürchtet, dass nonverbale Informationen und Probleme des Bewegungsapparats in der Sportmedizin verloren gehen. Will man wie Leon R. diese Risiken dennoch eingehen, ist es wichtig, die Fernbehandlung nicht von „irgendwo auf der Welt" als digitaler Nomade durchzuführen, sondern vom eigenen Praxissitz aus, um für Notfälle und Nachsorge zur Verfügung zu stehen. Dann besteht kein „Ausüben der Heilkunde im Umherziehen". Des Weiteren sollte Leon R. reflektieren, ob er hohe Haftungsrisiken eingehen möchte und entsprechend versichert ist.*

***2. Prüfschritt:** Werbung für Fernbehandlung ist gemäß § 9 HWG ausgeschlossen. Es kann nur zurückhaltend darauf hingewiesen werden, dass man die Ausstattung für elektronische Kommunikation vorhält.*

***3. Prüfschritt:** Da diese Voraussetzungen aus den ersten beiden Prüfschritten schwierig einzuhalten bzw. ausgeschlossen sind, hat sich etabliert, dass man Neupatienten im allerersten Kontakt niemals fernbehandeln sollte.*

***Zwischenergebnis:** Leon R. kann seine Geschäftsidee nur dann aufrechterhalten, wenn er alle Vorgaben wie oben skizziert beachtet. Wenn er seine Dienstleistungen über digitale Medien weiter anbieten möchte, hat er die Möglichkeit Haftungsrisiken bei Fernbehandlung zu reduzieren, wenn sie als Coaching- oder Motivationsberatung durchführt. Denn dann wird keine Heilkunde ausgeübt. Alle Vorgaben zum Datenschutz und zur Dokumentation und gegebenenfalls einem elektronischen Vertragsschluss sind dennoch einzuhalten (siehe dazu Thema „Fernabsatz" in Kap. 4). Es könnte sein, dass Leon R. von der im Rahmen der Corona-Pandemie zunächst befristeten Möglichkeit für psychologische Psychotherapeuten und Heilpraktiker, Fernbehandlungen als „Ultima-Ratio-Therapie" durchzuführen, auf Dauer profitiert (S. 64) . Diesbezüglich besteht aber noch Rechtsunsicherheit.*

Frage 3

Fall

Johanna N.* arbeitet in ihrer Heilpraktikerpraxis mit der Nosodentherapie. Dies bedeutet, dass Krankheitserreger nach den homöopathischen Zubereitungsregeln aufbereitet werden und dann nach Diagnosestellung den Patienten entweder in Tropfenform oder als Globuli verabreicht werden. Darüber hinaus hat sie noch weitere Angebote in ihrer Naturheilpraxis, die dazu führen, dass auch HIV-positive Patienten bei ihr vorsprechen. In ihrer Praxis fühlen sich diese besonders verstanden, angenommen und gut aufgehoben.

**Fallbeispiel fiktiv, personenbezogene Daten frei erfunden*

Fragestellung

Darf Johanna N. diesen Patienten zu Therapiezwecken die homöopathische AIDS-Nosode verordnen?

Musterlösung:

Da es sich bei Aids um eine sexuell übertragbare Krankheit handelt, entstehen vordergründig Behandlungsverbote. Es spielt dabei keine Rolle, dass Aids auch in nicht sexuellen Kontexten, beispielsweise durch Bluttransfusion oder im Mutterleib, übertragen werden kann. Es genügt, dass die Krankheit theoretisch sexuell übertragbar ist.

Johanna N. darf daher Aids zielgerichtet nicht behandeln, also keine Maßnahmen treffen, die den Erreger und seine Antikörper abtöten sollen. Selbstverständlich darf sie HIV-positive Patienten und deren Angehörige psychotherapeutisch begleiten, damit sie mit der Diagnose besser zurechtkommen.

Darüber hinaus darf sie Folgeerkrankungen, z. B. die entstehende Immunschwäche, behandeln. Erkrankungen, die überhaupt nichts mit dem Erreger zu tun haben, darf sie ebenfalls behandeln, z. B. wenn sich ein Patient den Fuß verstaucht hat. Dabei muss sie sicherstellen, dass der Aidserreger nicht weiter übertragen werden kann.

Die AIDS-Nosoden darf sie ebenfalls einsetzen. Diese dienen weder dem Erregernachweis noch dem Abtöten des Erregers, sondern dienen in aller Regel der „Informationsmedizin" und Stressbewältigung.

Auch nicht HIV-positive Patienten können, nach naturheilkundlichem Verständnis, von der Anwendung der AIDS-Nosoden profitieren, da diese vom Mittelbild her nur auf das Immunsystem einwirken sollen und eine Begleittherapie sind. Diese Schlussfolgerung ergibt sich aus § 7 Abs. 2 IfSG, demzufolge es allein auf die Behandlung des Erregers ankommt und auf die zielgerichtete Behandlung von krankheitsspezifischen, besonderen Symptomen. Wird unspezifisch, beispielsweise mit einer naturheilkundlichen Umstimmungstherapie, behandelt, dürfen Behandlungsmaßnahmen ergriffen werden. Johanna N. darf die Nosoden also einsetzen.

Frage 4

Heilpraktiker dürfen ihren Patienten freiverkäufliche Arzneimittel, die nicht apothekenpflichtig sind, verordnen. Diese Ausnahmen von der Apothekenpflicht werden im § 44 AMG aufgezählt. Um welche Substanzen handelt es sich? Recherchieren Sie!

Musterlösung:

Folgende freiverkäufliche, nicht apothekenpflichtige Arzneimittel dürfen Heilpraktiker § 44 AMG verschreiben:

- *§ 44 Abs. 1 AMG: Arzneimittel, die vom pharmazeutischen Hersteller nicht dazu bestimmt sind, Krankheiten, Leiden, Körperschäden oder krankhafte Beschwerden zu beseitigen oder zu lindern;*
- *§ 44 Abs. 2 AMG:*
  - *Nr. 1 a) natürliche Heilwässer sowie deren Salze, auch als Tabletten oder Pastillen;*
  - *Nr. 1 b) künstliche Heilwässer sowie deren Salze, auch als Tabletten oder Pastillen, jedoch nur, wenn sie in ihrer Zusammensetzung natürlichen Heilwässern entsprechen;*
  - *Nr. 2 Heilerde, Bademoore und andere Peloide, Zubereitungen zur Herstellung von Bädern, Seifen zum äußeren Gebrauch;*
  - *Nr. 3 mit ihren verkehrsüblichen deutschen Namen bezeichnete*
    - *a) Pflanzen und Pflanzenteile, auch zerkleinert,*
    - *b) Mischungen aus ganzen oder geschnittenen Pflanzen oder Pflanzenteilen als Fertigarzneimittel;*
    - *c) Destillate aus Pflanzen und Pflanzenteilen;*
    - *d) Presssäfte aus frischen Pflanzen und Pflanzenteilen, sofern sie ohne Lösungsmittel mit Ausnahme von Wasser hergestellt sind;*
  - *Nr. 4 Pflaster;*
  - *Nr. 5 ausschließlich oder überwiegend zum äußeren Gebrauch bestimmte Desinfektionsmittel sowie Mund- und Rachendesinfektionsmittel.*

In § 44 AMG wird im Absatz 3 ausdrücklich festgeschrieben, dass die Ausnahmen der Absätze 1 und 2 nicht gelten, wenn die aufgezählten Arzneimittel/Wirkstoffe verschreibungspflichtig nach § 48 AMG sind oder durch eine Rechtsverordnung nach § 46 AMG vom Verkehr außerhalb der Apotheken ausgeschlossen sind. Klarheit, ob es sich um verschreibungspflichtige Arzneimittel handelt, kann man durch Nachschlagen in den gängigen Arzneimittellisten (S. 82) bekommen.

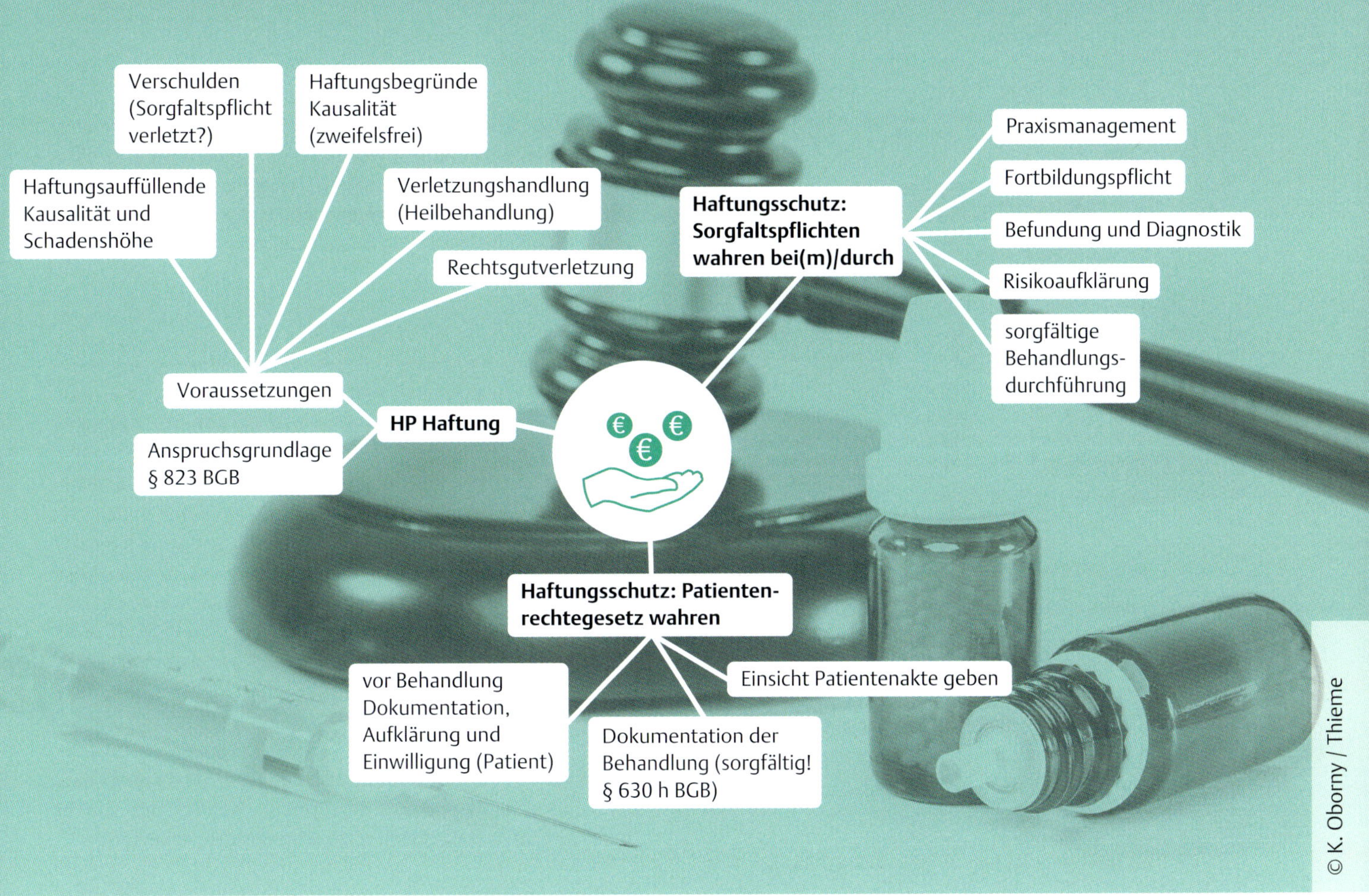

3 Haftung und Sorgfalt

3.1 Haftung für Heilpraktiker

3.1.1 Grundprinzip

Definition

Zivilrechtlicher Oberbegriff: Haftung

Haftung ist ein zivilrechtlicher Oberbegriff. Sie stellt sicher, dass Geschädigte für einen erlittenen Schaden einen Ausgleich erhalten. Das Haftungsrecht ist ausgerichtet auf materielle und immaterielle Schäden.

Diese sind so definiert, dass **materielle** Schäden monetärer Natur sind und exakt beziffert werden können. **Immaterielle** Schäden müssen kommerzialisierbar sein und in einem angemessenen Geldbetrag ausgedrückt werden können, selbst wenn diese auch nur geschätzt werden können. Der wichtigste immaterielle Schaden ist das **Schmerzensgeld**, auch entgangene Lebensfreude und entgangener Reisegenuss gehören hierher.

Ein Heilpraktikeranwärter muss neben den fachlichen auch die gesetzlichen Grenzen seines Tuns genau kennen und erkennen, um das Wohl des Patienten zu schützen. Diese zentrale Forderung wird mehrfach in den HP-Überprüfungsleitlinien benannt (siehe Kap. Überprüfungsleitlinien (S. 148)). Heilpraktiker können im Rahmen ihrer Tätigkeit das **Prinzip der Therapiefreiheit** ausschöpfen, allerdings unter der Vorgabe, dass das **Prinzip der Sorgfaltspflicht** absolut beachtet wird (S. 10).

Wenn ein Heilpraktiker seine Sorgfaltspflicht nicht eingehalten hat und sich daraus ein **Behandlungsfehler** ergibt oder ein Patient auf andere Weise zu Schaden kommt, drohen ihm haftungsrechtliche Konsequenzen. Der sogenannte Behandlungs- oder Kunstfehler wird für alle Gesundheitsberufe, seien es Arzt, Heilpraktiker oder Physiotherapeuten, nach dem gleichen Grundprinzip behandelt. Dieses Grundprinzip ergibt sich aus dem § 823 BGB i. V. m. § 276 und 278 BGB. § 823 BGB ist eine **Universal-Anspruchsgrundlage**, die den Autounfall genauso wie die Wirtshausschlägerei, den Behandlungsfehler und sonstige Unfälle in der HP-Praxis oder sonstige medizinische Praxen regelt (▶ **Abb. 3.1**). Insofern kennt die deutsche Rechtsordnung kein Sonderhaftungsrecht für Gesundheitsberufe wie den des Heilpraktikers. Sind dagegen Medizinproduktehersteller oder Arzneimittelhersteller von Haftung betroffen, gibt es gesonderte haftungsrechtliche Regelungen.

Abb. 3.1 Haftung für Heilpraktiker: universale Anspruchsgrundlage § 823 BGB.

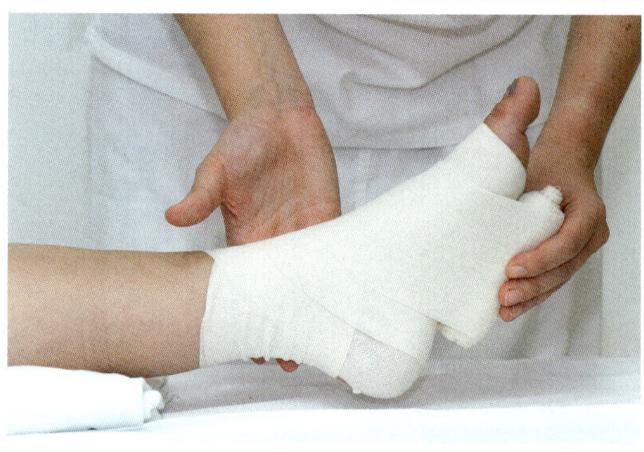

Heilpraktiker werden wie andere Gesundheitsberufe auch mit Haftungsfragen konfrontiert, wenn ihnen z. B. Behandlungsfehler vorgeworfen werden oder Patienten in den Praxisräumen verunglücken. Beispiel: Eine Patientin ist auf einer Stufe zur Wartezimmertür gestolpert und hat sich eine schwere Bandverletzung am Knöchel zugezogen. *Foto: K. Oborny, Thieme Group*

Lerntipps – Mündliche Prüfung

Haftung für den Heilpraktiker: für mündliche Prüfung relevant!

Haftungsrecht war in der Vergangenheit sehr oft Gegenstand von Überprüfungen, v. a. in der **mündlichen Überprüfung**. Im normalen Praxisleben von Heilpraktikern kommt das Thema glücklicherweise selten vor. Beruhigend sollte wirken, dass meistens „nur“ Schadensersatz und Schmerzensgeld im Raum stehen. Haftung bedeutet **nicht**, dass man sich automatisch strafbar gemacht hat oder die Heilpraktikererlaubnis wieder verliert. In diesem Kapitel werden Ihnen viele juristische Begriffe und Zusammenhänge aufgezeigt, die Ihnen **Orientierung** in Haftungsfragen v. a. geben sollen. Das Lernziel dieses Kapitels ist es, dass Sie sensibilisiert werden sollen, in welcher Form Ihr **Handeln** in Ihrer künftigen Praxis **haftungsrelevant** werden kann.

3.1.2 Vereinfachtes Prüfschema in Anlehnung an § 823 Abs. 1 BGB

Am einfachsten verschafft man sich einen Überblick über das Haftungsrecht mit einem **Prüfschema**, das (vereinfacht) an § 823 Abs. 1 BGB angelehnt ist und prüft, ob die Voraussetzung für Haftung gegeben ist. Es soll für den Fall, dass Behandlungsfehlervorwürfe im Praxisalltag auftauchen, eine strukturierte Vorgehensweise ermöglichen, damit ein „kühler Kopf“ bewahrt werden kann.

Dieses Prüfschema besteht im Wesentlichen aus **fünf Voraussetzungen** für Haftung, die genau in der hier aufgeführten Reihenfolge durchgeprüft werden sollten. Wichtig ist: Wenn **nur** eine dieser Voraussetzungen wegfällt, so entfällt auch die Haftung. Hier spricht man in der juristischen Arbeitsweise von **kumulativen Anspruchsvoraussetzungen**. Hieraus folgt, dass Beinahe-Fehler, die behandlungsfehlerhaft gewesen sein können, dann wegfallen, wenn im Prüfschema ein Punkt nicht erfüllt ist. Macht ein Heilpraktiker einen schwerwiegenden Fehler, der aber gerade noch ausgebügelt werden kann, und es entsteht kein zusätzlicher medizinischer Schaden, entsteht trotz Fehlverhaltens **keine Haftung**.

5 Voraussetzungen für Haftung

1. Rechtsgutsverletzung. Geschützte Rechtsgüter im Sinne des bereits erwähnten 823 BGB sind Leben, Freiheit, Gesundheit, Eigentum und sonstige Rechte, z. B. die persönliche Ehre.

2. Verletzungshandlung (Rechtswidrigkeit). Bei diesem Prüfkriterium muss man sich als Heilpraktikeranwärter an den Gedanken gewöhnen, dass jede Behandlung, auch wenn sie noch so sanft ist, als Heileingriff gewertet wird und damit **zunächst** als Körperverletzung kategorisiert wird. Auch wenn man es noch so „gut gemeint“ hat, ist zumindest gedanklich für eine logische Sekunde eine Körperverletzung anzunehmen. Diese ist dann zunächst (wiederum für eine logische Sekunde) rechtswidrig.

Die Rechtswidrigkeit wird dann durch eine rechtsbedeutsame Einwilligung, selbstverständlich nach erfolgter Aufklärung (Kap. 3.1.3), rechtmäßig und darf durchgeführt werden. Hier spricht man dann im Aufbauschema vom **rechtmäßigen Heileingriff**.

3. Haftungsbegründende Kausalität. Alle Gesundheitsberufe und damit auch Heilpraktiker haften nur, wenn die oben skizzierte Rechtsgutsverletzung – meistens ist es die Gesundheit – kausal auf den Behandlungsfehler eines Heilpraktikers zurückzuführen ist. Hiermit ist gemeint, dass der Behandlungsfehler Ursache für genau diesen Gesundheitsschaden gewesen sein muss. Die Rechtsordnung arbeitet hier mit der **„Conditio sine qua non“-Formel**. Diese bedeutet, dass man sich fragen muss, ob der Gesundheitsschaden auch dann entstanden wäre, wenn der Heilpraktiker alles richtig gemacht hätte. Ist dies so, spricht man vom „Sowieso-Schaden.“ Diese Bezeichnung wird deshalb gewählt, weil der Gesundheitsschaden sowieso eingetreten wäre, auch ohne das Handeln des Heilpraktikers.

Solche **Kausalverläufe** sind in der Medizin und in der Naturheilkunde naturgemäß äußerst **komplex**, da der Mensch keine Maschine ist. Viele Behandlungsfehlervorwürfe, gerade in der Naturheilkunde, scheitern daher bereits an der Kausalität, was Heilpraktiker zusätzlich schützt. Generell müssen die Behauptungen, was „Ursache“ und „Wirkung“ war, lebensnah sein und nicht durch andere Kausalverläufe **„überschrieben“** worden sein.

Zur Verdeutlichung 2 Beispiele für "überschriebene" Kausalverläufe:

- Ein Patient hatte Vorschädigungen, die ebenso gut Ursache für seine jetzige gesundheitliche Situation gewesen sein können.
- Ein Patient hatte weitere Behandler aufgesucht, die auch zur Gesundheitssituation des Patienten beigetragen haben könnten.

4. Verschulden. Zum Tatbestand des Verschuldens gehört es, dass es immer berufsgruppenspezifisch bewertet werden muss. Ein Spezialist haftet daher im Zweifel eher als der Generalist. Von einem Heilpraktiker, der sich ausschließlich auf TCM spezialisiert hat, kann erwartet werden, dass er TCM besser beherrscht als ein Heilpraktiker mit einer allgemeinen Naturheilpraxis, in der Phytotherapie, TCM und Homöopathie gleichberechtigt angeboten werden.

Die Stufen der **mangelnden Sorgfalt** (= Sorgfaltspflichtverletzung) (Kap. 3.2) können mit folgenden 5 Begriffen klassifiziert werden. Sie sind daher in der folgenden **fest vorgegebenen** Reihenfolge zu prüfen:

- **Vorsatz:** Der Handelnde weiß von seinem Fehler und will diesen auch ausführen.
- **Fahrlässigkeit:** Der Handlende verstößt gegen etablierte Regeln der Medizin und Naturheilkunde, d. h., es liegt ein Handeln gegen die erforderliche Sorgfalt vor.
- **Grobe Fahrlässigkeit:** Der Handlende verstößt gegen die erforderliche Sorgfalt, allerdings in besonders starkem Maß, der Fehler ist in keiner Weise medizinisch vertretbar.
- **Bewusste Fahrlässigkeit:** Der Handelnde hofft: „es wird doch nichts passieren"; er weiß um den Fehler.
- **Bedingter Vorsatz:** Der Handelnde nimmt den Fehler billigend in Kauf, er hat die innere Haltung: „ist mir doch egal".

Diese 5 Begriffe hängen folgendermaßen zusammen bzw. lassen sich wie folgt voneinander abgrenzen (▶ **Tab. 3.1**).

Tab. 3.1 Begriffliche Abgrenzungen und Charakteristika der Stufen der mangelnden Sorgfalt.

Oberbegriffe	
Vorsatz Fahrlässigkeit	Vorsatz und Fahrlässigkeit sind Oberbegriffe für eine mangelnde Sorgfalt gemäß der oben skizzierten Verhaltensweisen.
Arten von Fahrlässigkeit (Differenzierung)	
einfache Fahrlässigkeit grobe Fahrlässigkeit	Im Strafrecht werden die einfache und die grobe Fahrlässigkeit differenziert. **Leichtfertigkeit** ist charakteristisch für die einfache Fahrlässigkeit. Die grobe Fahrlässigkeit unterscheidet sich von der normalen Fahrlässigkeit dadurch, dass sich nicht das Verschulden des Handelnden verschlimmert, sondern dass sich die Beweislastregeln zugunsten des **Patienten** verbessern, sodass er **bessere Chancen** hat, das Verschulden eines Behandelnden (z. B. Heilpraktiker) nachzuweisen.
Zwischenformen	
bewusste Fahrlässigkeit bedingter Vorsatz	Bedingter Vorsatz und bewusste Fahrlässigkeit sind jeweils **Zwischenformen** zwischen Vorsatz und Fahrlässigkeit, die sich an der **inneren Einstellung** des Handelnden orientieren. Bei der bewussten Fahrlässigkeit **hofft** die handelnde Person immerhin, dass ein schlechtes Ergebnis nicht oder wie durch ein Wunder nicht eintreten wird. Beim bedingten Vorsatz nimmt der Handelnde das Ergebnis billigend in Kauf, d. h. er ist im Grundsatz damit **einverstanden**. Dieser Fall kommt in der Praxis sehr selten vor.

 *Transferbeispiel*

Eine Frage der inneren Einstellung!

Ausgangssituation: Heilpraktiker Jürgen M.* hat eine alte Behandlungsliege aus Holz, deren hinteres linkes Bein bedenklich wackelt. Er hat viele Termine und kann auf die Liege nicht verzichten, weil er keine Ersatzliege hat. Es besteht die ernsthafte Gefahr, dass die Liege während einer Behandlung zusammenkracht, falls das wackelige Holzbein dem Gewicht der darauf liegenden Patienten nicht mehr Stand hält.

Szenario 1: bewusste Fahrlässigkeit

Jürgen M.* hat wegen der vielen dringenden Termine keine Zeit eine neue Liege zu besorgen. Er versucht die Liege provisorisch zu reparieren, indem er das wackelige Bein mit einem Klebeband zusätzlich fixiert. Er hofft innständig, dass die Liege nicht zusammenkracht und nichts passieren wird.

Szenario 2: bedingter Vorsatz

Jürgen M.* ist einfach zu faul eine neue Liege zu besorgen, weil er an seinem einzigen freien Tag lieber eine Wanderung mit ein paar alten Freunden machen möchte, statt eine neue Liege zu besorgen. Es ist ihm einfach egal, falls die Liege zusammenkracht.

**Eventuelle personenbezogene Daten fiktiv, Prüfungsdialog frei erfunden.*

5. Haftungsauffüllende Kausalität und Schadenshöhe. Hier wird geprüft, ob der Fehler nicht nur zur Rechtsgutsverletzung im Sinne einer geschädigten Gesundheit führt, sondern dadurch auch **geldliche Schäden** entstanden sind.

Bei den sogenannten **immateriellen** Schäden (S. 87) muss die Schadenshöhe in aller Regel geschätzt werden. Dafür hat die Rechtsprechung und die juristische Literatur Urteilssammlungen entwickelt, aus denen man Schmerzensgelder entnehmen kann, die Gerichte in ähnlich gelagerten Fällen für angemessen gehalten haben. Dies ist auch der Grund dafür, dass sich die Höhe des Schmerzensgeldes in der Rechtsprechung nur sehr selten stark verändert, da sich alle juristischen Berufsgruppen an bereits Vorhandenem orientieren.

Bei den **materiellen Schäden** ist zu prüfen, wem sie entstanden sind:

- möglicherweise der privaten Krankenkasse, die die Kosten für einen Behandlungsfehler zwischenzeitlich erstattet hat (materieller Schaden).
- dem Patienten selbst, der als Selbstzahler Maßnahmen ergreifen musste, um seine Gesundheit wiederherzustellen.

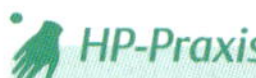
HP-Praxis

Prüfschema nach § 823 BGB für Schadensersatz

Um herauszufinden, ob ein Heilpraktiker in einer bestimmten Situation haftet, prüfen Sie dies anhand der folgenden auf die oben genannten Voraussetzungen bezogenen Fragen. Beachten Sie, dass Sie genau **diese** Reihenfolge der Fragen einhalten. Haftung entsteht nur, wenn am Ende alle fünf Fragen mit „ja" beantwortet wurden.

1. **Rechtsgutsverletzung:** Ist eines der folgenden „geschützten Güter" verletzt? Geschützt sind Leben, Freiheit, Gesundheit und sonstige Rechte, z. B. die persönliche Ehre sowie Eigentum.
2. **Verletzungshandlung:** War die Heilbehandlung ein Heileingriff (= Körperverletzung)?
3. **Haftungsbegründende Kausalität:** Besteht eine Kausalität zwischen dem Heileingriff (= Verletzungshandlung) und der Rechtsgutsverletzung (= Gesundheit)?
4. **Verschulden:** Liegt eine berufsgruppenspezifische Sorgfaltspflichtverletzung vor, weil vorsätzlich, fahrlässig, grob fahrlässig, bewusst fahrlässig oder mit bedingtem Vorsatz gehandelt wurde?
5. **Haftungsauffüllende Kausalität** und **Schadenshöhe:** Hat der Behandlungsfehler nicht nur zur Gesundheitsverletzung (= Rechtsgutsverletzung), sondern darüber hinaus auch zu einem finanziellen Schaden geführt? Wie ist der immaterielle Schaden und ggf. der materielle Schaden finanziell anzusetzen und wem ist er entstanden?

Lerntipps – Mündliche Prüfung

Fragen nach Haftung: Nicht zu pauschal antworten!

Mündliche Prüfungsfragen im Haftungsrecht zielen oft darauf ab, dass Sie erklären müssen, welche **Grenzen** und **Pflichten** Heilpraktiker haben (Kap. 2). In anderen Fragestellungen kommt es darauf an, dass Sie aufzeigen, welche Maßnahmen Sie in **Krisen** und **Notsituationen** ergreifen würden.

Es ist nicht ratsam, pauschal zu antworten, dass man „den Patienten zum Arzt schicken" würde. Es ist erforderlich, dass Sie **differenzialdiagnostisch** abgrenzen können, wo die Gesundheitsrisiken liegen und inwieweit eine Therapieverschleppung einen Behandlungsfehler darstellen kann (Kap. 3.2). Es empfiehlt sich auch, nicht pauschal von der Sorgfalt zu sprechen. Hier müssen Sie unterscheiden können, welche Form der Sorgfalt gemeint ist.

„Schicksalhaftes" Geschehen. Wichtig ist, auch zu wissen, dass in der deutschen Rechtsordnung eine **Behandlungsfehlerhaftung** immer **verschuldensabhängig** ist und nicht schon bei jeder möglichen Gefährdung eintritt. Die Verschuldensabhängigkeit bedeutet, dass man **nur** dann haftet, wenn man eine Situation durch besseres Bemühen hätte vermeiden können und als Angehöriger seiner Berufsgruppe bessere Sorgfalt hätte walten lassen müssen. War eine Situation auch durch bestmögliches Behandeln und Tätigwerden **nicht** vermeidbar, wird sie als **schicksalhaft** bezeichnet. Eine Haftung tritt dann nicht ein.

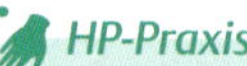
HP-Praxis

Folgende Maßnahmen können Heilpraktiker im deutschen Haftungsrecht ergreifen, um ihr Haftungsrisiko zu minimieren:

- Abschluss einer seriösen Berufshaftpflicht- und Betriebshaftpflichtversicherung,
- gutes Praxismanagement,
- gute Praxisorganisation,
- gute Praxishygiene und
- strukturierte Praxisabläufe.
- Risikominimierung kann bereits mit einfachen Maßnahmen und mit Patientenkommunikation erreicht werden. Näheres hierzu in den folgenden Unterkapiteln.

Fazit – Das müssen Sie wissen

Haftung für Heilpraktiker

Bevor die Frage beantwortet werden kann, ob bei einem Patientenschaden der Heilpraktiker haften muss oder nicht, ist wichtig zu klären, ob eine **Kausalität** oder **Kausalverläufe** vorliegen. Kausalität meint hier, dass zwischen der Heilbehandlung bzw. dem „Heileingriff" und der verletzten Gesundheit oder dem erlittenen finanziellen Schaden ein **eindeutig** nachweisebarer Zusammenhang besteht.

Will man sich als Heilpraktikeranwärter diesem komplexen Thema annähern, kann man das mit folgenden Fragen tun (Haftung tritt ein, wenn alle Fragen mit „ja" beantwortet werden):

1. Ist ein **Rechtsgut** verletzt (z. B. Gesundheit)?
2. Hatte eine **Heilbehandlung** stattgefunden?
3. Besteht zweifelsfrei eine **Kausalität** zwischen 1. und 2.?
4. Wurde die **Sorgfaltspflicht** verletzt (z. B. durch fahrlässiges Handeln)?
5. Ist ein **finanzieller Schaden** entstanden (materiell oder immateriell)?

3.1.3 Einwilligung und Aufklärung

Wie bereits gezeigt, ist jede medizinische Behandlung zunächst eine **Körperverletzung**, die durch Einwilligung rechtmäßig wird. Dies gilt gleichermaßen in der Naturheilkunde, da sie auch mit invasiven Verfahren praktiziert werden kann.

Eine Einwilligung können Patienten erst dann erteilen, wenn sie **hinreichend** aufgeklärt sind. Und: Sie sind nur dann hinreichend aufgeklärt, wenn sie die **Risiken** und **Konsequenzen** der Behandlung einschätzen können. Alle Aspekte rund um eine Einwilligung und Aufklärung müssen also inhaltlich zusammenpassen (▶ **Tab. 3.2**).

Selbstbestimmungsrecht wahren. Die Kernaussage zum Zusammenspiel von Einwilligung und Aufklärung ist, dass Patienten so aufgeklärt werden, dass sie ihr Selbstbestimmungsrecht **bestmöglich** ausüben können. Patienten sollen selbst entscheiden, welche Behandlungen sie wünschen, wobei sie auch „unvernünftig" sein dürfen. Werden Patienten von **gesetzlichen Vertretern** vertreten, müssen diese diejenige Behandlungsform wählen, die am **einfachsten** und **sichersten** ist.

Tab. 3.2 Einwilligung und Aufklärung müssen alle Aspekte zur Thematik enthalten und inhaltlich aufeinander abgestimmt sein, damit Patienten die Risiken und Konsequenzen einer Behandlung wirklich einschätzen können.

Fragen	Einwilligung	Aufklärung
Wer?	• der Patient selbst • sein gesetzlicher Vertreter (bei Minderjährigen) • sein Betreuer (bei Patienten mit gesetzlicher Betreuung)	• der Behandler selbst • jeder für sein Fachgebiet • in arbeitsteiligen Kontexten • nicht delegierbar
Wie?	• mündlich • schriftlich • konkludent • mutmaßlich	• mündlich • schriftlich (durch Aufklärungsbogen) • mit Bedenkzeit (je nach Schwere und Länge der Behandlung)
Was?	• alle typischen Risiken • Therapiesicherung und Compliance • Patienten dürfen **nie vor der Behandlung** einwilligen, dass Behandler Fehler machen können. Ebenso dürfen Patienten **nie** einem Verzicht auf Klage wegen etwaiger Behandlungsfehler zustimmen. Heilpraktiker dürfen **nie** darauf drängen, dass Patienten auf ihr Klagerecht verzichten.	• alle typischen Risiken • auch seltene Komplikationen (wenn die Situation dazu Anlass gibt) • echte Therapiealternativen • über den Status Heilpraktiker

Risikoentscheidung fällen. Ergibt sich im **Aufklärungsgespräch** eine Risikoabwägung, z. B. dass eine Heilungschance nur mit einem gewissen Risiko zu haben ist (im Vergleich zu einer risiko- aber auch wirkungsärmeren Therapie), darf sich der Patient auch für die risikoreichere Behandlung entscheiden. Selbstverständlich ist das nur wirksam, wenn die damit verbundene Aufklärung **wahrheitsgemäß** und **vollständig** ist. Der Behandler muss also verschiedene Therapiealternativen sauber vorstellen (▸ **Abb. 3.2**).

Aufklärung: Form und Inhalt. Die Aufklärung muss **individuell**, **laienverständlich** und **einzelfallbezogen** sein und muss **dokumentiert** werden. Über Selbstverständlichkeiten muss nicht aufgeklärt werden. Die Verwendung von **Aufklärungsbögen** ist möglich, doch müssen diese **individuell** erläutert werden (siehe auch Kap. 3.1.3). Das gilt ganz besonders dann, wenn die gesundheitliche Situation dazu Anlass gibt, über eine selten auftretende Besonderheit zu belehren. Dies muss geschehen, selbst wenn ansonsten in einem anderen Kontext nicht darüber belehrt werden müsste. Beispielsweise muss einer ohnehin sehbehinderten Patientin gesagt werden, dass ein Medikament im schlimmsten Fall Blindheit verursachen kann. Gemünzt auf die Naturheilkunde, z. B. Homöopathie, bedeutet dies, dass dem Patienten erläutert werden muss, dass eine Erstverschlimmerung eintreten kann und dass nicht unmittelbare Therapieerfolge erwartet werden dürfen. In einer BGH-Entscheidung aus dem Jahr 1991 wurden eine Reihe von Anforderungen an die Aufklärungspflichten per Rechtsprechung festgelegt (S. 100).

Aufklärungsgespräche dürfen **nicht** an das Praxispersonal delegiert werden und auch **nicht** über die Behandlung durch andere Gesundheitsdienstleister belehren. Die Behandlung durch Andere muss nur in Grundzügen geschildert werden, wenn sie eine echte Therapiealternative ist. Beispiel: Die Behandlung mit Schmerzmitteln als Alternative zur Osteopathie, Akupunktur als Alternative zur langen physiotherapeutischen Behandlung.

Abb. 3.2 Risikoabwägung.

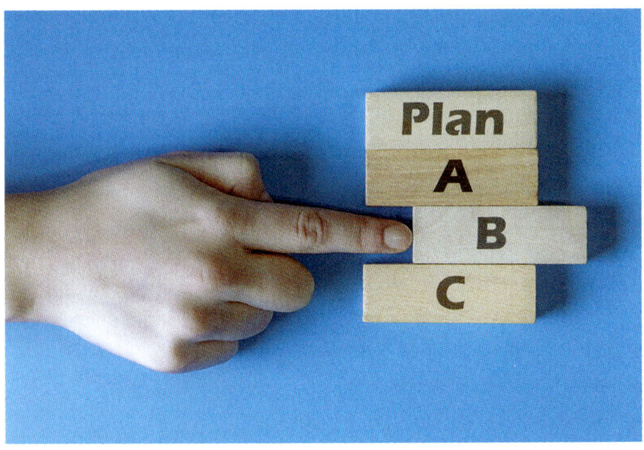

Im Zuge einer Risikoabwägung stellen Heilpraktiker ihren Patienten verschiedene Therapiealternativen und -pläne vor. Eine fundierte Therapieentscheidung ist nur möglich, wenn über die möglichen Behandlungs- und Genesungschancen jeweils wahrheitsgemäß und vollständig aufgeklärt wurde. *Foto: K. Oborny, Thieme Group*

Einwilligung: mögliche Formen. Bei längeren Therapieplänen sollte der Patient eine **Bedenkzeit** von mindestens 24 Stunden haben. Die einwilligende **Reaktion** auf die Aufklärung kann dann schriftlich, mündlich oder konkludent (= folgerichtig, einen Rückschluss zulassend) erfolgen. Auch nonverbale Einwilligungen sind mithin möglich, wenn das Verhalten des Patienten im sozialen Kontext eindeutig ist (▸ **Abb. 3.3**). Dies ist beispielsweise gegeben, wenn ein Patient sich im Therapiestuhl niederlässt und explorative Fragen beantwortet, was auf seine aktive Mitarbeit schließen lässt. Dies muss dann selbstverständlich so dokumentiert werden.

Abb. 3.3 Einwilligung zur Behandlung.

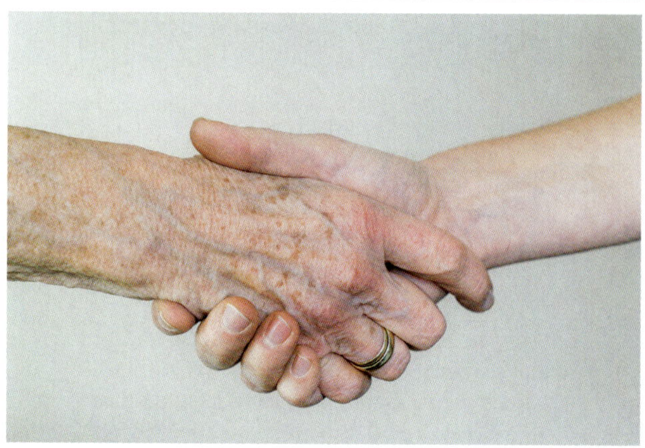

Nach der Aufklärung der Patienten ist deren Einwilligung sehr wichtig. Diese kann auf verschiedene Weise erteilt werden: schriftlich, mündlich, nonverbal und konkludent). *Foto: K. Oborny, Thieme Group*

Konkludente vs. mutmaßliche Einwilligung. Nicht zu verwechseln ist die **konkludente** Einwilligung mit der **mutmaßlichen** Einwilligung. Bei der konkludenten Einwilligung äußert sich der Patient, wenn auch nonverbal, durch eine Handlung. Bei der mutmaßlichen Einwilligung ist er gar nicht mehr ansprechbar, z. B. ohnmächtig. Jeder vernünftige Mensch kann sich vorstellen, dass er adäquate medizinische Hilfe wünscht. Daraus folgt, dass im naturheilkundlichen Kontext mutmaßliche Einwilligungen eher nicht vorkommen.

Lerntipps – Mündliche Prüfung

Kritische Einwilligungssituationen

Häufig werden in mündlichen Prüfungen fiktive Situationen dergestalt thematisiert, dass z. B. ein Patient regungslos in einem Praxisraum liegt. Sie sind dann aufgefordert zu erklären, was in dieser kritischen Situation zu tun ist.

Neben der richtigen Antwort, dass sofort **Erste Hilfe** geleistet werden muss sowie ein (Not-)Arzt zu informieren ist, sollte in solchen Prüfungssituationen auch immer das Prinzip der **mutmaßlichen Einwilligung** thematisiert werden. Sie sollten kurz skizzieren, dass der Patient in dieser Notsituation, nach allen menschlichen Vernunftserwägungen Hilfe wünscht.

Auf keinen Fall zu verwechseln ist diese Situation mit der **akut-suizidaler** Patienten (S. 92), die Hilfe verbal deutlich ablehnen, aber vernünftigerweise „Hilfe wollen sollten". Bei Eigen- oder Fremdgefährdung müssen Sie sich notfalls z. B. an die Polizei wenden, damit eine Einweisung aufgrund akuter Selbstgefährdung in die Wege geleitet wird.

Weiterhin abzugrenzen ist diese Situation von oben skizzierten Fällen, in denen der **Patient** auch **unvernünftig** sein darf und eine Behandlung ablehnen kann. In solchen Fällen würde er weder sich noch das Allgemeinwohl gefährden, da er sich „lediglich" der sachgerechtesten Therapiemethode verschließt und keine vertrauensvolle Beziehung zum Aufklärenden aufbaut. In solchen Konstellationen steht es dem Patienten selbstverständlich frei, die Behandlung gar nicht erst zu beginnen oder abzubrechen.

! Cave

Akut suizidale Situationen: verweigerte Einwilligung

In Situationen mit akut-suizidalen Patienten, die Hilfe verbal deutlich ablehnen, aber vernünftigerweise „Hilfe wollen sollten", ist folgende Vorgehensweise wichtig:

Geben Sie zunächst Ihr Möglichstes, um den Patienten zu überzeugen, dass er Ihnen doch noch eine Einwilligung zur psychiatrischen Krisenintervention und Versorgung gibt.

Erklären Sie dem Patienten, dass auch ein Tätigwerden nach den Unterbringungsgesetzen der Bundesländer, also eine **Einweisung** in die Landeskliniken, z. B. in Bayern Bezirkskliniken, in Betracht kommt, damit **akute psychiatrische Hilfe** geleistet werden kann.

Viele Bundesländer haben neuerdings die Unterbringungsgesetze neu geregelt und sind hierfür in die Kritik geraten. Ergebnis der Neuregelung ist, dass für eine Einweisung **Selbstgefährdung** genügt. Der Aspekt der **Fremdgefährdung** muss nicht mehr zwingend hinzutreten.

Fazit – Das müssen Sie wissen

Einwilligung und Aufklärung

Eine Einwilligung in eine Behandlung können Patienten nur erteilen, wenn sie **wahrheitsgemäß** und **vollständig** aufgeklärt wurden. Ziel ist, dass sie die **Risiken** und **Konsequenzen** der Behandlung auch als Laien einschätzen können und mögliche Therapiealternativen kennen.

Im Kern geht es beim Zusammenspiel von Einwilligung und Aufklärung darum, dass die Patienten so aufgeklärt werden, dass sie ihr **Selbstbestimmungsrecht bestmöglich** ausüben können. Nur dann wird die Körperverletzung, die eine (auch sanfte) Heilbehandlung darstellt, rechtmäßig.

3.1.4 Patientenrechte und Dokumentation

Patientenrechtegesetz: Patientenschutz und Schutz vor Haftung

Das **Patientenrechtegesetz** (Gesetz zur Verbesserung der Rechte von Patientinnen und Patienten) bündelt und konkretisiert die über viele Gesetze verstreuten Einzelnormen zum Thema Patientenrechte. Die Normen sind z. B. im Bürgerlichen Gesetzbuch, im Sozialgesetzbuch und in der Bundesärzteverordnung verankert (▶ **Abb. 3.4**).

Das Gesetz soll die **Position** von Patienten gegenüber Gesundheitsdienstleistern, wie Ärzten, Heilpraktikern, Krankenkassen, Krankenhäusern, **stärken** und für Patienten mehr **Transparenz** rund um ihre Behandlung bringen, da sie ihre Rechte in einem Gesetz gebündelt nachlesen können. Dieses Gesetz regelt Grundsätze des **Arzthaftungs- und Behandlungsrechts**, die in der Rechtsprechung über die Jahre entwickelt wurden.

Abb. 3.4 Patientenrechtegesetz.

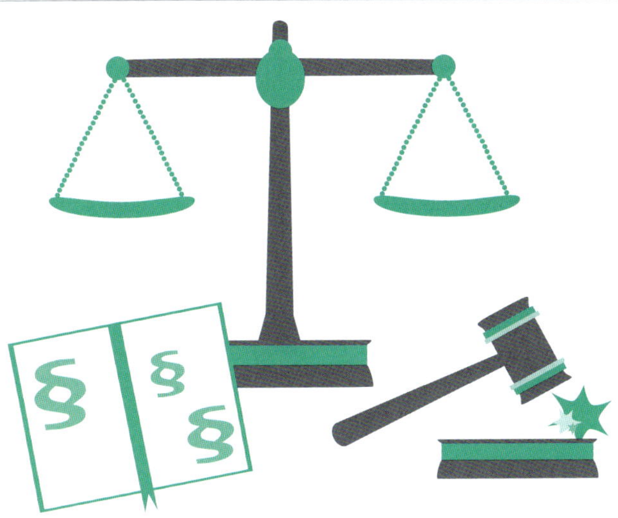

Im Patientenrechtegesetz werden Einzelnormen aus mehreren Gesetzen zusammengefasst, damit die Position von Patienten gegenüber Behandlern, Krankenkassen und Krankenhäusern gegenüber gestärkt wird.

Zusammenfassend regelt das Patientenrechtegesetz die folgenden Rechte von Patienten:

- **§ 630c BGB Mitwirkung der Vertragsparteien; Informationspflichten.** Behandelnde haben die Pflicht, Patienten aufzuklären und zu informieren, damit diese Diagnosen und Behandlungen auch verstehen. Vor einer Behandlung muss ein persönliches Gespräch geführt werden, und zwar so rechtzeitig, dass die Patienten eine wohlüberlegte Entscheidung treffen können. Im Aufklärungsgespräch müssen alle wesentlichen Umstände der Diagnose und der Behandlung erklärt werden sowie deren Folgen, Risiken und mögliche Alternativen. Patienten müssen nicht nur über die **medizinischen**, sondern auch über die **wirtschaftlichen** Aspekte der Behandlung informiert werden, insbesondere wenn die Patienten Kosten teilweise oder ganz übernehmen müssen.
- **§ 630d BGB Einwilligung.** Behandelnde müssen vor der dem Beginn einer medizinischen Maßnahme die Einwilligung siehe (Kap. 3.1.3) der Patienten einholen und über die Maßnahme umfassend aufklären. Patienten können formlos, ohne Angaben von Gründen, die Einwilligung jederzeit widerrufen.
- **§ 630f Dokumentation der Behandlung.** Behandler müssen alle fachlich wichtigen Inhalte rund um die Behandlung der Patienten schriftlich (elektronisch oder in Papierform) in die Patientenakte eintragen. In die Patientenakte müssen auch alle wichtigen Unterlagen (z. B. Anamnese, Untersuchungsergebnisse, Aufklärungen, Einwilligungen, Arztbriefe) aufgenommen werden. Dies hat in unmittelbarem zeitlichem Zusammenhang mit der Behandlung zu erfolgen. Die Aktenaufbewahrungsfrist beläuft sich auf 10 Jahre.Eine gute, angemessene Dokumentation ist auch ein wichtiges Instrument für Heilpraktiker, um sich gegen Haftungsvorwürfe wehren zu können (siehe Kap. „Dokumentation: Formen“ (S.93)).
- **§ 630 g Einsichtnahme in die Patientenakte.** Patienten haben das Recht, auf Verlangen unverzüglich Einsicht in ihre Patientenakte zu nehmen, sofern nicht erhebliche Gründe dagegensprechen. Des Weiteren können Patienten auch eine (elektronische) Abschrift der Akte verlangen. Diese Rechte gehen an die Angehörigen bzw. Erben über, falls ein Patient verstorben sein sollte.
- **§ 630h Beweislast bei Haftung für Behandlungs- und Aufklärungsfehler.** Die Beweislast bei Behandlungsfehlern liegt beim Behandelnden! Dadurch soll gewährleistet werden, dass Patienten bei eingetretenen Behandlungsfehlern ihre Rechte auch durchsetzen können.

Änderungen im Fünften Buch Sozialgesetzbuch (SGB V). Des Weiteren wurden die Patientenrechte gegenüber **Krankenkassen** und **Krankenhäusern** gestärkt. Patienten haben nun das Recht auf schnelle Entscheidungen und Unterstützung vonseiten der Krankenkasse, wenn Schadensersatzansprüche durchgesetzt werden müssen, z. B. durch medizinische Gutachten. Patienten haben u. a. gegenüber Krankenhäusern ein Recht auf Beschwerdemanagement.

Dokumentation: Formen

Eine angemessene Dokumentation ist wichtig, um **Haftungsvorwürfen** begegnen zu können. Ist die Dokumentation so ausführlich, dass sie den **Behandlungsverlauf** und Belehrungen gegenüber dem Patienten belegen kann, hat ein klagender Patient größere Schwierigkeiten, seinen Anspruch mit eigenen Bekundungen zu stützen (siehe auch Kap. 5.1.2). Des Weiteren belegt die Dokumentation jede **Tätigkeit** des Heilpraktikers und seine therapeutischen Entscheidungen. Sie ist daher auch für die **Abrechnung** relevant. Sie zeigt, ob ein Gebührentatbestand ausgelöst wurde oder eben nicht. Zu unterscheiden sind die **klinische** und die **administrative** Dokumentation:

Klinische Dokumentation. Die klinische Dokumentation betrifft die Behandlungstätigkeit (▶ **Abb. 3.5**), d. h.:

- Anamnese
- Diagnose

Abb. 3.5 Klinische Dokumentation, z. B.: Anamnesebogen.

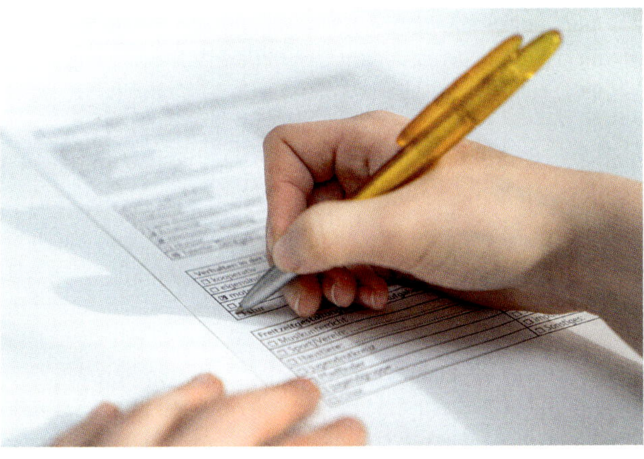

Eine sorgfältige klinische Dokumentation schützt vor Haftungsvorwürfen und umfasst den gesamten Behandlungsverlauf. Sie beginnt mit einer gründlichen Anamnese. *Foto: K. Oborny, Thieme Group*

- Therapie
- Krankheitsverlauf
- getroffene Maßnahmen und deren Wirkungen
- Patientenaufklärungen
- ggf. entsprechende Einwilligungen.

Administrative Dokumentation. Die administrative Dokumentation dient Verwaltungszwecken (▶ **Abb. 3.6**) z. B.:

- die Kommunikation mit Kostenträgern
- dem Ausfüllen von Anträgen und Formularen.

Zweck. Eine gute Dokumentation dient damit:

a) als **Organisationsmittel** (Festlegung/Kontrolle der gesamten Behandlung; Grundlage für Gutachten, wissenschaftliche Untersuchungen und Weiterbildungen),
b) als **Kommunikations- und Informationsmittel** (Informationsquelle für Kollegen; Ausgangspunkt für Patientenaufklärung),
c) der **Beweissicherung** (in Haftungsangelegenheiten, Leistungsnachweis für Abrechnung).

Abb. 3.6 Administrative Dokumentation: transparente und strukturierte Praxisorganisation.

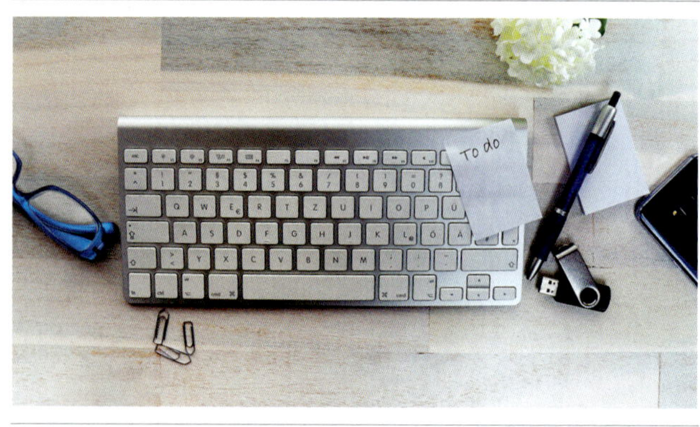

Die administrative Dokumentation dient mehreren Zwecken: Praxisorganisation, Kommunikations- und Information (Patienten, Mitarbeitende) und ggfls. als Beweissicherung bei Haftungsvorwürfen. Foto: K. Oborny, Thieme Group

Rechtsgrundlage. Rechtsgrundlage für die Dokumentation ist im Patientenrechtegesetz der **§ 630f BGB Dokumentation der Behandlung** (siehe auch Kap. „Patientenrechtegesetz: Patientenschutz und Schutz vor Haftung“ (S. 92)):

1. *„Der Behandelnde ist verpflichtet, zum Zweck der Dokumentation* ***in unmittelbarem zeitlichem Zusammenhang*** *mit der Behandlung eine Patientenakte in Papierform oder elektronisch zu führen.* ***Berichtigungen und Änderungen*** *von Eintragungen in der Patientenakte sind* ***nur zulässig, wenn neben dem ursprünglichen Inhalt erkennbar bleibt, wann sie vorgenommen worden sind.*** *Dies ist auch für elektronisch geführte Patientenakten sicherzustellen.*
2. *Der Behandelnde ist verpflichtet, in der Patientenakte* ***sämtliche aus fachlicher Sicht für die derzeitige und künftige Behandlung wesentlichen Maßnahmen und deren Ergebnisse*** *aufzuzeichnen, insbesondere die Anamnese, Diagnosen, Untersuchungen, Untersuchungsergebnisse, Befunde, Therapien und ihre Wirkungen, Eingriffe und ihre Wirkungen, Einwilligungen und Aufklärungen. Arztbriefe sind in die Patientenakte aufzunehmen.*
3. *Der Behandelnde hat die Patientenakte für die Dauer von zehn Jahren nach Abschluss der Behandlung aufzubewahren, soweit nicht nach anderen Vorschriften andere Aufbewahrungsfristen bestehen.“* (Hervorhebungen durch die Verfasserin)

Dokumentationspflicht: Anforderungen für Heilpraktiker

Dokumentationsvorschriften jenseits der Vertragsebene waren bis zur Reform durch das Patientenrechtegesetz (2013) **in der Naturheilkunde kaum relevant**. Für Ärzte sind die Dokumentationspflichten in der Musterberufsordnung und in der GOÄ geregelt; zusätzlich im Rahmen der vertragsärztlichen Versorgung in BMV-Ä und SGB V. Für die Pflege sind die Regelungen im KrPflG festgeschrieben. Spezialgesetzliche Dokumentationspflichten sind noch in IfSG, RÖV, StrlSchV festgelegt. In den Berufsordnungen der Heilpraktiker finden sich auch Regelungen zu den Dokumentationspflichten (siehe Kap. 1.1.2). Diese sind jedoch nicht rechtsbindend.

Die Vorschrift nach § 630f BGB enthält wesentliche Verschärfungen (siehe Fettgedrucktes im Gesetzestext, s. o.). Das bedeutet, dass Dokumentation für Heilpraktiker heute wesentlich mehr ist als nur eine „Gedächtnisstütze“, mit der sie letztlich umgehen können, wie sie möchten. Da der Schwerpunkt auf das **Patienteninteresse** gelegt wird, spielt die Dokumentation eine wichtige Rolle, auch als **Beweisstück** vor Gericht.

Folglich muss es einen **Mindeststandard** geben. Wesentliche Anforderungen sind:

- „... ***in unmittelbarem zeitlichem Zusammenhang ...***“: Es geht hier um die Frage, wann die Dokumentation abgefasst werden muss. Dabei ist unklar, wann eine Nachdokumentation noch „unmittelbar“ im Sinne der Vorschrift ist. Einen Hinweis für den Zeitrahmen gibt § 121 BGB. Dieser definiert die Unverzüglichkeit als Tätigwerden „ohne schuldhaftes Zögern“. Der Zeitraum beträgt hierfür laut Rechtsprechung je nach Dringlichkeit 2–14 Tage)
- „***Berichtigungen und Änderungen*** (...) ***sind nur zulässig, wenn neben dem ursprünglichen Inhalt erkennbar bleibt, wann sie vorgenommen worden sind.***“: Dies gilt auch bei elektronischer Aktenführung. In Anlehnung an die Grundsätze ordnungsgemäßer Buchführung soll jede Dokumentation fälschungssicher organisiert sein.
- „(...) ***sämtliche aus fachlicher Sicht für die derzeitige und künftige Behandlung wesentlichen Maßnahmen und deren Ergebnisse*** (...)“: Vor dem Erlass des Patientengesetzes im Jahr 2013 bestand keine Verpflichtung zur Dokumentation von Einwilligungen und Aufklärungen. Damit Streitigkeiten vermieden werden können und zu Beweiszwecken ist eine Dokumentation jedoch bei vielen Heilpraktikern schon gängige Praxis gewesen.

Dokumentation: Inhalte

Die Inhalte einer Dokumentation umfassen somit „sämtliche aus fachlicher Sicht für die derzeitige und künftige Behandlung wesentlichen Maßnahmen und deren Ergebnisse“:

- Angaben zur Person des Patienten
- Befunde und Diagnosen
- therapeutischen Maßnahmen/Anordnungen
- für den Krankheitsverlauf wesentliche Beobachtungen
- therapeutische und wirtschaftliche Aufklärung (sowohl über die Erstattungspraxis der Krankenkassen als auch über den ungefähren Betrag in Euro)
- Risikoaufklärung
- Aufklärungsverzicht (ggf.)
- sämtliche Entscheidungen des Patienten, die er im Rahmen der Behandlung getroffen hat.

Definition

Befunderhebungsfehler und Diagnosefehler

Ein Befund betrifft die **Wahrnehmung** des Behandlers, die Diagnose ist die **Schlussfolgerung** aus den Befunden. Sie sind daher begrifflich voneinander zu unterscheiden. Auch haftungsrechtlich werden sie unterschiedlich behandelt.
Geht aus der Dokumentation z. B. hervor, dass man vergessen hat, nach einem Symptom zu fragen, obwohl das aufgrund des sonstigen Beschwerdebilds des Patienten erforderlich gewesen wäre, dann handelt es sich um einen **Befunderhebungsfehler**.

Zieht der Behandler jedoch eine falsche Schlussfolgerung, handelt es sich um einen **Diagnosefehler**. Dieser ist nur dann haftungsrelevant, wenn die Schlussfolgerung überhaupt nicht vertretbar ist.
Jede Diagnose ist zunächst eine **Arbeitsdiagnose** und darf ohne Haftungsrisiko im Behandlungsverlauf verändert werden. Wichtig ist dann nur, dass sich der Behandler nicht auf seine ursprünglich falsche Diagnose **versteift**, wenn er sieht, dass der Krankheitsverlauf seine Schlussfolgerungen nicht mehr zulässt, sondern sofort reagiert und Diagnose und Behandlung anpasst.

Sorgfalt ist wichtig. Der **§ 630h BGB** macht im 3. Absatz die Notwendigkeit einer sorgfältig geführten Dokumentation der Behandlung deutlich:

„Hat der Behandelnde eine medizinisch gebotene wesentliche Maßnahme und ihr Ergebnis entgegen § 630f Absatz 1 oder Absatz 2 nicht in der Patientenakte aufgezeichnet oder hat er die Patientenakte entgegen § 630f Absatz 3 nicht aufbewahrt, ***wird vermutet, dass er diese Maßnahme nicht getroffen hat.“***

Dies führt bei Fragen, ob ein Heilpraktiker bei einem Patientenschaden haften muss, zu Beweiserleichterungen für die Patienten, da die Behandlungsseite beweisen muss, dass die Maßnahme stattfand, trotz fehlenden Eintrags. Der Behandler muss sich dann um weitere überzeugende Beweismittel bemühen, was gerade in Ein-Personen-Praxen schwierig werden dürfte, da in der Regel Zeugen fehlen.

Auch im Abrechnungswesen wirkt sich eine nicht dokumentierte Maßnahme in der Patientenakte negativ aus, da vermutet wird, **dass das, was nicht aufgeschrieben wurde, auch nicht gemacht wurde.** Versäumt der Heilpraktiker zum Beispiel, zu dokumentieren, dass er den Patienten über die Kosten einer therapeutischen Maßnahme aufgeklärt hat, besteht die Gefahr, dass der Kostenträger die Übernahme der Behandlungskosten verweigert. Das ist v. a. dann wichtig, wenn die Kostenübernahme durch die zuständige Stelle nicht gesichert ist. Fehlt die Belehrung, dass die Krankenkasse nichts oder nicht alles zahlt, entsteht eine Schadensersatzpflicht, die im Ergebnis zum Verlust des Honoraranspruches führt. Eine Ausnahme besteht, wenn durch Dokumentation bewiesen werden kann, dass der Patient die Behandlung dennoch gewollt hätte. Dabei muss auf die ungefähren Kosten hingewiesen werden, wobei eine gewisse Bandbreite erlaubt ist. Konkrete Beträge in Euro sollten jedoch genannt werden können.

Fazit – Das müssen Sie wissen

Dokumentation: Patientenrechte und Haftungsschutz

Das **Patientenrechtegesetz** aus dem Jahr 2013 konkretisiert die verstreuten Einzelnormen zum Thema Patientenrechte, die über viele Gesetze verstreut sind. Seit dem Inkrafttreten dieses Gesetzes ist u. a. für Heilpraktiker **Pflicht,** umfassend und sorgfältig vor Beginn einer Behandlung die Patienten **aufzuklären**, deren **Einwilligung** einzuholen und den gesamten Behandlungsverlauf sorgfältig zu **dokumentieren** (§ 630 d-f BGB).
Eine Dokumentation umfasst 2 Themenfelder: Die **klinische** Dokumentation dient dazu, alle relevanten Sachverhalte der Behandlungstätigkeit festzuhalten (z. B. Anamnese, Diagnose, Therapie u. a.). Die **administrative** Dokumentation zeichnet verwaltungstechnisch wichtige Angelegenheiten auf, z. B. die Kommunikation mit Kostenträgern.
Eine gute Dokumentation erfüllt mehrere Funktionen:

- **Organisationsmittel**: Festlegung/Kontrolle der gesamten Behandlung; Grundlage für Gutachten, wissenschaftliche Untersuchungen und Weiterbildungen
- **Kommunikations- und Informationsmittel:** Informationsquelle für Kollegen; Ausgangspunkt für Patientenaufklärung
- **Beweissicherung:** in Haftungsangelegenheiten, Leistungsnachweis für Abrechnung; eine gute Dokumentation ist zugleich der beste Schutz vor Haftungsvorwürfen.

Die **Inhalte** einer Dokumentation umfassen alle wesentlichen Maßnahmen und deren Ergebnisse. Dies sind u. a.: Angaben zur Person des Patienten, Befunde und Diagnosen, therapeutische Maßnahmen/Anordnungen.

3.1.5 Praxisfall: Haftung für Heilpraktiker

Mit folgendem ausführlichen Praxisfall können Sie Ihr Problembewusstsein für Haftungsfragen aus der täglichen Arbeit als Heilpraktiker schärfen:

Fall

Die Heilpraktikerin Clara R.* möchte in ihrer Praxis Regulations- und Ausleitungstherapien anbieten. Um Kosten zu sparen, hat sie sich ein Gerät mit dem Namen „Schönheit XXL" gekauft. Dieses Gerät arbeitet nach den grundlegenden Prinzipien der Bioresonanz, wird jedoch als „Wellnessgerät" auf dem Markt angeboten und nicht als Medizinprodukt. Der Handelsvertreter des Herstellers hat Clara R. versichert, dass das Gerät ansonsten produktsicher sei. Das Produkt hat ein CE-Zeichen. „Unter der Hand" teilt der Handelsvertreter ihr mit, dass das Wellnessgerät im Grunde genau so viel könne, wie für den therapeutischen Gebrauch hergestellte Bioresonanzgeräte. Es sei eine Entscheidung des Herstellers gewesen, lieber den Wellnessmarkt zu bedienen, denn zum einen könnte er dann das Gerät auch an Laienanwender verkaufen, zum anderen sei es mit den Zulassungsvorschriften und dem CE-Zeichen nicht so kompliziert. Erfreut kauft Clara R. das Gerät und wendet es in ihrer Praxis an. Ihren Patienten erklärt sie dazu, dass sie mit diesem Gerät diagnostiziere, was der Körper brauche, und gleichzeitig behandle.

In ihrer Dokumentation schreibt sie einen Vermerk, wenn ein Patient mit diesem Gerät behandelt worden ist: „Schön XXL 565 963." Die Zahlen hinter der Dokumentation „Schön XXL" deuten auf das werkseitig einprogrammierte Frequenzspektrum hin, das Clara R. für diesen Patienten eingesetzt hat und das das Gerät über ein Display vorschlägt (vgl. Kap. 2.2.5).

Auch die Patientin Lena P.* wird mit dem Gerät „Schönheit XXL" mehrfach behandelt. In der Patientenkartei befinden sich dann viele Beispiele der oben geschilderten Kurzdokumentation. Da die private Krankenversicherung von Lena P. Zweifel am Therapiekonzept äußert und die Behandlungskosten umfangreich kürzt beziehungsweise gar nicht mehr erstattet, fordert Lena P. von Clara R. die Herausgabe ihrer Patientenakte (▶ **Abb. 3.7**).

a) Lena P. meint, Clara R. müsse der Versicherung die **komplette Patientenakte** übergeben, damit die Versicherungsgesellschaft prüfen könne, ob die Behandlung korrekt abgerechnet worden und medizinisch notwendig gewesen sei. Clara R. ist hier ganz anderer Meinung, denn sie unterliege ja immerhin der Schweigepflicht.

b) Lena P. meint, dass die **Dokumentation nicht ausreichend** sei. Schon deshalb hätte Clara R. die Behandlung nicht abrechnen dürfen. Auch hier ist Clara R. anderer Meinung. Sie meint, es genüge doch, wenn das eingesetzte Gerät präzise benannt sei und jeder das gewählte Frequenzprogramm anhand der Zahl erkennen könne.

c) Lena P. meint, Clara R. habe an ihr einen **Behandlungsfehler** begangen. Sie meint, das Wellnessgerät hätte bei ihrer Krankheit gar nicht eingesetzt werden dürfen; auch hätte es nicht wie ein Therapiegerät präsentiert werden dürfen. Nicht auszudenken, was passiert wäre, wenn durch die Behandlung eine ansonsten richtige naturheilkundliche Behandlung verschleppt worden wäre. Auch dies sieht Clara R. anders. Sie meint, Lena P. sei ja gar kein Schaden entstanden, da das Geräte „Schönheit XXL" genau so viel könne wie andere Bioresonanzgeräte, sie habe die Patientin umfangreich untersucht und Bioresonanz sei bei ihrem Krankheitsbild angezeigt gewesen (was zutrifft).

d) Lena P. meint, Clara R. habe das **Gerät** in ihrer Praxis gar nicht erst einsetzen dürfen, es sei ja **kein Medizinprodukt**. Allein die Tatsache, dass man mit Wellnessgeräten Behandlungen durchführe, sei für sich genommen schon behandlungsfehlerhaft, sie müsse daher die Behandlung nicht bezahlen. Im Übrigen habe Clara R. sie damit betrogen, indem sie eine Wellnessbehandlung als Therapie abgerechnet habe. Auch dies sieht Clara R. anders. Immerhin habe das Gerät ein CE-Zeichen und dürfe daher in der EU als produktsicher verkauft und auch angewendet werden, zudem habe sie das Gerät genauso verwendet, wie es in der Bedienungsanleitung beschrieben sei, und sei nicht vom vorgesehenen Frequenzspektrum, das werksseitig fest einprogrammiert wurde, abgewichen. Sie habe therapeutische Entscheidungen getroffen. Im Übrigen sei sie bei der Anwendung des Gebührenverzeichnisses der Heilpraktiker nicht verpflichtet, bestimmte Geräte zu verwenden. Die Gebührenziffern seien hier insoweit offen. Auch das Gerät „Schönheit XXL" habe daher mit dem Gebührenverzeichnis der Heilpraktiker abgerechnet werden können.

e) Lena P. meint, wenn sie vorher gewusst hätte, dass es hier nur „um ein bisschen Wellness geht", hätte sie die Behandlung bei Clara R. so nicht durchführen lassen. Sie habe lange nach einer naturheilkundlichen Behandlung gesucht, weil die **Schulmedizin** sie **aufgegeben** habe. Clara R. habe sie **nicht richtig aufgeklärt**, was sie bei der Behandlung zu erwarten habe; schon allein deswegen sei die Behandlung fehlerhaft gewesen. Lena P. meint, sie müsse die Behandlungskosten nicht bezahlen. Im Übrigen stehe ihr womöglich in der Zukunft Schadensersatz und Schmerzensgeld zu, wenn

Abb. 3.7 Praxisfall: Pro und Contra zu den Sachverhalten.

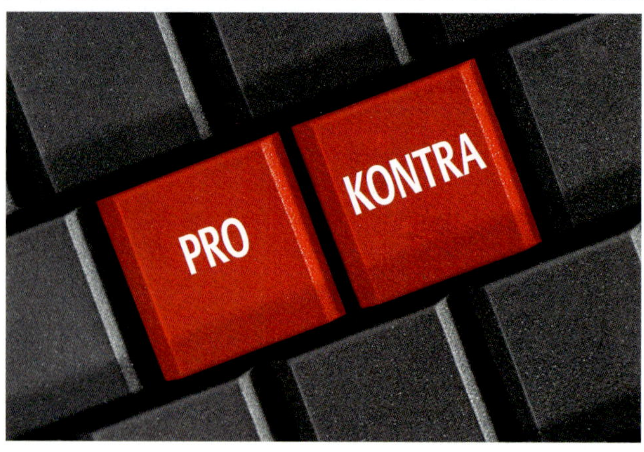

Bevor juristische Schlussfolgerungen gezogen werden können, ist es wichtig, zunächst die strittigen Fragen und Meinungen sorgfältig zu sammeln und einander gegenüberzustellen. *Foto: K. Oborny, Thieme Group*

herauskomme, dass sich Spätfolgen zeigten, die jetzt noch nicht absehbar seien. Auch hier ist Clara R. anderer Meinung. Da das Gerät keinerlei Risiken habe und im Übrigen völlig ungefährlich sei, habe sie die Patientin nicht aufklären müssen.

**Fallbeispiel fiktiv, personenbezogene Daten frei erfunden*

Fragestellung

Folgende Fragen helfen, den Fall zu lösen:

- Wer hat nun in den Punkten a.–e. recht?
- Haftet Clara R.?
- Hat Clara R. sich möglicherweise strafbar gemacht?
- Bekommt Lena P., beziehungsweise die Versicherung, die Behandlungskosten von Clara R. zurück, soweit sie schon bezahlt sind?

Lösung

Zu Punkt a.

Clara R. muss die Patientenakte herausgeben. Dies ergibt sich zum einen aus §630g BGB, dem zufolge **Einsicht** in die **Patientenakte** ein grundlegendes **Patientenrecht** ist. Clara R. kann allerdings die Kopierkosten für das Kopieren der Akte oder für das Brennen einer CD verlangen. Auf ihre Schweigepflicht kann sich Clara R. in diesem Fall **nicht** berufen. Zum einen wünscht die Patientin selbst die Herausgabe der Akte, zum anderen ist Clara R. als Heilpraktikerin nur aufgrund von freiwilligem Berufsethos und als vereinbarte Pflicht aus dem Behandlungsvertrag zur Verschwiegenheit verpflichtet. Sie ist gerade keine Berufsgeheimnisträgerin im Sinne von §203 StGB. (siehe hierzu Kap. 2.2.6).

Zudem hat die Patientin Lena P. gegenüber ihrer privaten Krankenkasse diverse **Mitwirkungspflichten**. Im Kern besagen diese, dass die Versicherungsgesellschaft von der Leistung frei wird, also Behandlungskosten nicht erstatten muss, wenn der Patient nicht selbst sachdienliche Angaben macht oder darauf hinwirkt, dass seine Behandler solche sachdienlichen Angaben machen oder aber die Patientenakte herausgeben (▶ **Abb. 3.8**).

Abb. 3.8 Einsichtnahme in die Patientenakte ist gemäß §630g BGB - Patientenrechtegesetz - ein grundlegendes Patientenrecht.

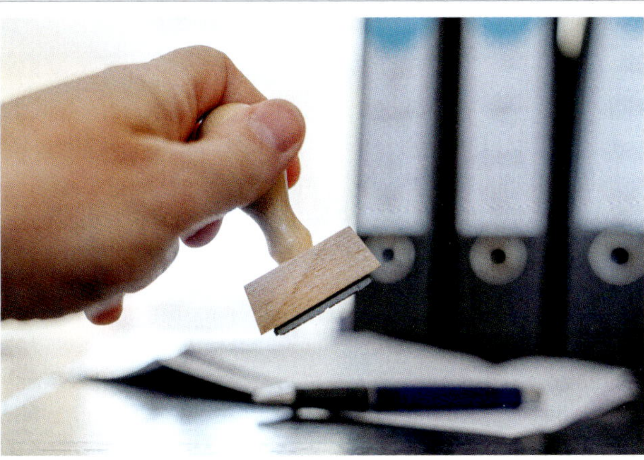

Patienten haben auf Verlangen das Recht, Einsicht in ihre Patientenakte vorzunehmen, sofern keine erheblichen Gründe dagegensprechen. *Foto: K. Oborny, Thieme Group*

Hierüber herrscht in der juristischen Literatur auch Streit. Einige sind der Meinung, dass es genügt, wenn der Behandler einen **ausführlichen Befundbericht** abgibt, in dem Therapieverlauf und Therapieergebnisse geschildert werden. Ganz überwiegend wird jedoch auch das **Herausgeben der Patientenakte** als notwendige Mitwirkung gesehen. Gegebenenfalls kann man, wenn Dritte erwähnt werden, diese Passagen in der Akte im Rechtsverhältnis gegenüber der privaten Krankenkasse schwärzen. Die wäre beispielsweise möglich, wenn ein Patient von Schwierigkeiten in seiner Ehe oder von Familiengeheimnissen berichtet. Dies muss dann sogar der Fall sein, da seit neuerer Geltung der DSGVO jede Person, über die Daten gespeichert und erhoben werden, das Recht darauf hat, dass sie gelöscht, berichtigt oder gesperrt werden. Für gesundheitsbezogene Daten gilt dies erst recht (S. 32).

Zu Punkt b.

Eine Dokumentation ist für Dritte **verständlich** zu führen. Aus der von Clara R. geführten Kurzdokumentation ist nicht eindeutig ersichtlich, was gemacht wurde. Sie ist nur für solche Leser sichtbar, die das Gerät selbst einsetzen oder sich mit dessen Bedienungsanleitung auseinandergesetzt haben. Ein neutraler Betrachter wird erkennen, dass ein Wellnessgerät eingesetzt wurde, und glauben, dass die dokumentierten Resonanzzahlen eine Gerätekennziffer sind. Diese Form der Dokumentation löst also **keinen** Abrechnungstatbestand aus, obwohl sie das Gerät klar benennt.

Zu Punkt c.

Lena P. hat **keinen** derzeit erkennbaren **medizinischen Schaden** erlitten. Sie kann jedoch einen sogenannten **Feststellungsantrag** stellen, in dem Zukunftsschäden formuliert werden, soweit solche später auftreten. Hierfür müsste Lena P. allerdings beweisen können, dass Clara R. einen Behandlungsfehler begangen hat, was ihr schwerfallen dürfte. Einzig der oben beschriebene Dokumentationsfehler könnte Lena P. Beweiserleichterungen verschaffen.

Richtig ist, dass Lena P. **nicht** hinreichend **risikoaufgeklärt** ist. Auch dann, wenn eine Behandlung völlig ungefährlich ist und außer einer möglichen Therapieverschleppung keine weiteren unmittelbaren Gesundheitsgefahren von ihr ausgehen, sondern nur mittelbare, ist ein Patient zu belehren.

Eine **Aufklärung** auch darüber, dass **andere Therapien** schulmedizinischer oder naturheilkundlicher Art wegen der Frequenztherapie nicht abzubrechen bzw. zu unterbrechen sind, muss **unbedingt** erfolgen. Es sollte auch darauf hingewiesen werden, dass die Frequenztherapie kein Anlass sein sollte, schulmedizinische Behandlungen hinauszuschieben oder gar nicht erst zu beginnen. Nur dann ist Lena P. informiert genug, um sich für die Regulations- und Frequenztherapie zu entscheiden.

Es empfiehlt sich auch, darzulegen, dass es sich hierbei um Naturheilkunde oder Alternativmedizin handelt. Frau Lena P. kann nun einen sogenannten Entscheidungskonflikt darlegen. Gelingt es ihr, ein Gericht im **Behandlungsfehlerprozess** davon zu überzeugen, dass der **Entscheidungskonflikt** bestanden hat und dass sie etwas anderes gewählt hätte, wenn sie gewusst hätte, dass es „nur Frequenztherapie" ist, dann hat sie **nicht wirksam** in die Behandlung einwilligen können. Fehlt allerdings die Einwilligung, ist jeglicher Heileingriff **rechtswidrig**. (Siehe Kap. 3.1.3). Schon allein deshalb kann Lena P. Schadensersatz und Schmerzensgeld verlangen.

Zu Punkt d.

Lena P. fühlt sich subjektiv betrogen. Dagegen steht das Argument, dass das Gerät geleistet hat, was es soll. Damit war es zur Behandlung von Krankheiten geeignet und die Behandlung an sich damit „ihr Geld wert". Anders sieht dies jedoch der BGH in seiner berühmt gewordenen „Killer-Lohn-Entscheidung" aus 2012. Nach diesem Urteil besteht im Rechtsverhältnis unseres Falls durchaus das Risiko eines Abrechnungsbetruges, da nach dem Gebührenverzeichnis der Heilpraktiker der **Einsatz von Medizinprodukten** abgerechnet werden kann, aber **keine Wellness-Leistungen**: Es greift hier eine der Varianten der Ziffer 39 GebüH (Gebührenverzeichnis für Heilpraktiker).

Da die Heilpraktikerin ein Wellnessgerät eingesetzt hat, ist der Abrechnungstatbestand sommit **nicht** ausgelöst worden. Der BGH vertritt hier einen **streng formalen** Schadensbegriff. Dies bedeutet, dass Abrechnungsbetrug schon vorliegt, wenn die Rechnung formal nicht zur Art der Behandlung passt. Mit dem Argument medizinischer Richtigkeit kann man sich laut BGH nicht entlasten.

Diese Entscheidung ist allerdings in der juristischen Fachwelt **sehr strittig** besprochen worden. Einige Stimmen gehen davon aus, dass man Entscheidungen aus dem Gebührenrecht der Ärzte nicht dem Heilpraktiker (wie beim zitierten „Killer-Lohn-Fall") einfach überstülpen darf. Auch wird immer wieder betont, dass Heilpraktiker gebührenrechtlich völlig frei sind und es für die Anwendung des GebüH nur wenige systematische Vorgaben gibt.

Kleinster **gemeinsamer Nenner** aller Überlegungen ist, dass jede Rechnung für Dritte **transparent** und **nachvollziehbar** sein muss und daher erkennbar sein muss, welche Behandlung der Patient erhalten hat. Zudem ist mit dem Patienten **vorab** zu vereinbaren, welche Geräte eingesetzt werden. Wenn die Heilpraktikerin einen Behandlungsvertrag vorlegen kann, in dem der Einsatz von „Schönheit XXL" und wie er abgerechnet wird, erklärt wird, zielen auch Betrugsvorwürfe ins Leere.

Zu Punkt e.

Wie bereits im Punkt c. beschrieben, kann Lena P. **Zukunftsschäden** geltend machen, wenn sie diese beweisen kann. Weiter wurde unter Punkt c. festgestellt, dass in diesem Fall nur eine mittelbare Gesundheitsgefährdung besteht, weil das Gerät selbst ungefährlich ist. Dennoch muss wegen dieser mittelbaren Gesundheitsgefährdung **zwingend** eine Aufklärung darüber erfolgen, dass andere Therapien nicht zu unterbrechen sind.

Lena P. ist **nicht** hinreichend **risikoaufgeklärt** (siehe oben Kap. Zu Punkt c.). Clara R. hätte z.B. darüber aufklären müssen, dass es sich bei der empfohlenen Maßnahme um **Alternativmedizin** handelt. Lena P. kann nun einen sogenannten **Entscheidungskonflikt** darlegen (vgl. oben Kap. Zu Punkt c.). Gelingt es ihr, ein Gericht im Behandlungsfehlerprozess davon zu überzeugen, dass der Entscheidungskonflikt bestanden hat und dass sie etwas anderes gewählt hätte, wenn sie gewusst hätte, dass es „nur Frequenztherapie" ist, dann hat sie **nicht wirksam** in die Behandlung **einwilligen** können.

Fehlt allerdings die Einwilligung, ist jeglicher **Heileingriff rechtswidrig** (siehe Kap. 3.1.3). Schon allein deshalb kann Lena P. **Schadensersatz** und **Schmerzensgeld** verlangen. Clara R. haftet dem Grunde nach. Derzeit dürften sich bei Lena P. die tatsächlich erlittenen Schäden auf null belaufen. Sie könnte ihre Ansprüche allerdings mit den entstandenen Behandlungskosten **gegenrechnen**. Zwar kann Clara R. darlegen, dass die Behandlungskosten branchen- und ortsüblich bepreist sind. Da die rechtsverbindliche Einwilligung **fehlt**, müssen sie allerdings nicht bezahlt werden. Lena P. kann sich zudem bemühen, evtl. **Zukunftsschäden** im Wege eines **Feststellungsantrags** zu sichern.

3.2 Sorgfaltspflichten für den Heilpraktiker

3.2.1 Sorgfaltspflichten und Haftungsgrundsätze

Haben Heilpraktiker Sorgfaltspflichten verletzt, ist eine Vorbedingung gegeben, dass sie bei einem Patientenschaden haften (Kap. 5 Voraussetzungen für Haftung).

Sorgfaltspflichten. Die Sorgfaltspflichten ergeben sich aus dem/der:

- Praxismanagement
- Fortbildungspflicht
- sorgfältigen Befundung und Diagnostik
- sorgfältigen Risikoaufklärung
- Pflicht zur sorgfältigen Behandlungsdurchführung (▸ **Abb. 3.9**).

Beweislastumkehr. Die **Beweislast** bei Haftungsfragen trägt zunächst der Patient. In manchen Situationen kommt es allerdings zur sogenannten **Beweislastumkehr**. Dies ist der Fall, wenn der Behandler nicht ausreichend dokumentiert oder grob fahrlässig gehandelt hat. Dann muss er beweisen, dass kein Behandlungsfehler vorliegt.

Haftungsgrundsätze. Grundsätzlich haftet man nur für diejenigen Schadenssituationen:

- für die man Verantwortung trägt,
- die durch geeignete Maßnahmen vermieden werden können,
- mit denen man rechnen musste,
- die man selbst unter Kontrolle hat.

Letztendlich geht es hier um **Zuständigkeiten** und um die Frage, was **vermeidbar** gewesen wäre und hätte **kontrolliert** werden müssen und können. Abzugrenzen vom Haftungsrecht sind damit **rein schicksalshafte Verläufe**, für die niemand haftet.

Abb. 3.9 Haftungsrelevante Sorgfaltspflichten von Heilpraktikern.

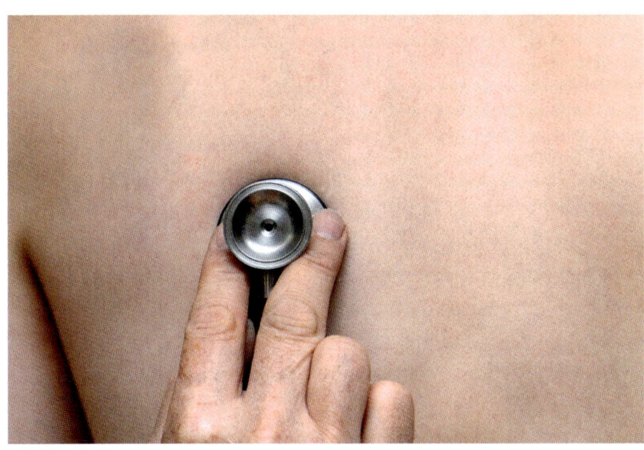

Die Pflicht zur sorgfältigen Behandlungsdurchführung fußt auf einer gründlichen Anamnese, Befundung und Diagnostik. *Foto: K. Oborny, Thieme Group*

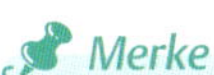
Merke

Berufsgruppenspezifische Haftung

Den oben skizzierten Haftungsgrundsätzen, liegt die **Sphärentheorie** zugrunde. Das bedeutet: Jeder Behandler haftet berufsgruppenspezifisch nur für sein Handeln und seine Entscheidungen in **seinem Wirkungskreis** und **Zuständigkeitsbereich** – also für Geschehnisse in seiner „Sphäre". Damit soll erreicht werden, dass Haftungsrisiken nicht in alle Bereiche hinein ausgedehnt werden. Wichtig: Zur „Sphäre" gehören aber auch die eigenen Mitarbeiter. Deswegen muss sich der Behandler **Fehler von Mitarbeitern** in einem arbeitsteiligen Kontext zurechnen lassen.

Normalerweise ist man durch eine **Haftpflichtversicherung** gegen Ansprüche aufgrund fahrlässiger Behandlungsfehler abgesichert. Aber es kann auch zu „Weiterungen" kommen, zum Beispiel dem **Verlust** der **Heilpraktikererlaubnis**, wenn Behandlungsfehler auf besonders schweren Verstößen fußen, die die allgemeine Patientensicherheit betreffen. Beispiele sind:

- Hygienefehler
- eigenmächtiges Umdosieren
- Absetzen verschreibungspflichtiger Medikamente
- ggf. tödliche Behandlungsfehler

3.2.2 Praxisfall: Unerfüllte Pflichten und Aufklärung

Fall

Zu Illustration der potenziellen Folgen, die eine Verletzung der Sorgfaltspflichten haben kann (konkret bezogen auf die Fortbildungspflicht), hier (abgewandelt) der berühmt gewordene „Ozontherapiefall" des BGH (Entscheidung vom 29.01.1991, Az.: VI ZR 206/90).

Die 40-jährige Sophie L.* war wegen verschiedener Beschwerden durch den Heilpraktiker Alexander S.* mit Ohrakupunktur, Ozoninjektion und Ionenbestrahlung behandelt worden. Der

Abb. 3.10 Sorgfaltspflichten bei schicksalhaften Behandlungsverläufen.

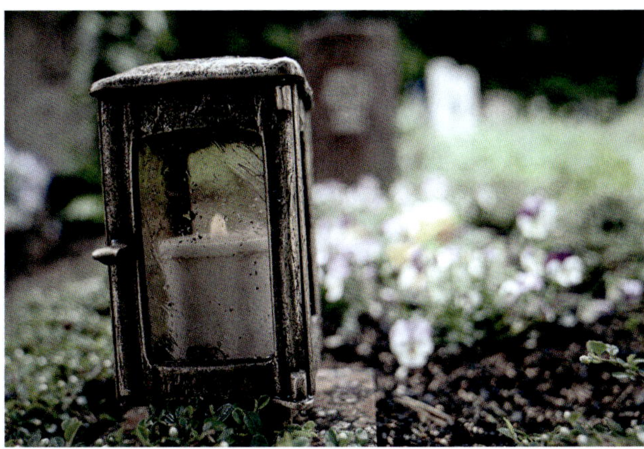

Der berühmt gewordenen Ozonfall verdeutlicht, wie wichtig es für Heilpraktiker und andere Gesundheitsberufe ist, ALLE Sorgfaltspflichten mit absoluter Gründlichkeit zu wahren. *Foto: K. Oborny, Thieme Group*

Heilpraktiker injizierte ihr im Liegen, nachdem er das Blut in ihrem rechten Oberschenkel durch eine Binde gestaut hatte, über einen Zeitraum von 5 bis 7 Minuten 10 cm^3 eines Ozon-Sauerstoff-Gemisches in Kniegelenknähe intravenös. Nach etwa 20 Minuten wurde die Blutstauung wieder gelöst. Als sich Sophie L. daraufhin erhob, brach sie wegen der Luftembolie zusammen. Sämtliche Reanimationsmaßnahmen konnten den Todeseintritt nicht verhindern (▶ **Abb. 3.10**).

Fragestellung

Haftet Alexander L.? Wenn ja, unter welchen Gesichtspunkten?

Lösung

In diesen Fall konnte dem Heilpraktiker kein Behandlungsfehler im engeren Sinne nachgewiesen werden, da es sich bei dem tragischen Ereignis um eine in der medizinischen Fachliteratur häufig beschriebene Komplikation handelte, die auch bei bester Behandlungssorgfalt nicht wesentlich zu verhindern gewesen wäre (Sowieso-Schaden, schicksalhafter Verlauf).

Sorgfaltspflichten nicht erfüllt

Dennoch wurde der Heilpraktiker bzw. seine Versicherung verurteilt, an die Hinterbliebenen schadensersatzhalber eine Rente zu bezahlen. Das Gericht nahm nämlich folgende **Pflichten** des Heilpraktikers an, die in dem Fall **nicht erfüllt** worden waren:

- Fachlektüre auch des Allgemeinmediziners lesen, wenn man Methoden anbieten will, die auch Ärzte im Repertoire haben;
- eine Fortbildungspflicht, um zu vertiefen, was man schon beherrscht;
- methodenbezogene Ausbildung, die geeignetes Fachwissen gewährleistet;
- Erreichbarkeit (wenigstens per Anrufbeantworter);
- Rat einholen (notfalls beim Verband für die bevorzugte Therapierichtung, da dieser nur Mitglieder beraten darf; man sollte ihm beitreten);

- Pflicht zur Überweisung an einen Arzt: die Behandlung abbrechen, wenn man die Erfolglosigkeit der Behandlung erkennt.

In seltenen Fällen können Heilpraktiker ihre Patienten ausnahmsweise auch an Heilpraktikerkollegen mit Spezialkenntnissen überweisen, wenn diese mit speziellen Methoden/Verfahren erfolgreich Behandlungen durchgeführt haben.

Leitlinien der BGH-Entscheidung

Grundsätzlich ist das „Verlassen der Schulmedizin", das angewandte invasive Verfahren, kein Behandlungsfehler, also auch nicht die Anwendung alternativer Heilverfahren. Argument hierfür ist ein großer Umfang der Therapiefreiheit (S. 10). Ein Heilpraktiker muss „seine" Methode aber beherrschen, d. h. deren Regeln beachten und sich richtige Techniken für deren gefahrlose Anwendung aneignen. Dies gilt systemintern für die Regeln alternativer Heilverfahren, aber auch die Schulmedizin, soweit eine schulmedizinische Methode zur Anwendung kommt.

Sorgfaltsmaßstäbe. Grundsätzlich gelten für Heilpraktiker in folgenden **3 Fallgruppen** Sorgfaltsmaßstäbe von Allgemeinmedizinern, nicht aber von Fachärzten:

- Bei **invasiven Methoden** („Hauen, Stechen, Brennen, Vergiften") (S. 10), wenn ihm die Sachkunde für die gewählte Therapie, ihre Eigenarten und Risiken fehlt.
- Heilpraktiker müssen immer die **Grenzen** ihrer Fähigkeiten selbstkritisch **prüfen.** Sie müssen diese dabei für jeden Einzelfall neu definieren und erkennen, andernfalls ist ein Übernahmeverschulden anzunehmen.
- Sofern Heilpraktiker **Methoden** anwenden, die auch zum Behandlungsrepertoire der **Ärzte** gehören, müssen sie diese auch beherrschen (Lege-artis-Prinzip (S. 9)).

Begründet wird dies mit der Größe der Gefahr für die Gesundheit der Patienten. Von Heilpraktikern erwarten die Patienten „nur" Naturheilkunde, wenn auch auf hohem Niveau. Daher verbiete sich auch die Annahme einer fachärztlichen Haftung, d. h., eines Spezialisten. Zudem widerspreche dies dem Gesetzgeberwillen, der den Heilpraktikerberuf ausdrücklich mit dem heutigen Qualifikationsstand billige.

Fortbildungspflicht. Insgesamt stellt der BGH hohe Anforderungen an die Fortbildung. Hier wird von Heilpraktikern derselbe Aufwand wie von Allgemeinmedizinen erwartet, wenn er Methoden anbietet, die die Ärzte praktizieren. (s. o.).

Anforderungen bezüglich Aufklärung. Gleichsam nebenbei prüfte der BGH auch die Aufklärungspflicht und entwickelte folgende Anforderungen. Heilpraktiker müssen daher über folgende Gesichtspunkte aufzuklären, die über die Anforderungen von Ärzten hinausgehen. Heilpraktiker müssen ...

- über schulmedizinische **Behandlungsalternativen** nur in Grundzügen aufklären, soweit innerhalb der Berufsgruppe der Heilpraktiker schulmedizinische Kenntnisse gefordert werden. Dies ergibt sich zum einen aus dem Prinzip, dass Fahrlässigkeit berufsgruppenspezifisch beschrieben wird, zum anderen aus dem Vertrauensgrundsatz, dass Patienten nur sehr eingeschränkt mit Schulmedizin bei Heilpraktikern rechnen dürfen, wenn sie einen naturheilkundlich arbeitenden Heilpraktiker aufsuchen.
- über die **Besonderheiten** des angewandten alternativen **Heilverfahrens** aufklären, insbesondere dessen Risiken und die Folgen möglicher Behandlungsfehler. Es ist bei besonders spekulativen Verfahren darauf hinzuweisen, dass alternative Heilverfahren wissenschaftlich nicht belegt und unerforscht sind, sodass nicht kalkulierbare Risiken entstehen könnten. Zumindest sollte erklärt werden, dass Naturheilkunde im Wesentlichen Erfahrungsheilkunde ist.
- über die Methodenwahl aufklären und darüber, dass das gewählte Verfahren im Widerspruch zur Schulmedizin steht.
- Patienten darüber aufklären, dass die Grenzen der Heilerlaubnis auf die eigene Qualifikation bezogen sind und wie die Grundzüge der Heilpraktikererlaubnis zu verstehen sind. Diese Grenzen hat der Heilpraktiker für jeden Einzelfall neu zu hinterfragen.
- die Besonderheiten des Heilpraktikerberufsstandes und dessen Uneinheitlichkeit im Hinblick auf die Qualifikationsstandards ihren Patienten erklären.
- die Patienten über die Diagnose aufklären, soweit sie mit alternativen Diagnosemethoden zu ermitteln war.
- über die Therapiemaßnahmen und die Mitwirkungsnotwendigkeiten des Patienten (Sicherungsaufklärung, Compliance) aufklären.
- Patienten darüber aufklären, welche Kosten auf sie zukommen (wirtschaftliche Aufklärung). Heilpraktiker sind gehalten, sich einen Überblick über die wichtigsten privaten Krankenversicherungen und die voraussichtliche Behandlungsdauer zu verschaffen.

**Fallbeispiel in Anlehnung an den „Ozontherapiefall" des BGH nachempfunden (Entscheidung vom 29.01.1991, Az.: VI ZR 206/90), personenbezogene Daten frei erfunden.*

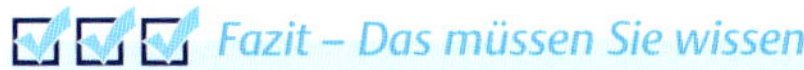
Fazit – Das müssen Sie wissen

Sorgfaltspflichten und Haftungsgrundsätze

Die Sorgfaltspflichten für Heilpraktiker umfassen insbesondere: Praxismanagement, Fortbildungspflicht, Pflicht zur sorgfältigen Behandlungsdurchführung, Pflicht zur sorgfältigen Befundung und Diagnostik und eine sorgfältige Risikoaufklärung, deren Anforderungen über diejenigen von Ärzten hinausgeht.

Werden **Sorgfaltspflichten verletzt**, können Heilpraktiker bei Behandlungsfehlern und bei besonders schweren Verstößen gegen die Sorgfaltspflichten mit **Haftungsfragen** konfrontiert werden. Die Beweislast bei Haftungsfragen trägt zunächst der Patient. Bei **Dokumentationsmängeln** oder **grober Fahrlässigkeit** kann es zur Beweislastumkehr kommen, sodass Behandelnde beweisen müssen, dass kein Behandlungsfehler vorliegt.

Grundsätzlich haften Heilpraktiker nur für **Schadenssituationen** …

- für die sie Verantwortung tragen,
- die durch geeignete Maßnahmen vermieden werden können,
- mit denen sie rechnen mussten,
- die sie selbst unter Kontrolle hatten.

Es sind immer die Zuständigkeiten für eine Handlung im Auge zu behalten sowie die Frage, was vermeidbar gewesen wäre und was hätte kontrolliert werden müssen und können. Für rein **schicksalshafte** Krankheitsverläufe haftet **niemand**.

3.3 Vertiefungsfragen Haftung und Sorgfalt

Vertiefungsfragen

Frage 1

Warum ist es wichtig, dass es im deutschen Haftungsrecht nur einige wenige Universalnormen zur Beurteilung von Behandlungsfehlern gibt?

Musterlösung:

Der deutsche Gesetzgeber wollte, dass bestimmte anerkannte Rechtsgüter geschützt werden. Dies sind Leben, Gesundheit, Freiheit, Ehre und Eigentum.

Es sollte ein abgewogenes System geschaffen werden, in dem man nur dafür haftet, dass ein Handeln vermeidbar gewesen wäre, d. h. mit größerer Mühe und Selbstdisziplin ein Schaden hätte vermieden werden können.

*Das deutsche Haftungsrecht hat auch die sogenannte **Verschuldenshaftung** als wichtiges Systemmerkmal. Man haftet nur dann, wenn man für ein Geschehen zuständig war und es auch durch einige (berufliche) Verantwortlichkeit steuern und beeinflussen konnte. Dies ist das wesentliche Prinzip der verschuldensabhängigen Haftung. Der deutsche Gesetzgeber sieht als „fair“ an, dass man nur haftet, sofern man „etwas für die Ereignisse kann“.*

*In Abgrenzung davon gibt es die sogenannte **Gefährdungshaftung**. Hier wird schon dann gehaftet, wenn eine Gefahrenquelle entweder geschaffen (siehe Medizinprodukte Kap. 2.2.5) oder in der Öffentlichkeit verbreitet worden ist (Arzneimittel, vgl. Kap. 2.3). Für eine Gefahrenquelle wird schon dann gehaftet, wenn ein Schaden durch Umgang mit der Gefahrenquelle oder durch die Nähe zu dieser Gefahrenquelle entstanden ist.*

*Hier kann man sich nicht damit entlasten, dass das Gerät bis zum Schadensfall immer einwandfrei funktioniert habe. Geräte werden im Haftungsrecht immer als „vollbeherrschbares Risiko“ angesehen, für das es **keine** entlastenden Umstände gibt, wie z. B., man habe ja jede nur denkbare Sorgfalt walten lassen. Allenfalls mildernd kommt hier in Betracht, dass man die Geräte ständig professionell hat warten lassen und das Medizinproduktebuch sorgfältig geführt hat (Kap. 2.2.5). Dies muss man jedoch nachweisen können.*

Frage 2

Nach welchen Kriterien haftet ein Heilpraktiker? Ist er haftungsrechtlich gesehen ein Arzt, ein „Mini-Arzt“ oder ein Laie?

Musterlösung:

Alle drei Antworten sind richtig.

- *Wendet ein Heilpraktiker Methoden an, die auch von naturheilkundlich orientierten Ärzten angeboten werden, unterliegt er denselben Standards wie ein Arzt.*
- *Ist ein Heilpraktiker mit Methoden tätig, die überwiegend zum Berufsfeld der Heilpraktiker gehören, so haftet er nach seinen eigenen naturheilkundlichen Sorgfaltsregeln, also berufsgruppenspezifisch, als „Mini-Arzt“.*
- *Die Ansicht, Heilpraktiker seien ohnehin nur Laien ohne Kenntnisse, wird heute in juristischen Fachkreisen nur noch selten vertreten. Diese Ansicht würde dazu führen, dass Heilpraktiker ihre Patienten sehr oft zum Arzt schicken müssten und überhaupt nur begleitend tätig sein dürften. Da die Urkunde für die allgemeine Heilerlaubnis, gerade das Ausüben der Heilkunde erlaubt, ist diese Ansicht aber nicht mehr zeitgemäß.*

Frage 3

Welche Haftungsrisiken sind größer für einen Heilpraktiker – diejenigen der Behandlungsfehler oder diejenigen des Praxismanagements, der Dokumentation oder der Aufklärung?

Musterlösung:

*Da bei **Behandlungsfehlern** zunächst der Patient den Vollbeweis erbringen muss, ist ein Heilpraktiker auf der Ebene der Kausalität recht gut geschützt. Der Patient muss nachweisen, dass sein jetziger Zustand kausal auf die Therapie zurückzuführen ist, und muss hierbei auch noch bestimmte Termine und konkretes Therapiehandeln benennen können. Außerdem müssen Patienten darlegen, was genau daran fehlerhaft gewesen sein soll. Deshalb muss bei einem mutmaßlichen Behandlungsfehler ein Sachverständiger tätig werden.*

*Gibt es **Mängel** in der **Dokumentation**, führt dies zu einer Beweiserleichterung für Patienten. Der Grund dafür ist, dass die Dokumentation aus der Sphäre des Behandlers stammt und der Patient keine medizinischen und naturheilkundlichen Kenntnisse hat. Lücken in der Dokumentation erschweren den Nachweis des Behandlungsfehlers besonders. Der Behandler wird daher mit den Beweiserleichterungen sozusagen „bestraft“, weil er den Patienten wichtiges Wissen vorenthalten hat.*

*Ähnliches gilt für eine **ungenaue Aufklärung**. Ohne eine Aufklärung weiß der Patient nicht, in welche Behandlung er einwilligen wird. Ein Fehler (S. 31) in der Aufklärung (S. 40) ist leichter zu beweisen als ein Behandlungsfehler, da dort nur Dokumente gesichtet werden müssen und im Zweifelsfall ein Gericht entscheidet, welche Themenstellungen aufklärungspflichtig sind (siehe ▸ **Tab. 1.7**)*

*Weitere Fehler im **Praxismanagement** führen ebenfalls schneller zu einer Haftung als Behandlungsfehler. Wenn beispielsweise der Patient im Flur ausrutscht, kann besser festgestellt werden, welche Verkehrssicherungspflichten der Behandler hatte.*

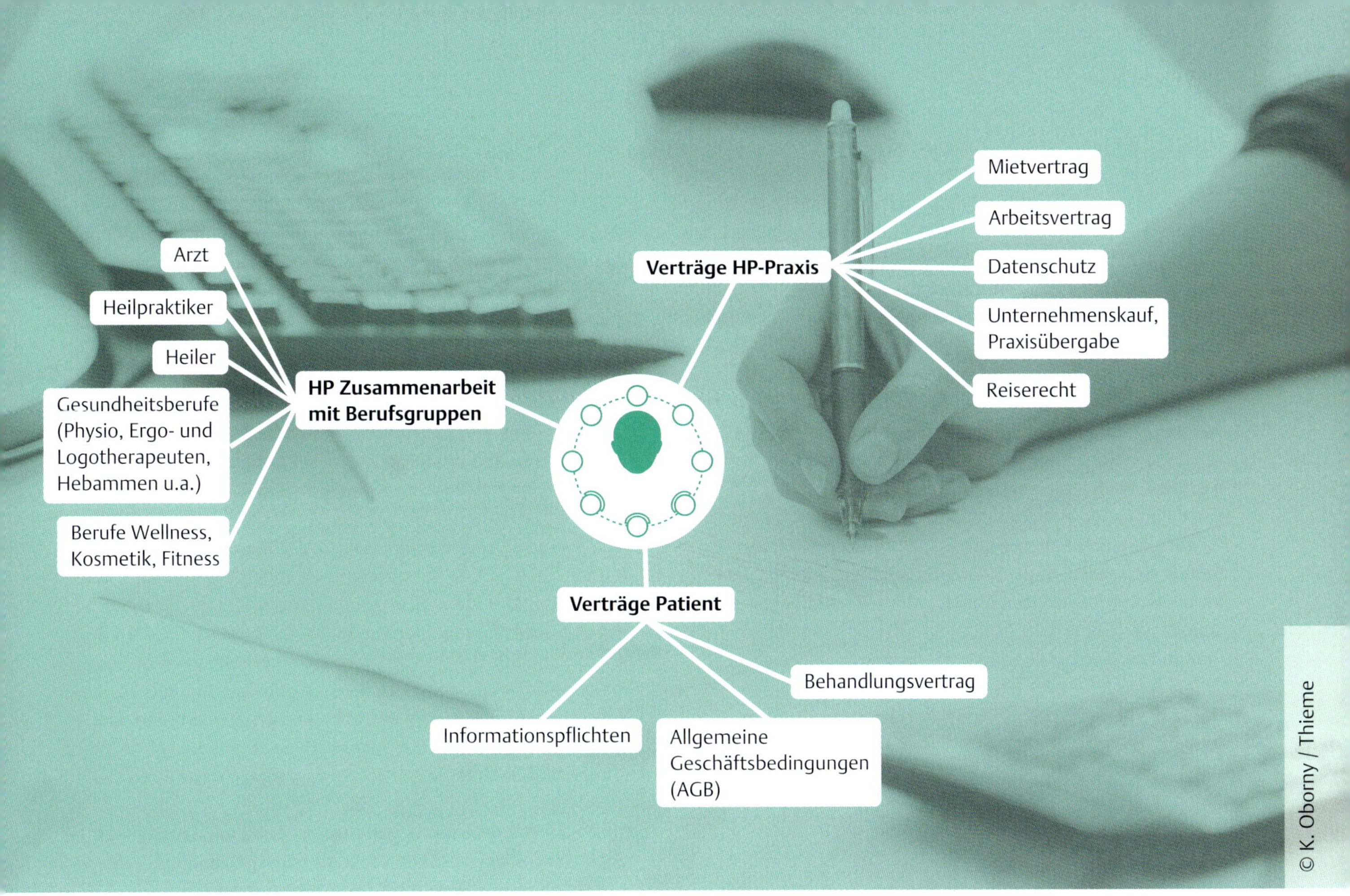

HP Zusammenarbeit mit Berufsgruppen
Arzt
Heilpraktiker
Heiler
Gesundheitsberufe (Physio, Ergo- und Logotherapeuten, Hebammen u.a.)
Berufe Wellness, Kosmetik, Fitness

Verträge HP-Praxis
Mietvertrag
Arbeitsvertrag
Datenschutz
Unternehmenskauf, Praxisübergabe
Reiserecht

Verträge Patient
Behandlungsvertrag
Informationspflichten
Allgemeine Geschäftsbedingungen (AGB)

4 Kommunikation, Verträge, Zusammenarbeit

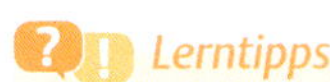
Lerntipps

Inhalte dieses Kapitels nach den Vorgaben der Überprüfungsleitlinen

Die Inhalte dieses Kapitels sind in den Überprüfungsleitlinien zwar enthalten. Sie wurden in den vergangenen schriftlichen Überprüfungen aber noch nicht vertieft abgefragt, sind somit (noch) nicht direkt prüfungsrelevant. Die Autorin hat den Lernstoff aus Fällen ihrer langjährigen rechtsanwaltlichen Erfahrung für Sie zusammengestellt, um v. a. ihr Urteilsvermögen bezüglich der Rechtslage zu schärfen. Bei begrenztem Zeitkontingent können Sie diesen Abschnitt auch zügig durcharbeiten bzw. sich auf die Boxen „Das müssen Sie wissen“ konzentrieren.

4.1 Informationspflichten

In der rechtlich relevanten Kommunikation zwischen Heilpraktikern und Patienten ist darauf zu achten, welche **Informationen** Heilpraktiker Ihren Patienten aus **gesetzlicher** Sicht geben müssen, nicht geben dürfen und welche rechtlichen **Konsequenzen** sich daraus ergeben bzw. ergeben können. Kommt ein Patient mit spezifischen Beschwerden in die Praxis, um eine Diagnose und eine Therapie zu erhalten, tut er dies mit erheblichem Vertrauen in den Behandler. Diese Informationspflichten ergeben sich aus dem mit dem Patienten geschlossenen **Behandlungsvertrag** und insbesondere auch nach dem **§ 630c BGB** im Patientenrechtegesetz (▶ **Abb. 4.1**):

Abb. 4.1 Gesetzliche Vorgaben zur Kommunikation mit den Patienten.

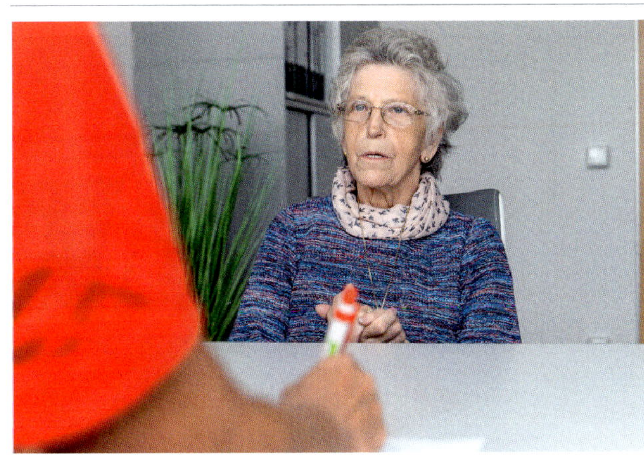

Die verpflichtenden Inhalte der gesetzlich vorgegebenen Patientenkommunikation sind: Diagnose, Standardtherapien und Therapiealternativen (Vor-/Nachteile), evtl. Zusatzkosten für die Patienten und vollständige Behandlungsdokumentation.

Mitteilung Diagnose. Der Patient hat ein Recht darauf, zu erfahren, was das Ergebnis der Diagnose ist. Für den Behandler besteht insoweit die Pflicht, dem Patienten die Diagnose mitzuteilen bzw. ihm darzulegen, ob die Diagnose gesichert bzw. wie wahrscheinlich sie ist. Sollten einem Patienten aufgrund einer nicht oder fehlerhaft mitgeteilten Diagnose Schäden entstehen, ist der Behandler unter Umständen zum Ersatz dieser Schäden verpflichtet.

Aufklärung Therapiealternativen. Ähnliches gilt für die Wahl einer Therapie zur gestellten Diagnose. Oftmals gibt es mehrere Therapiealternativen, selbst bei üblichen Standardtherapien bestehen häufig Alternativen. Der Behandler muss für jeden einzelnen Patienten individuell entscheiden, welche Therapiemöglichkeiten für diesen aus medizinischen Gründen **ernsthaft** in Betracht kommen. Einem Patienten müssen dann die jeweiligen Vor- und Nachteile der Methoden dargelegt und erläutert werden, sodass er sich mithilfe der **gegebenen** Informationen **eigenständig** und gut informiert entscheiden kann.

! Cave

Es sind **sämtliche** in Frage kommenden Therapiealternativen zu nennen, die einen Therapieerfolg als wahrscheinlich erscheinen lassen.

Bei der Frage, inwieweit der Behandler Patienten über mögliche Alternativen aufklären muss, auch wenn diese schwieriger, gefährlicher oder teurer sind, kann er sich an folgenden Aspekten orientieren:

- Wie etabliert ist eine Therapie?
- Welche besonderen Voraussetzungen existieren beim jeweiligen Patienten? (Wichtig sind Aspekte, die im konkreten Fall für oder gegen die Anwendung einer Therapie sprechen.)
- Wie sehr möchte der Patient selbst informiert werden?

Abb. 4.2 AGB-Recht schützt die Verbraucher vor benachteiligenden Vertragsklauseln.

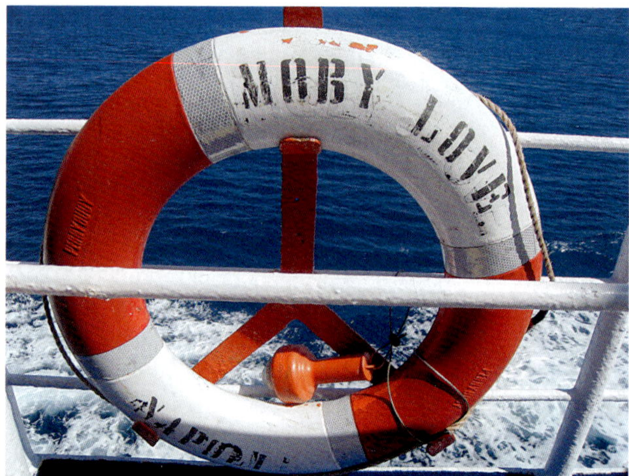

Foto: K. Oborny, Thieme Group

Hinweis auf Kosten. Therapiemethoden, die teurer sind oder ggf. nicht erstattet werden, müssen ebenfalls genannt werden, sofern sie gleichwertig sind oder bessere medizinische **Erfolgsaussichten** haben. Es muss jedoch vor allem auf die **finanziellen Folgen** einer solchen Behandlung hingewiesen werden. Diese Pflicht zur wirtschaftlichen Aufklärung ergibt sich jetzt auch aus dem **§ 630c Abs. 3 BGB**.

Selbstverständlich müssen Patienten über die Höhe des Heilpraktiker-Honorars informiert werden. Es ist relevant für den Patienten, im Vorfeld abzuklären, welche Erstattung bei einer alternativmedizinischen Behandlung vonseiten der Krankenversicherung zu erwarten ist. Idealerweise wird diese Aufklärung auch schriftlich festgehalten.

Dokumentation der Information. Wie bereits im vorherigen Kapitel (Kap. 3.1.4) beschrieben, ist eine vollständige Dokumentation für den Behandler eine wichtige **gesetzliche Pflicht**. In der Patientendokumentation sollte nach **§ 630f BGB** schriftlich oder elektronisch vermerkt werden:

- über welche Therapiemöglichkeiten informiert wurde,
- dass die jeweiligen Vor- und Nachteile genannt wurden und
- für welche Alternative sich der Patient nach dieser Aufklärung entschieden hat.

Sollte die **Patientenentscheidung** die Erfolgsaussichten verringern, sollte dies unbedingt ebenfalls vermerkt und ggf. vom Patienten mit seiner Unterschrift **bestätigt** werden.

Fazit – Das müssen Sie wissen

Informationspflichten nach dem Patientenrechtegesetz

- Heilpraktiker müssen den Patienten eine ordnungsgemäße **Diagnose** mitteilen.
- Heilpraktiker müssen ihren Patienten Standardtherapien und bestehende **Therapiealternativen** aufzeigen und erläutern. Dabei sind Patienten jeweils auch über die **Vor- und Nachteile** der Therapie aufzuklären.
- Behandler haben auch über **Kosten** bzw. finanzielle Zusatzkosten bzw. nicht von der Krankenversicherung übernommene Kosten zu informieren.
- Heilpraktiker müssen die **Aspekte**, über die sie die Patienten informiert haben, **dokumentieren**.

4.2 Allgemeine Geschäftsbedingungen (AGB)

Alle Verträge, sei es der Behandlungsvertrag (S. 108) oder eine Online-Terminbuchung, müssen für den Patienten **transparent** sein und dürfen keine überraschenden Konditionen enthalten. Der Grund dafür ist, dass viele Heilpraktiker ihren Behandlungsvertrag nicht individuell an jeden Patienten anpassen, sondern **immer** die **gleichen** Konditionen verwenden.

Wird für eine Vielzahl von Vertragsverhältnissen immer wieder der gleiche Vertrag verwendet, dann multiplizieren sich in diesem Vertrag möglicherweise enthaltene Rechtsfehler. Deshalb behandelt der Gesetzgeber solche immer gleichen Verträge als **Allgemeine Geschäftsbedingungen (AGB)**, die aus Verbraucherschutzgründen einer strengen **Inhaltskontrolle** durch das **AGB-Recht** unterliegen. AGB-Recht ist an dieser Stelle **zwingendes Recht**. Gemeint ist damit, dass man nicht von den gesetzlichen Vorschriften abweichen darf, indem man eigene Vertragsklauseln gestaltet. Bestenfalls ist eine Abweichung möglich, wenn diese für den Verbraucher günstiger ist, als das Gesetz es vorgibt (▶ **Abb. 4.2.**)

4.2.1 „Schutzkriterien" im AGB-Recht

Folgende Kriterien („Schutzkriterien") müssen AGB erfüllen, damit sie den Grundsätzen des Verbraucherschutzes gerecht werden.

Transparenz: Verträge müssen für den Verbraucher **verständlich** sein; er muss wissen, worauf er sich einlässt. Dies zeigt sich zum einen in klarer Vertragssprache, die nicht nur Menschen mit juristischer Vorbildung zugänglich ist, zum anderen in der Länge des Vertrages. Es muss nicht jede Eventualität vereinbart werden. Schweigt der Vertrag zu einem Thema, gilt die gesetzliche Regelung des **BGB** zu diesem Aspekt. Häufig ist die gesetzliche Regelung auch sachgerecht und fair. Ein Vertrag sollte daher nicht überfrachtet werden.

Keine verdeckten Vertragsstrafen: Verbraucher dürfen nicht im Nachhinein mit Sonderkonditionen oder gar verborgenen Zusatzkosten konfrontiert sein. Für den Behandlungsvertrag bedeutet dies, dass keine **Bearbeitungsgebühren** oder **Nachzahlungen** anfallen dürfen, wenn der Patient sich aus der Behandlungsbeziehung lösen möchte.

Weiter müssen anfallende Stornokosten verbraucherschützend und angemessen sein. Vereinbarte **Stornoklauseln** werden in Behandlungsverträgen festgeschrieben, damit auch dann ein Honorar fällig ist, wenn der Patient den bereits vereinbarten Termin absagt oder gar unentschuldigt fernbleibt. Keinesfalls darf mehr verlangt werden als das gesamte Ausfallhonorar, wenn der Patient den Termin absagt oder versäumt. Das heißt, er darf auf keinen Fall zusätzlich „bestraft" werden.

Zusatzkonditionen (z. B. Stornoklausel): Weiter darf Patienten nicht **außerhalb** des **Vertrages** noch nachträglich eine weitere **Vertragsklausel** „untergejubelt" werden. Möchte man die AGB – den immer gleichen Behandlungsvertrag – ändern, muss der Patient deutlich hierauf aufmerksam gemacht werden und darüber belehrt werden, dass er die Vertragsbeziehung wegen der Änderung durch ein Sonderkündigungsrecht sofort beenden kann.

Keinesfalls ist es z. B. möglich, eine Stornoklausel im Behandlungsvertrag nicht zu erwähnen, aber beispielsweise im Kleingedruckten des Terminerinnerungszettels in der Fußzeile anzubringen. Dies konfrontiert den Verbraucher mit einer neuen Zusatzkondition, noch dazu an einer Stelle, an der er nicht damit rechnet, mit neuen Zusatzkonditionen konfrontiert zu werden. Eine solche Vorgehensweise würde dazu führen, dass, wie im vorbezeichneten Beispiel, die Stornoklausel **unwirksam** ist.

Keine überraschenden Kosten und Klauseln: Verbraucher dürfen auch nicht mit Inhalten konfrontiert werden, mit denen sie in dieser Weise nicht rechnen können. Ein Beispiel hierfür ist der **Austausch** von unentgeltlichen **Dienstleistungen** statt eines Honorars für die Therapie (Kompensationsdienstleistungen). Es hat gute Gründe, dass dies nicht nur aus vertragsrechtlicher Sicht zu **unwirksamen** Vereinbarungen führt, sondern auch das Berufsethos des Heilpraktikers beschädigen würde. Durch den Austausch von Dienstleistungen bindet der Heilpraktiker den Patienten in übermäßiger Weise an sich. Möchte ein Heilpraktiker daher ein soziales **Ausgleichsystem** einführen, damit auch mittellose Patienten einen leichten Zugang zu naturheilkundlichen Behandlungen finden, gelingt dies **nur** über die **Preisgestaltung**. Man kann also die Behandlungskosten nicht abarbeiten lassen, selbst dann nicht, wenn der Patient dies anbietet (vergleiche § 307 und 309 BGB).

Keine Haftungsausschlüsse: Zunächst ist es aus fachlicher Sicht oft sinnvoll, an die **Eigenverantwortlichkeit** der **Patienten** zu appellieren und ihnen eine Alltagsstruktur zu vermitteln, z. B. bei depressiven oder chronisch kranken Patienten. Ein wichtiges Instrument hierfür ist der Behandlungsvertrag, da er den Patienten zeigt, dass sie sich vertraglich binden und eine gewisse Zuverlässigkeit von ihnen verlangt wird, damit die Therapie durchgeführt werden kann. Dennoch dürfen solche Überlegungen nicht dazu führen, Patienten die volle Verantwortung aufzubürden. **Behandler** sind trotz allem **verantwortlich** für die sorgfaltsgemäße Durchführung der **Therapie**.

Sofern **Haftungsausschlüsse** überhaupt infrage kommen, kann nur die Haftung für Sachschäden ausgeschlossen oder in der Höhe begrenzt werden. Die Haftung für Körperschäden und Behandlungsfehler muss bestehen bleiben. Wenn überhaupt, ist ein Haftungsausschluss nur in einer **Individualvereinbarung** möglich, jedoch darf dann nicht jegliche Haftung ausgeschlossen werden. In die Individualvereinbarung müsste dann aufgenommen werden, dass die Haftung wegen Behandlungsfehlern auf **grobe Fahrlässigkeit** und **Vorsatz** beschränkt wird. Von solchen Haftungsausschlüssen ist allerdings abzuraten, auch wenn sie im Hinblick auf die AGB-Kontrolle wirksam wären. Lassen sich Patienten nämlich ggf. anwaltlich beraten, wissen sie, dass sie mit ihren Ansprüchen **nur** dann Erfolg haben können, wenn sie den Heilpraktikern Vorsatz oder grobe Fahrlässigkeit vorwerfen. Sie werden in solchen Fällen deshalb genau so argumentieren, was dazu führt, einen etwaigen Behandlungsfehlerkonflikt unnötig emotional aufzuladen. Zudem verlieren die Heilpraktiker durch die Vereinbarung von Haftungsausschlüssen möglicherweise den **Versicherungsschutz**. Denn eine Haftpflichtversicherung tritt nicht ein, wenn Vorsatz und grobe Fahrlässigkeit im Raum stehen.

Keine unangemessene Benachteiligung: Diese tritt immer dann ein, wenn einem Vertragspartner die Pflichten aufgebürdet werden und der andere die Vorteile genießt. Im Behandlungsvertrag geschieht dies z. B. dann, wenn der Behandler sich vorbehält, die Vertragsbeziehung ohne jeden Grund abzubrechen, und dennoch auf seinen Honorarzahlungen besteht.

Keine übermäßig lange Laufzeit: Gerade bei Angeboten, die einen hohen Selbsterfahrungsanteil haben, entsteht de facto auch eine soziale Bindung. Diese dürfen Behandler keinesfalls zu ihren Gunsten ausnutzen. Dieses **berufsethische Prinzip** findet sich auch in der Vertragsgestaltung wieder. Verträge dürfen den Patienten **nicht übermäßig** lange an die Therapie **binden**, die durch Patienten von Termin zu Termin jederzeit abgebrochen werden können. Es ist möglich, mehrere Termine zu vereinbaren und bei den Leistungsträgern durch einen Kostenvoranschlag bewilligen zu lassen. Dennoch dürfen sich Patienten vom Vertrag lösen. In diesen Fällen sind Honorare zurückzuerstatten, die bereits für Termine in der Zukunft gezahlt worden sind. Vorkasse ist bei Heilpraktikern erlaubt, die anders als die Ärzteschaft nicht an dieses Verbot gebunden sind, das sich für Ärzte aus der GoÄ ableitet.

Leichte Zugangswege (Verfügbarkeit): Der Behandlungsvertrag als AGB muss dem Patienten in leicht zugänglicher Weise bekannt gemacht werden. Möglich ist auch ein gut sichtbarer **Aushang** in der Praxis. Ganz klassisch geschieht dies durch Unterschrift unter den **Behandlungsvertrag**. Es empfiehlt sich, den Behandlungsvertrag im Rahmen des geschäftlichen Schriftverkehrs mit einem deutlichen **Hinweis** weiterzugeben, dass die geschäftliche Kommunikation die gültigen Vertragsbedingungen übermittelt und dass man deren Geltung für sich beansprucht. Es muss für Patienten sehr **einfach** und **zumutbar** möglich gemacht werden, von den Vertragsbedingungen Kenntnis zu nehmen. Deshalb genügt die Präsentation der AGB/des Behandlungsvertrags im Internet allein nicht.

Den Vertrag auf der Website zu zeigen ist zwar möglich und sinnvoll. Haben Heilpraktiker ein zweites Standbein in Form von Vertrieb und Verkauf ist dies sogar Pflicht. Dennoch muss Patienten vermittelt werden, dass für die konkret vereinbarten Termine die auf der Website präsentierten **Vertragsbedingungen** für sie gelten. Dies gelingt nur, wenn sie dem individuellen Patienten bekannt gemacht werden.

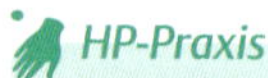
HP-Praxis

Vertragsbedingungen individuell mitteilen!

Die Vertragsbedingungen des Behandlungsvertrag mit den AGB müssen den Patienten eindeutig, einfach und zumutbar mitgeteilt werden. Es empfiehlt sich, dies im Rahmen einer **individuellen Mitteilung** zur tun. Auf der sicheren Seite sind Sie, wenn Sie im Rahmen des geschäftlichen Schriftverkehrs den deutlichen Hinweis an ihre Patienten weitergeben, dass die übersandte Postsendung die **gültigen Vertragsbedingungen** enthält und dass Sie deren Geltung für sich beanspruchen. Sie könnten dies folgendermaßen formulieren: „Es gelten die angehängten/umseitigen AGB als Behandlungsvertrag."

Widerrufsrecht bei Fernabsätzen: Fernabsätze sind nicht zu verwechseln mit Fernbehandlungen. Während die Fernbehandlung eine Sonderform der Dienstleistungserfüllung ist, beschreibt der Fernabsatz die Art und Weise, wie der Vertrag zustande kommt. Letztendlich handelt es sich immer um **Fernabsätze**, wenn der Vertrag durch moderne Kommunikationsmittel zustande kommt, d. h., beide Vertragsparteien sind nicht im selben Raum anwesend. Die wenigsten Verträge werden noch in klassischer Manier „per Handschlag" besiegelt oder durch eine persönliche Unterschrift abgeschlossen.

Für den **Gesetzgeber** sind Fernabsätze immer noch die **Ausnahme** vom herkömmlichen Vertragsschluss. Im geschäftlichen Alltag sind Fernabsätze jedoch zur Regel geworden. Die überwiegende Mehrheit der Patienten dürfte heute zunächst in den Praxen anrufen, sodass ein Behandlungsvertrag heute mit hoher Wahrscheinlichkeit im Wege des Fernabsatzes zustande kommt.

Dies hat zur Folge, dass ein Verbraucher ein **14-tägiges Widerrufsrecht** eingeräumt bekommt und hierauf auch hingewiesen werden muss. Unterbleibt dieser Hinweis im Behandlungsvertrag, kann der Verbraucher jederzeit widerrufen, es sei denn, er hat schon Behandlungstermine in Anspruch genommen. Durch bereits wahrgenommene Behandlungstermine **verlieren** Patienten das Widerrufsrecht.

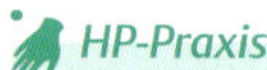
HP-Praxis

Formulierung: vorzeitiger Behandlungsbeginn und 14-tägiges Widerrufsrecht

Ergibt sich in Ihrer zukünftigen Praxis die Situation, dass Sie eine Behandlung bei Ihren Patienten **sofort beginnen** müssen oder wollen, ist zu beachten, dass diesen ein 14-tägiges Widerrufsrecht zusteht. In solchen Fällen ist es zwingend notwendig, dass sie ihre Patienten darüber informieren und sich dies schriftlich per Unterschrift bestätigen lassen. Es empfiehlt sich folgende Formulierung:

„Ich verlange und bin ausdrücklich damit einverstanden, dass Sie bereits vor dem Ende der Widerrufsfrist mit der Ausführung der Dienstleistung, die Gegenstand des zu schließenden Vertrags ist, beginnen. Ferner ist mir bekannt, dass ich, bereits mit begonnener Vertragserfüllung durch Sie, das mir gesetzlich zustehende Widerrufsrecht verliere."

Aus juristischer Sicht könnte man darlegen, dass in der Naturheilkunde dieses Widerrufsrecht nicht besteht, weil Behandlungsverträge **nicht** dem Widerspruchsrecht unterliegen, selbst dann nicht, wenn sie durch Fernabsatz geschlossen werden. Diese Argumentation stützt sich auf § 312 Abs. 2 Nr. 7 BGB i. V. m. § 312a BGB.

Allerdings bieten viele Heilpraktiker neben den heilkundlichen Behandlungen sehr häufig weitere Angebote als zweites Standbein an. Sie führen Beratungs- und Coaching-Dienstleistungen durch und/oder sie geben zusätzlich Seminare. Hier **müssen** die oben skizzierten Widerrufsrechte eingeräumt werden, wenn nicht einer der gesetzlich vorgesehenen Ausnahmetatbestände (individualisierte private Dienstleistung oder Freizeitbetätigung) vorliegt.

4.2.2 Folgen unwirksamer AGB-Klauseln

Gelingt es nicht, den Behandlungsvertrag nach den im vorigen Abschnitt beschriebenen Vorgaben zu gestalten, sind die **Einzelklauseln unwirksam**. Dies hat zur Folge, dass der verbleibende Vertragsrest noch bestehen kann und die unwirksamen Klauseln durch die **gesetzlichen** Vorschriften zum Thema **ersetzt** werden.

Erst dann, wenn der Vertragsrest insgesamt gar keinen Sinn mehr ergibt, ist der Vertrag in Gänze unwirksam und muss zurück abgewickelt werden, ggf. müssen bereits bezahlte Honorare zurückerstattet werden.

 *Transferbeispiel*

Unwirksame Stornoklausel

Stellen Sie sich vor: In einem Behandlungsvertrag ist folgende unwirksame Stornoklausel enthalten, die eine Patientin* unangemessen benachteiligt:

*„Der Behandler behält sich vor, das Honorar einzubehalten, das für bereits vereinbarte und im Voraus bezahlte Behandlungstermine bezahlt wurde, sofern die Patientin nicht **mindestens** 10 Tage vorher den jeweils vereinbarten Termin schriftlich absagt.“*

Diese Stornoklausel ist unwirksam, weil die Frist zur Terminabsage viel zu lang bemessen ist und auch fernmündlich getätigt werden könnte. Diese unwirksame Stornoklausel, wird im Fallbeispiel aus dem Behandlungsvertrag gestrichen und die gesetzliche Vorschrift tritt an ihre Stelle.

§ 615 BGB

Für Dienstleistungen, also auch die naturheilkundliche Behandlung, ist für diesen Sachverhalt die maßgebliche gesetzliche Vorschrift der **§ 615 BGB Vergütung bei Annahmeverzug und bei Betriebsrisiko.** Der Wortlaut ist:

„Kommt der Dienstberechtigte mit der Annahme der Dienste in Verzug, so kann der Verpflichtete für die infolge des Verzugs nicht geleisteten Dienste die vereinbarte Vergütung verlangen, ohne zur Nachleistung verpflichtet zu sein. Er muss sich jedoch den Wert desjenigen anrechnen lassen, was er infolge des Unterbleibens der Dienstleistung erspart oder durch anderweitige Verwendung seiner Dienste erwirbt oder zu erwerben böswillig unterlässt. Die Sätze 1 und 2 gelten entsprechend in den Fällen, in denen der Arbeitgeber das Risiko des Arbeitsausfalls trägt.“

„Übersetzt“ heißt das, dass das Honorar der Dienstleistung verlangt werden kann, wenn der Dienstleistungsempfänger, d. h. die Patientin (im Gesetzeswortlaut „Dienstberechtigter“ genannt), in den sogenannten „Annahmeverzug“ kommt, also die Dienstleistung nicht oder verspätet abruft. Der Dienstleistungserbringer, in diesem Fall der Heilpraktiker, muss vom Honoraranspruch aber Abzüge machen. Wird die Dienstleistung nicht abgerufen, kommt es zu kleinen „Ersparnissen“: Die Praxis muss nicht geheizt werden, Büroartikel und Schreibpapier werden nicht verbraucht. Da sich der Dienstleister (Heilpraktiker) diese Abzüge erspart hat, weil er die Kosten für diese Patientin nicht aufwenden musste, muss er diese vom Honoraranspruch abziehen.

Honoraranspruch

Es könnte im beschriebenen Fall **trotz** unwirksamer Stornoklausel nahezu der **volle** Honoraranspruch durchsetzbar sein, wobei zu berücksichtigen wäre, dass, je nach naturheilkundlicher Methode größere „Ersparnisse“ anzurechnen sind, z. B. werden Akupunkturnadeln, Massageöle, Desinfektionsmittel etc. nicht verbraucht. Zudem muss der Dienstleister (in diesem Fall: Der Heilpraktiker) sich bemühen, die entstandene Lücke im Terminkalender **wieder zu füllen**, beispielsweise durch Wartelisten, was den schwierigen Aspekt des § 615 BGB darstellt. Damit der Honoraranspruch auch bei Fernbleiben des Patienten erhalten bleibt, darf der Dienstleister es nicht „böswillig unterlassen“ (Originalgesetzeswortlaut), die Honorareinbußen zu verhindern.

Patientin muss bezahlen

Im konkreten Fallbeispiel bedeutet dies, dass die gesetzliche Regelung, die an die Stelle der unwirksamen Stornoklausel tritt, die Patientin **nicht** besserstellt. Deshalb ist es ratsam, die gesetzlichen Vorschriften, die unwirksame Klauseln ersetzen, genau zu prüfen, bevor rechtliche Schritte eingeleitet werden.

** eventuelle personenbezogene Daten fiktiv, Fallbeispiel frei erfunden*

Fazit – Das müssen Sie wissen

Schutzkriterien im AGB-Recht

Alle Verträge, sei es der **Behandlungsvertrag** oder eine **Online-Terminbuchung**, müssen für den **Patienten transparent** sein. Sie dürfen keine überraschenden Konditionen enthalten. Da viele Heilpraktiker ihren Behandlungsvertrag nicht individuell an jeden Patienten anpassen, sondern **immer** die **gleichen** Konditionen verwenden, wird i. d. R. immer wieder der gleiche Vertrag verwendet. Sind in den Verträgen Rechtsfehler enthalten, können diese sich mulitiplizieren. Deshalb behandelt der Gesetzgeber solche immer gleichen Verträge als **Allgemeine Geschäftsbedingungen (AGB),** die aus Verbraucherschutzgründen einer strengen **Inhaltskontrolle** durch das **AGB-Recht** unterliegen.

Heilpraktiker müssen einige Detailregeln des **Verbraucherschutzes** beachten, wenn sie ihre Behandlungsverträge verfassen.

Die **Grundsätze** zum **Verbraucherschutz** umfassen u. a. folgende vertragliche **Schutzkriterien**: Transparenz, keine verdeckten Vertragsstrafen, Zusatzkonditionen (z. B. Stornoklausel), keine überraschenden Kosten und Klauseln, keine Haftungsausschlüsse, keine unangemessene Benachteiligung der Patienten, keine übermäßig lange Laufzeit des Vertrages, leichte Verfügbarkeit der AGB-Inhalte für die Patienten, besonderer Verbraucherschutz bei Fernabsätzen.

Sind in einem Behandlungsvertrag **Einzelklauseln unwirksam**, hat dies zur Folge, dass der verbleibende Vertragsrest noch bestehen kann und die unwirksamen Klauseln durch die **gesetzlichen Vorschriften** zum Thema **ersetzt** werden. Nur in Fällen, in denen der gültige Vertragsrest insgesamt gar keinen Sinn mehr ergibt, wird der Vertrag in seiner Ganzheit unwirksam.

4.3 Behandlungsvertrag

4.3.1 Gestaltungsfreiheit und Grundinhalte

Neben der Kontrolle der AGB-Schutzkriterien müssen Heilpraktiker ebenfalls im Auge behalten, wie ein Behandlungsvertrag an die **Bedürfnisse der Praxis** angepasst werden kann. Trotz aller Einschränkungen (S. 104) besteht dafür nämlich eine gewisse **Gestaltungsfreiheit**. Heilpraktiker sind frei darin, wie sie ihr Honorarsystem deutlich machen (s. u.) und berufsrechtliche Aspekte wie z. B. die Verschwiegenheit und die Darstellung der eigenen Therapiemethode erläutern (▶ **Abb. 4.3**).

Grundinhalte eines Vertrags. Jeder Vertrag muss diese 4 wichtigen Grundinhalte für **beide** Vertragsparteien nennen:

- die Art der Dienstleistung,
- was sie kostet,
- wie man sich vom Vertrag lösen kann,
- was bei Pflichtverstößen passieren soll.

Substitut: gesetzliche Vorschriften. Im Prinzip wird in jedem Vertrag u. a. dargestellt, wie **Konflikte** in der jeweiligen Rechtsbeziehung nach dem Willen der Vertragsparteien **gelöst** werden können. Für die Vertragsgestaltung ist es daher wichtig zu überlegen, welche Konflikte zu erwarten sind und welche Vorstellung man von deren Lösung hat. Wird nichts besprochen oder durch den Behandlungsvertrag/die AGB **vereinbart**, gelten die **gesetzlichen Vorschriften** zu Dienstverträgen.

4.3.2 Belehrungspflicht zur individuellen Honorargestaltung

Wird im Behandlungsvertrag nichts zum Honorar festgelegt, kann es sein, dass man im Streitfall gezwungen ist, das Gebührenverzeichnis der Heilpraktiker (GebüH) anzuwenden. Dies ist zwar keine gesetzliche Vorschrift, aber dennoch weit verbreitet. Es gilt dann als branchenübliche „Taxe" (Honorareinheit) im Sinne von § 612 Abs. 2 BGB, die für Heilpraktiker finanziell nicht sehr vorteilhaft ist.

Wirtschaftliche Belehrungspflicht. Möchte man eine im Vergleich zum GebüH lukrativere Honorargestaltung erreichen, ist diese dem Patienten vor dem Beginn der Behandlung vorzulegen und zu vereinbaren. Darüber hinaus besteht die wirtschaftliche Belehrungspflicht gemäß § 630c BGB (S. 31). Dieser lautet:

„§ 630c BGB Mitwirkung der Vertragsparteien; Informationspflichten

(…)

(3) Weiß der Behandelnde, dass eine vollständige Übernahme der Behandlungskosten durch einen Dritten nicht gesichert ist, oder ergeben sich nach den Umständen hierfür hinreichende Anhaltspunkte, muss er den Patienten vor Beginn der Behandlung über die ***voraussichtlichen Kosten der Behandlung in Textform*** *informieren.*

Abb. 4.3 Behandlungsvertrag.

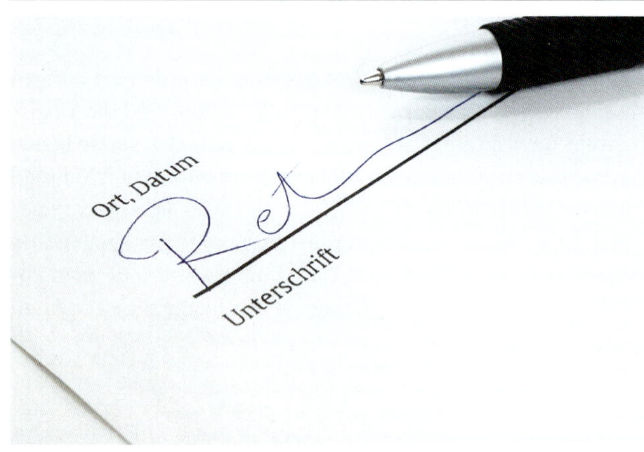

Behandlungsverträge können trotz der AGB individuelle Inhalte enthalten, die auf dem Grundsatz der Gestaltungsfreiheit basieren. *Foto: K. Oborny, Thieme Group*

Weitergehende Formanforderungen aus anderen Vorschriften bleiben unberührt.

(4) Der Information des Patienten bedarf es nicht, soweit diese ausnahmsweise aufgrund besonderer Umstände entbehrlich ist, insbesondere wenn die Behandlung unaufschiebbar ist oder der Patient auf die Information ***ausdrücklich verzichtet*** *hat.*" (Hervorhebung durch die Verfasserin).

Am einfachsten gelingt die Erfüllung dieser Belehrungspflicht mit einem **Behandlungsvertrag**. Der Gesetzgeber lässt auch andere Wege in Textform zu, beispielsweise ist auch eine Bestätigungs-E-Mail oder der Aushang einer Preisliste in den Praxisräumen ausreichend. Dennoch muss dann der Patient über seine persönlichen Kosten belehrt werden. Geschieht dies nicht, werden Honorarforderungen nicht fällig und der Patient kann die Zahlung vermeiden oder zumindest hinauszögern. Zudem müssen Heilpraktiker im Streitfall hinnehmen, dass Patienten nur die übliche Taxe laut GebüH bezahlen.

Freie Preiskalkulation – Spielraum. Die vertragliche Gestaltungsfreiheit lässt Heilpraktikern einigen Spielraum für eine relativ freie Preiskalkulation (▶ **Abb. 4.4**). Folgende Regelungen rund um das Honorar sind denkbar bzw. zu beachten:

- Regelung der **Honorargrundlage**: Neben einer Basis auf Stundenhonorar sind auch Pauschalvereinbarungen möglich.
- Eine **Grenze** der Honorarhöhe ist in § 138 BGB/Sittenwidrigkeit geregelt, der besagt, dass kein rechtlich missbilligtes Honorar erhoben werden darf, d. h. kein Ausnutzen einer Notsituation, keine unverhältnismäßig hohen Preise.
- Regelung bei **Terminabsagen**: Was passiert, wenn der Patient dem Termin fernbleibt bzw. den Termin absagt?
- Benennung der **Behandlungsdauer**: Wie lange wird eine Behandlung ca. dauern (welche Zeiteinheiten, wie viele Sitzungen, Monatspauschale bei längerfristiger Behandlung)? Vereinbart man einen Zeitfaktor, ist jedoch zu beachten, dass dieser voll erfüllt werden muss, damit der Honoraranspruch entsteht. Es ist dann **nicht** mehr empfehlenswert, Honorarsysteme zu

Abb. 4.4 **Preiskalkulation für das Behandlungshonorar.**

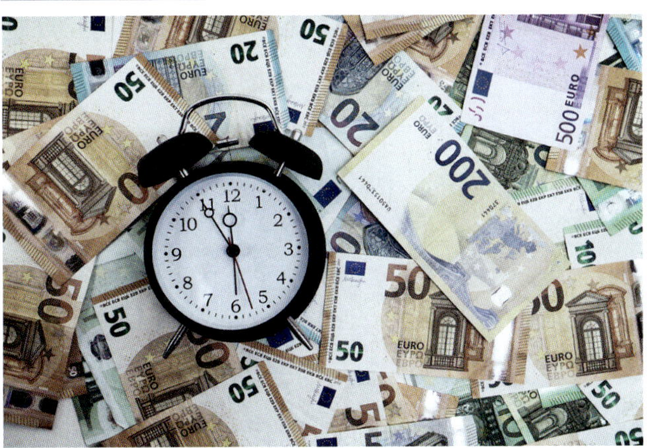

Heilpraktiker können im Rahmen der vertraglichen Gestaltungsfreiheit die Höhe ihres Honorars relativ frei kalkulieren. *Foto: K. Oborny, Thieme Group*

mischen (Beispiel: Stundensatz zuzüglich Kosten für Medikament und Laborleistungen).
- Der sogenannte **Heil- und Kostenplan**, der Patienten über Art und Umfang der Therapie aufklärt. Dieser ist nicht zwingend, da ein Aufklärungsgespräch (S. 31) ohnehin geführt werden muss und die Versicherungen des Patienten ohnehin zusätzlich eine termingerechte Abrechnung wollen.
- Regelung, welches **Gebührenverzeichnis** für die Honorarberechnung gewählt wird: GeBüH, GOÄ, Hufelandleistungsverzeichnis. Dies gilt besonders dann, wenn naturheilkundliche Methoden angewendet werden, die noch keinen Eingang in die Gebührenverzeichnisse gefunden haben, z. B. kinesiologische Testungen.
- Passus im Vertrag zur **Kostenerstattung** durch die Krankenkassen: Patienten werden belehrt, dass sie nicht mit einer vollständigen Bezahlung einer naturheilkundlichen Leistung durch ihre KV rechnen dürfen.
- **Vollständige Zahlungspflicht**: im Vertrag wird festgehalten, dass auf jeden Fall das volle vereinbarte Honorar bezahlen muss, auch wenn die Krankenversicherung nicht bezahlt (S. 16).
- **Keine nachträgliche Änderung** der **Rechnung**. Ist ein Honorar einmal vereinbart, sollte dies selbstverständlich eingehalten werden, außer man möchte die Preise allgemein erhöhen. Ändert man nachträglich eine einmal gestellte Rechnung, besteht die Gefahr, dass dies als Abrechnungsbetrug gewertet wird. Offensichtliche Unrichtigkeiten wie Tippfehler bei den Gebührenziffern, Rechtschreibfehler usw. dürfen natürlich korrigiert werden. Das gesamte Abrechnungskonzept sollte jedoch unangetastet bleiben.

4.3.3 Praxisfälle

Praxisfall: Rechtsstreit um Honorarzahlung

Dieser Praxisfall ist angelehnt an einen Fall, der vor dem OLG Koblenz verhandelt wurde (Urteil vom 26.02.2007 – 12 U 1433/04).

Fall

In diesem Fall hatte das OLG Koblenz über eine Klage einer Heilpraktikerin* zu entscheiden, die nicht bezahlte Honorare in Höhe von 11.890 Euro einklagte. Diese Honorare hatte sie für zahlreiche Therapien in Rechnung gestellt, die sie bei einer Patientin sowie deren Sohn durchgeführt hatte. Beide waren über einen langen Zeitraum bei ihr in Behandlung und hatten bereits Rechnungen in Gesamthöhe von 61.278 Euro beglichen.

Die neue Honorarforderung wollte die Patientin **nicht mehr begleichen**. Die Therapiemaßnahmen in Form von Sauerstoffbehandlungen, Quaddelungen, Injektionen und Nadelungen seien bei ihr und ihrem Sohn wirkungslos geblieben, so die Argumentation der Patientin. Zudem seien die zahlreichen Sitzungen völlig wahllos von der Heilpraktikerin vorgenommen worden und letztlich überflüssig gewesen. Die Heilpraktikerin forderte daraufhin ihr Honorar gerichtlich ein (▶ **Abb. 4.5**).

**Fallbeispiel angelehnt an das Urteil des OLG Koblenz (Urteil vom 26.02.2007 – 12 U 1433/04), eventuelle personenbezogene Daten frei erfunden.*

Fragestellung

Hat die Heilpraktikerin Anspruch auf die 11.890 €?

Lösung

Das OLG Koblenz wies die Klage ab (Urteil vom 26.02.2007 – 12 U 1433/04). Die Honorarforderung der Heilpraktikerin sei nicht gerechtfertigt, denn sie basiere auf völlig unbrauchbaren Leistungen, so das Urteil.

Ein Heilpraktikervertrag sei zwar ein **Dienstvertrag** und beinhalte kein Gewährleistungsrecht des Patienten. Doch erfülle ein Heilpraktiker, der sinn- und konzeptionslos diagnostiziere und behandele, seine Vertragspflicht nicht und verliere dadurch seinen Honoraranspruch.

Im vorliegenden Fall, so die Richter, habe die Heilpraktikerin wahllos zu viele Therapiemaßnahmen auf einer **ungesicherten** Diagnosegrundlage durchgeführt. Dadurch habe die gesamte Therapie ihren naturheilkundlichen Nutzen verloren und müsse von der Patientin nicht bezahlt werden.

Abb. 4.5 **Rechtsstreit im Praxisfall: Anspruch auf Honorarforderung?**

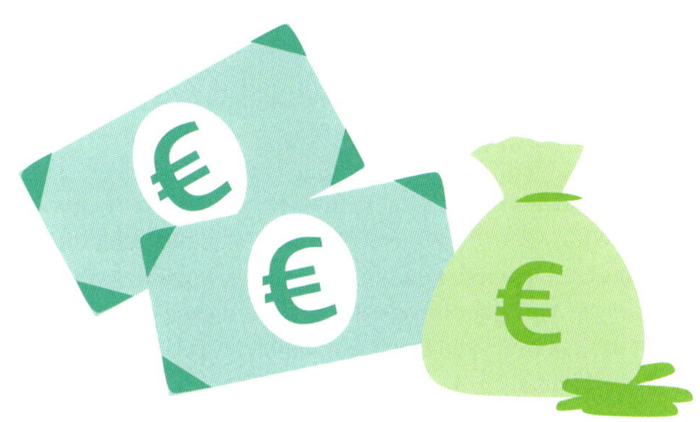

Zudem fand das OLG Koblenz die **Preisgestaltung** der Heilpraktikerin viel zu hoch. Die Forderung erreiche ein Ausmaß, das die finanziellen Möglichkeiten der Patientin und ihres Sohnes bei weitem übersteige. Zudem habe die Heilpraktikerin ausgenutzt, dass ihre Patienten die Naturheilkunde und ihre Potenziale und Grenzen nicht selbst beurteilen könnten.

Wegen dieses Missverhältnisses von Preis und Leistung sei der Behandlungsvertrag auch an der Grenze zur **Sittenwidrigkeit**. Um den Honoraranspruch zu erhalten, sollte ein Heilpraktiker daher sein Therapiekonzept stets nachvollziehbar erklären können. Seine Preiskalkulation ist zwar im Grunde frei, sollte sich aber an branchen- und ortsüblichen Gegebenheiten orientieren und betriebswirtschaftlich nachvollziehbar sein (siehe Kap. 5.3.2). Das Problem an sich war nicht die Wahl der **Methoden**, sondern deren **Menge** und **Zusammenstellung**.

Praxisfall: Honorarabrechnung

Fall

Samuel R.* hat seine Überprüfung bestanden und bietet in seiner **neugegründeten** Heilpraktikerpraxis überwiegend **manuelle** Verfahren an, auch Osteopathie und die Dornmethode. Nun möchte er wissen, wie er diese abrechnen kann (▸ **Abb. 4.6**).

**Fallbeispiel fiktiv, personenbezogene Daten frei erfunden.*

Abb. 4.6 Fragestellung Praxisfall: Abrechnungsmöglichkeiten für Heilpraktiker?

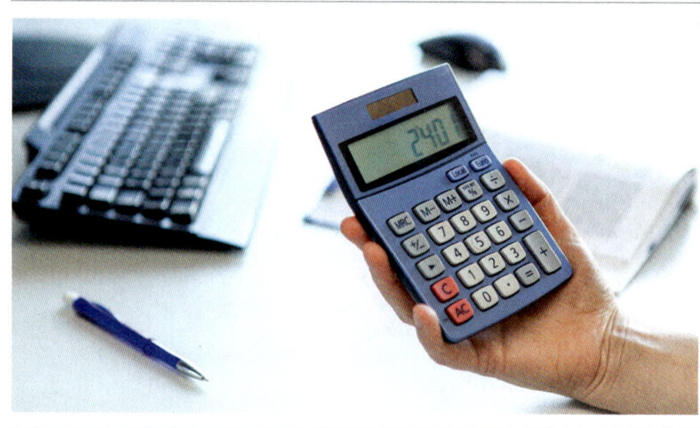

Foto: K. Oborny, Thieme Group

Fragestellung

a) Muss Samuel R.* das GebüH verwenden, und wenn ja, was könnte ein Abrechnungsvorschlag sein? Muss er seine Patienten vorab zu diesem Abrechnungsvorschlag informieren?
b) Wie sähe die Abrechnung aus, wenn Samuel R. Akupunktur als Spezialisierung zur Schmerzbehandlung anböte?

Lösung

Zu Punkt a.

Samuel R.* ist nicht an das GebüH gebunden, da es kein Gesetz ist, sondern nur ein Abrechnungsvorschlag, der sich aus Umfrageergebnissen aus der Mitte der Heilpraktikerschaft ergeben hat. Das GebüH hat sich aus in der Systematik seit Mitte der 80er Jahre nicht mehr verändert, es gab nur moderate Anpassungen in der Höhe der Vergütung.

Sofern Samuel R. das GebüH nutzen möchte, muss er berücksichtigen, dass es bei den meisten privaten Versicherungsgesellschaften Abrechnungsmaßstab geworden ist, ebenso bei den meisten Beihilfestellen. Das **GebüH** weist für die dort gelisteten Behandlungsmaßnahmen in der Regel folgende **Gebührensätze** aus:

- einen Mindestsatz,
- einen Höchstsatz sowie
- den sogenannten GOÄ-Schwellenwert (Gebührenordnung für Ärzte = GOÄ).

Der GOÄ-Schwellenwert ist derjenige Betrag, den ein Heilpraktiker erhielte, wenn er für die gleiche Behandlungsmaßnahme zum gleichen Honorar wie ein Arzt vergütet würde. Während viele private **Versicherungsgesellschaften** nur den **Mindestsatz** vergüten, erstatten viele **Beihilfestellen** den GOÄ-Schwellenwert als Maximalbetrag.

Auf diese wirtschaftlichen Gegebenheiten muss Samuel R. seine Patienten im Rahmen der wirtschaftlichen **Aufklärung** aufmerksam machen. Ebenso muss sie aufklären, dass sie **nicht** mit einer **vollständigen** Erstattung durch private Krankenversicherungen und Beihilfestellen rechnen dürfen.

Keinesfalls sollte Samuel R. **verschiedene** Rechnungen mit unterschiedlichen Gebührensätzen ausstellen, je nachdem an welche Kostenträger diese eingereicht werden. Dies wäre möglicherweise **Abrechnungsbetrug**, da die Rechnungen für einen Behandlungstermin so intransparent und nicht mehr nachvollziehbar werden. Zudem muss diese Aufklärung vor Behandlungsbeginn stattfinden.

Zu Punkt b.

Samuel R. muss sich zutreffende **Analogabrechnungen** und **Abrechnungsketten** überlegen, die die Behandlungsschritte eines Gesamttermins in den Gebührentatbeständen abbilden. Ganz entscheidend ist hierfür sind: die **sorgfältige** Befunderhebung und die Dokumentation der Diagnose.

In jeder Rechnung müssen sich **Gebührenziffern** befinden, die nachvollziehbar machen, wie die im Diagnosefeld der Rechnungen befindlichen Diagnosen behandelt worden sind.

In den folgenden Beispielen für manuelle Verfahren würde Samuel R. zum Mittelwert (MW) und der Arzt zum Regelsatz (RS) abrechnen. Die Tabelle (▸ **Tab. 4.1**) verdeutlicht gleichzeitig auch den Vergleich zwischen den Honorarmöglichkeiten von Ärzten und Heilpraktikern.

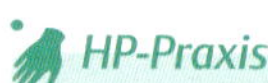

HP-Praxis

Behandlungsvertrag und ABG-Kontrolle prüfen lassen!

Wenn Sie nach bestandener Heilpraktikerüberprüfung Ihre Heilpraktikerpraxis gründen, ist es neben dem Besuch von **Existenzgründungsseminaren** auch sehr hilfreich, wenn Sie sich zu den Bestimmungen Ihres Behandlungsvertrags und der **AGB-Inhaltskontrolle** im Vorfeld **fachlich beraten** lassen. Sie können Rat bei einem der Berufsverbände oder bei Juristen einholen.

Tab. 4.1 Beispiele zum Vergleich von Abrechnungsketten bei manuellen Verfahren. In den Beispielen sind die HP-Sätze zum Mittelwert (MW) und die Arzt-Sätze zum Regelsatz (RS) abgerechnet.

Abrechnungsketten Heilpraktiker	Abrechnungsketten Arzt
Abrechnungskette Osteopathie	
HP (91,40 € i. MW*)	**Arzt (131,81 € i. RS**)**
Ziff. 4 GebüH: Beratung	Ziff. 34 GOÄ A: Beratung
Ziff. 20.5 GebüH: Großmassage (falls Breuss)	Ziff. 506 GOÄ A: myofascial Release (falls Breuss)
Ziff. 20.8 GebüH: Einreibung zu therapeutischen Zwecken	Ziff. 523 GOÄ A: Bindegewebsmobilisierung
Ziff. 20.1 GebüH: Atem-Therapie	Ziff. 846 GOÄ A: Relaxation, übende Verfahren
Ziff. 35.3 GebüH: Osteopath. Behandlung der Hüfte	Ziff. 410 GOÄ A: Osteopath. Behandlung eines Organs (Thorax, Bauch od. Becken)
Ziff. 34.2 GebüH: gezielter chiropraktischer Eingriff	Ziff. 3 306 GOÄ A: Chirotherapeutischer Eingriff an der WS
Abrechnungskette Akupunktur	
HP (119,00 € i. MW)	**Arzt (130,24 € i. RS)**
Ziff. 4 GebüH: Beratung	Ziff. 34 GOÄ A: Beratung
Ziff. 21.1 GebüH: Akupunktur einschließlich Pulsdiagnose	Ziff. 269 GOÄ (bzw. 269 a bei mindestens 20 Min Dauer): Akupunktur (Nadelstich-Technik) zur Behandlung von Schmerzen
Ziff. 21.2 GebüH: Moxibustionen, Elektroakupunktur, Injektionen und Quaddelungen in Akupunktur -punkte	Ziff. 266 GOÄ A: Intrakutane Reiztherapie (Quaddelbehandlung)
Ziff. 2 Homöopathische Folgeanamnese analog für Auffinden der Leitbahnen	
Ziff. 17 Neurologische Testung	Ziff. 8 GOÄ A: Statuserhebung (Methode der Statuserhebung ist gem. Meyer-Roser unerheblich)

* Gebührensatz Mittelwert
** Gebührensatz Regelsatz

Fazit - Das müssen Sie wissen

Regelungen im Behandlungsvertrag

Trotz des AGB-Verbraucherschutzes haben Heilpraktiker eine gewisse **Gestaltungsfreiheit** bei der Kalkulation ihres Honorarsystems und der Aufnahme berufsrechtlicher Aspekte wie z. B. der Verschwiegenheit in ihrem **Verhandlungsvertrag**. Freie Honorarvereinbarungen müssen den Patienten im Rahmen einer **wirtschaftlichen Belehrungspflicht** transparent gemacht werden.

Jeder **Vertrag** muss **4** wichtige **Grundinhalte** für **beide** Vertragsparteien nennen: die Art der Dienstleistung, was sie kostet, wie man sich vom Vertrag lösen kann und was bei Pflichtverstößen passieren soll.

Bei jedem Behandlungsvertrag ist es wichtig, den Kernzweck vor dem Behandlungsbeginn festzuschreiben. Außerdem muss festgehalten sein, wie potenzielle zukünftige **Konflikte** in der jeweiligen Rechtsbeziehung nach dem Willen der Vertragsparteien gelöst werden können.

4.4 Zusammenarbeit mit anderen Berufsgruppen

4.4.1 Heilpraktiker/Arzt

In der Fachliteratur ist oft davon die Rede, dass eine enge Zusammenarbeit zwischen Heilpraktikern und Ärzten nicht möglich sei. Dennoch ist hier zu **differenzieren**.

Die meisten Berufsordnungen der Ärzte in den Bundesländern **verbieten** in den Vorschriften zur Berufsausübungsgemeinschaft, dass Heilpraktiker und Ärzte eine **Gemeinschaftspraxis** oder **Praxisgemeinschaft** gründen. Unerwünscht ist damit das *gleichberechtigte* Zusammenarbeiten. **Anstellungsverhältnisse** sind aber demnach möglich. Denkbar ist auch eine sogenannte **Organisationsgemeinschaft**, in der sich Heilpraktiker und Arzt die Räumlichkeiten teilen. Sie dürfen jedoch hierfür **niemals** werben und es auch sonst nicht den Verbrauchern bekannt machen. Es ist strengstens auf die Verschwiegenheit zu achten, da der Heilpraktiker in solchen Fällen niemals mit den Arztakten in Berührung kommen darf. Ebenso gestaltet sich eine Teilung des Personals in gemeinsamer Kostenträgerschaft sehr schwierig, da mindestens die Sprechstundenassistenz ja dann beide Akten kennt.

4.4.2 Heilpraktiker/Heilpraktiker

Eine Zusammenarbeit zwischen Heilpraktikern ist selbstverständlich möglich.

Gesellschaftszweck: 2 Optionen. Denkbar sind die erwähnte Gemeinschaftspraxis oder Praxisgemeinschaft:

- Bei einer **Gemeinschaftspraxis** arbeiten die Beteiligten sehr eng zusammen, haben einen gemeinsamen Patientenstamm und teilen sich Gewinn oder Verlust von allem, was in der Praxis erwirtschaftet werden kann.
- Bei der **Praxisgemeinschaft** ist die Zusammenarbeit sehr locker, da jeder seinen eigenen Patientenstamm hat und mit diesem getrennt, also selbst, abrechnet und im Prinzip damit eine eigene Praxis führt. Geteilt werden nur die Kosten, daher nennt man die Praxisgemeinschaft auch „reine Kostentragungsgemeinschaft".

Gesellschaft bürgerlichen Rechts (GbR). Aus zivilrechtlicher Sicht sind **beide** Zusammenarbeitsformen eine Gesellschaft bürgerlichen Rechts (GbR) und alle Beteiligten sind Gesellschafter und **haften** mit ihrem **Privatvermögen** für alle Verbindlichkeiten.

Der **Gesellschaftszweck** ist jedoch völlig unterschiedlich. Während er bei der Gemeinschaftspraxis auf gemeinsames Wirtschaften gerichtet ist, geht es bei der Praxisgemeinschaft um Kostenteilung. Für welche Zusammenarbeitsform man sich entscheidet, ergibt sich aus der wirtschaftlichen Lage der Beteiligten, aus der Frage, wie lange man zusammenarbeiten möchte und inwieweit man bereit ist, die unternehmerischen Risiken anderer Beteiligter mitzutragen.

Gesellschaftsvertrag. Eine Faustregel besagt, dass Gemeinschaftspraxen sich nur dann empfehlen, wenn beide Beteiligten wirtschaftlich gleich stark sind. Im Gesellschaftsvertrag, sind dann wichtige Eckpunkte zu regeln. Ein Gesellschaftsvertrag ist formlos möglich, sollte jedoch schriftlich abgefasst sein.

Im Prinzip ist jeder Gesellschaftsvertrag ein Protokoll potenzieller **künftiger Konflikte** und wie dann mit ihnen umgegangen werden soll. In ihm werden u. a. folgende wichtige **Inhalte** und Regelungen festgeschrieben:

- wie die Gesellschaft aufgelöst werden kann,
- wann man aus der Gesellschaft ausgeschlossen werden kann,
- ob die Praxis mit den verbleibenden Gesellschaftern fortgeführt werden kann,
- Konkurrenzverbote,
- Weisungsbefugnisse gegenüber Personal,
- was passiert, wenn ein Gesellschafter stirbt,
- ggf. auch Regelungen bei einer evtl. Ehescheidung eines Gesellschafters,
- wichtige Inventarlisten.

4.4.3 Heilpraktiker/Heiler

Viele geistige Heilweisen sind zwar ohne Heilerlaubnis möglich, beinhalten aber auch Möglichkeiten der Selbsterfahrung. Eine Zusammenarbeit mit Heilern verbietet sich für Heilpraktiker nicht von vornherein. Ähnliches gilt, wenn Heilpraktiker offen für geistige Heilweisen sind.

Eine Abrechnungsmöglichkeit über das Gebührenverzeichnis der Heilpraktiker ergibt sich allerdings nicht. Will nun ein Heilpraktiker mit einem Heiler zusammenarbeiten, gelten auch hier die Ausführungen zu Praxisgemeinschaft oder Gemeinschaftspraxis (siehe Kap. 4.4.2).

4.4.4 Heilpraktiker/gesetzlich anerkannte Gesundheitsberufe

Heilpraktiker nehmen nicht an der Versorgung gesetzlich versicherter Patienten teil; sie können ihre Dienstleistung nicht mit den gesetzlichen Krankenkassen abrechnen, wie dies bei Dienstleistenden gesetzlich anerkannter **Gesundheitsberufe** der Fall ist. Eine Zusammenarbeit mit Physio-, Logo- und Ergotherapeuten, sowie Hebammen und Geburtshelfern mit Heilpraktikern ist trotzdem möglich, allerdings muss hierbei ein strenges **Trennungsgebot** eingehalten werden. Die Geburtshilfe darf von Heilpraktikern ohnehin nicht angeboten werden, allenfalls eine Begleitung in der Schwangerschaft (▶ **Abb. 4.7**).

Das Trennungsgebot gilt in räumlicher, organisatorischer und zeitlicher Hinsicht. Am wichtigsten ist die **räumliche** Trennung, mit dieser kann das Trennungsgebot am ehesten und mit einfachen Mitteln eingehalten werden. Gelingt dies nicht, ist an zeitliche Trennung zu denken, da die verschiedenen Berufsgruppen sich dann im Raumnutzungsplan niemals begegnen. Praxisorganisatorisch ist der Minimalstandard zwingend, dass Patientenakten organisatorisch getrennt sind, wobei dieser Minimalstandard für sich allein nicht genügt, um das Trennungsgebot einzuhalten. Die Patientenakten müssen für die jeweils andere Berufsgruppe getrennt aufbewahrt und unter Verschluss **ohne** Zugriff für den Praxispartner sein, damit die Verschwiegenheits-

Abb. 4.7 Heilpraktiker und andere Berufsgruppen.

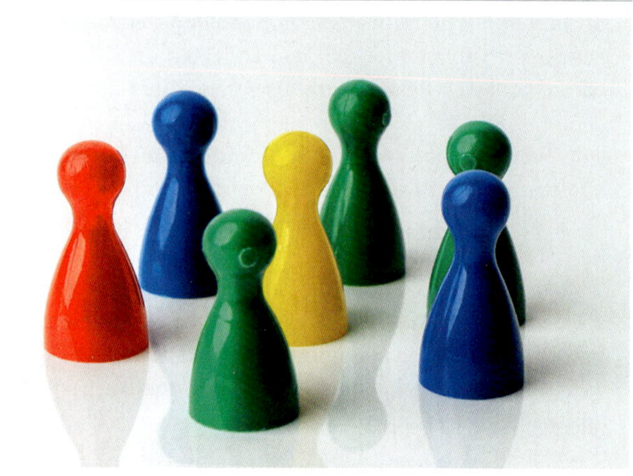

Für Heilpraktiker bestehen mehrere Optionen mit andern Berufsgruppen zusammenzuarbeiten. Es müssen jedoch diverse Vorgaben beachtet werden. *Foto: K. Oborny, Thieme Group*

pflichten gewahrt werden können. Eine gemeinsame Werbung ist ebenfalls ausgeschlossen.

4.4.5 Heilpraktiker/Berufe aus dem Wellness-, Kosmetik- und Fitnessbereich

Eine Zusammenarbeit mit Coaching- und Fitnessberufen ist für den Heilpraktiker ohne weiteres möglich, wenn es gelingt, ein **schlüssiges** Therapie- und Selbsterfahrungskonzept zu entwickeln.

Beispielsweise sind folgende Konzepte möglich:

- Reduzierung des Körpergewichts,
- Leistungen beim Sport,
- Meditation,
- Stressbewältigung.

Es gelten die oben gemachten Ausführungen zu Praxisgemeinschaft und Gemeinschaftspraxis (Kap. 4.4.2). Schwerpunktmäßig sind bei diesem Modell der Zusammenarbeit noch **steuerrechtliche** Aspekte zu bedenken. Während das Ausüben der Heilkunde umsatzsteuerfrei (§ 4 Nr. 14 UStG) ist und einkommenssteuerrechtlich für die Patienten nur als Sonderausgabe in Form der außergewöhnlichen Belastung berücksichtigungsfähig ist, können dagegen Coaching- und Fitnessdienstleistungen als Betriebsausgabe angesetzt werden, soweit die Kunden unternehmerisch tätig sind.

Coaching- und Fitnessdienstleistungen sind mit 19 % **umsatzsteuerpflichtig**. Abhängig von der Art des Coachings, kann dieses gewerblich oder freiberuflich sein. Diese Aspekte sind ebenso steuerrechtlich zu berücksichtigen, wobei es stark auf das Gepräge des Unternehmens ankommt und daher auch die Rechtsprechung uneinheitlich ist. Mit Gepräge ist gemeint, wie das Unternehmen nach Außen auftritt.

Fazit – Das müssen Sie wissen

Heilpraktiker – Zusammenarbeit mit anderen Berufsgruppen

- **Heilpraktiker und Ärzte** dürfen i. d. R. nicht gleichberechtigt zusammenarbeiten, weil dies die meisten Berufsordnungen der Ärzte in den Bundesländern verbieten. Möglich ist es, dass Heilpraktiker als Angestellte von Ärzten in der Praxis mitarbeiten. In eng gesetzten Grenzen ist auch eine Organisationsgemeinschaft denkbar.
- **Heilpraktiker** können problemlos **zusammenarbeiten**. Je nach Gesellschaftszweck ist eine Gemeinschaftspraxis zum gemeinsamen Wirtschaften oder ein Praxisgemeinschaft zur reinen Kostenteilung möglich. Beide Formen haben die **Rechtsform** einer Gesellschaft bürgerlichen Rechts (GbR). Das heißt: Alle Beteiligten sind Gesellschafter und haften mit Privatvermögen. Es empfiehlt sich, dass sie einen Gesellschaftsvertrag abschließen, in dem Regeln für künftige Konflikte antizipiert werden.
- **Heilpraktiker** können auch mit **Heilern** ohne Heilerlaubnis zusammenarbeiten (Rechtsform GbR).
- Heilpraktiker können mit Vertretern **gesetzlich anerkannter Gesundheitsberufe** – Physio-, Logo- und Ergotherapeuten sowie Hebammen und Geburtshelfern zusammenarbeiten. Es muss jedoch ein strenges **Trennungsgebot** in räumlicher, organisatorischer und zeitlicher Hinsicht eingehalten werden, was praktisch schwierig ist.
- Heilpraktiker können mit Vertretern aus **Coaching- und Fitnessberufen** zusammenarbeiten, wenn es gelingt, ein **schlüssiges** Therapie- und Selbsterfahrungskonzept zu entwickeln.
- Heilpraktiker können mit Dienstleistern aus **Coaching- und Fitnessberufen** zusammenarbeiten, wenn es gelingt, ein schlüssiges Therapie- und Selbsterfahrungskonzept zu entwickeln.

4.5 Sonstige Verträge

Neben dem Behandlungsvertrag und den AGB müssen Heilpraktiker weitere Verträge abschließen. Welche dies im Einzelnen sind, hängt von den individuellen Rahmenbedingungen rund um die Praxis ab (▶ **Abb. 4.8**), z. B. eigene oder angemietete Praxisräume.

4.5.1 Mietvertrag

Im Mietrecht kann mit vorgefertigten Vertragsmustern gearbeitet werden. Im Folgenden werden daher nur einige Grundsätze vorgestellt, die man bei Anmietung von Praxisräumlichkeiten beachten sollte.

Abb. 4.8 Heilpraktikerpraxis: Vertragsarten.

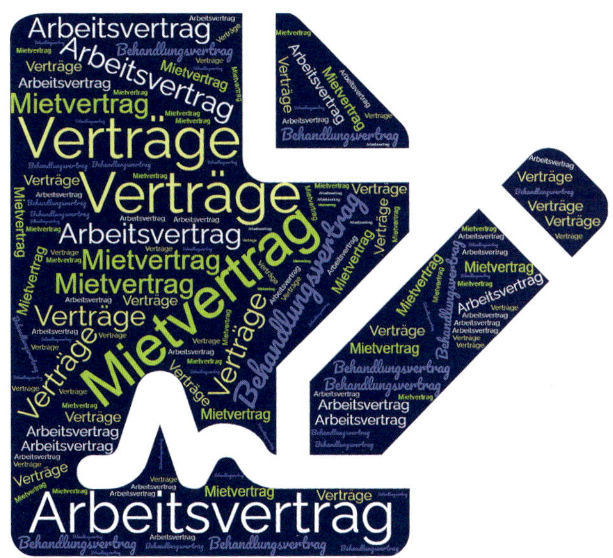

Wenn Heilpraktiker eine Praxis eröffnen, haben sie mit einer ganzen Reihe verschiedener Verträge bzw. Vertragsarten zu tun. *Foto: K. Oborny, Thieme Group*

Praxismietvertrag schriftlich. Praxismietverträge müssen, wie alle Mietverträge, **schriftlich** abgeschlossen werden. Da es sich nicht um Verträge über Wohnraum handelt, können sie **umsatzsteuerpflichtig** sein. Dies bedeutet, dass 19 % Umsatzsteuer auf den Mietzins hinzugerechnet werden. Es empfiehlt sich daher, beim Abschluss des Mietvertrages auf solche Konditionen zu achten.

Mieterschutz reduziert. Ein Mieter, der nicht zu Wohnzwecken mietet, wird nicht von den üblichen Schutzmaßnahmen des Mietrechts geschützt. Insbesondere die Art und Weise der **Nebenkostenabrechnung** sollte deshalb genau geprüft werden. Der Vermieter darf, anders als beim Wohnraum, dem Mieter mehr Nebenkosten aufbürden.

Gewerbemietraum – Vorgaben. Wer mietet, sollte auch darauf achten, dass er in den Außenanlagen auch ein **Praxisschild** anbringen darf und dass er **Kundenparkplätze** mitmieten darf. Man sollte auch darauf achten, dass in dem Mietobjekt schon zuvor eine gewerbliche oder berufliche Nutzung stattgefunden hat. Dies stellt sicher, dass Wohnraum nicht plötzlich in eine Praxis umgewidmet wird. Eine solche Umwidmung würde den Mietvertrag am Baurecht scheitern lassen, denn eine Umwidmung, d. h. eine Nutzungsänderung, ist baugenehmigungspflichtig, wenn auch in einem vereinfachten Verfahren.

Regelung zur Laufzeit. Selbstverständlich gelten die Verschwiegenheitspflichten des Heilpraktikers auch gegenüber dem Vermieter. Häufig enthalten Mietverträge bestimmte Laufzeiten. Hierauf sollte man sich als Praxisgründer **nicht** ohne weiteres **einlassen**. Ist die Laufzeit zu lang und die Praxis hat guten Erfolg, werden die Räumlichkeiten evtl. zu klein. Ist die Laufzeit zu lang und die Praxisgründung gestaltet sich schwieriger, sind die Räume evtl. nicht ausgelastet und man muss an **Untervermietung** denken. Diese muss dann im Mietvertrag gestattet sein.

Praxis in Mietwohnung. Will man in der Gründungsphase zunächst keine Praxisräumlichkeiten anmieten, sondern vorerst einen Raum in der **Privatwohnung** als Praxis nutzen, so muss dies der **Vermieter erlauben**. Übergeht man ihn und er bekommt Kenntnis davon, hat er ein Sonderkündigungsrecht, da der Zweck der Wohnung sich verändert hat und er oft unterstellt, dass die Wohnung so stärker abgewohnt wird.

Einen Rechtsanspruch darauf, die Praxis in der eigenen Wohnung zu gründen, hat man gegenüber dem Vermieter nicht. Möglicherweise kann man ihm aber mit verschiedenen **Argumenten** überzeugen:

- Das konkrete Angebot an Methoden ist nichtinvasiv, man arbeitet schon wegen der Verschwiegenheit als reine Bestellpraxis.
- Als Gründer ist man noch nicht ausgelastet, sodass es zu keiner Lärmbelästigung kommen wird.
- Der Umfang an Zeit und Personen pro Termin würde denjenigen eines erlaubten Privatbesuchs nicht überschreiten.
- Das Praxisschild kann, selbstverständlich rückstandsfrei, von der Wohnungstür entfernt werden.

Das als Praxisraum genutzte Zimmer muss bestimmten **Anforderungen** genügen:

- wischbarer Boden,
- desinfizierbare Flächen,
- alle Textilien sollen bei 60 °C waschbar sein (siehe Kap. Hygienemaßnahmen),
- Tageslicht und eine Raumhöhe von mindestens 2,40 m,
- ein eigenes Waschbecken im Behandlungsraum („Hygienemaßnahmen“ (S. 69)).

Eine 2. Toilette ist bei nichtinvasiven Methoden nicht erforderlich. Zu beachten ist aber, dass dies die Bundesländer **unterschiedlich** handhaben und im Detail einige Anforderungen hinzutreten können.

Ein separater Eingang ist ebenfalls nicht erforderlich, wenn es gelingt, Privates und Berufliches zu trennen und sicherzustellen, dass Familienmitglieder und auch andere Patienten keine Einsicht in die Patientenakten haben.

Ähnliches gilt für Wohnungseigentümer. Sie können nicht ohne weiteres ihre Eigentumswohnung zur Praxis machen. Diesem Vorhaben muss die **Eigentümerversammlung** zustimmen, die natürlich auch entsprechend überzeugt werden muss.

4.5.2 Arbeitsvertrag

Heilpraktiker im Angestelltenstatus findet man in aller Regel selten. Es ist jedoch gestattet. **Ärzte** und **Kliniken** können Heilpraktiker anstellen (siehe Kap. 4.4.1). Da Heilpraktiker dann weisungsgebunden sind, arbeiten sie nicht gleichberechtigt mit den Ärzten zusammen, sodass das ärztliche Standesrecht nicht berührt ist.

Vertragliche Ergänzungen. Für den Arbeitsvertrag selbst können **Musterverträge** verwendet werden, die den gesetzlichen Vorschriften für alle Arbeitnehmer entsprechen. Für den Arbeitsvertrag eines Heilpraktikers gibt es noch folgende Ergänzungen:

- Es ist günstig, wenn der Arbeitsvertrag ein sogenanntes „gespaltenes Weisungsrecht“ enthält, sodass der Heilpraktiker in organisatorischer Hinsicht gebunden und in medizinischer Hinsicht frei ist.
- Arbeitsverträge für angestellte Heilpraktiker können eigene Abrechnungsbefugnisse (Liquidationsrechte) enthalten.

Scheinselbstständigkeit. Entscheidend ist es auch zu prüfen, für welche **Arbeitsbereiche** genau der Heilpraktiker angestellt wird. Für angestellte Heilpraktiker ist die sogenannte Scheinselbstständigkeit ein wichtiger werdendes Nebenproblem des Arbeitsrechts.

Inzwischen prüft die Deutsche Rentenversicherung Bund, aufgrund ihrer Prüfbefugnisse, auch Heilpraktikerpraxen, in denen Heilpraktiker als Honorarkräfte Berufserfahrung sammeln. Dies geschieht oft im Rahmen einer Scheinselbständigkeit, für die es eine Fülle von **Kriterien** gibt, die in den einzelnen Bundesländern höchst **uneinheitlich** ausgelegt werden.

Wichtig ist nicht nur die sogenannte „zeitliche, örtliche und inhaltliche **Souveränität**“, d. h., Heilpraktiker können Arbeitsort, Arbeitszeit und die Art der Behandlung selbst bestimmen, sondern auch, dass sie das **unternehmerische Risiko** selbst tragen und nicht in die betrieblichen Abläufe einer Praxis eingebunden sind. Hier werden Details beachtet, ob ein Heilpraktiker z. B. seine Behandlungsmaterialien selbst mitbringt, Termine selbst planen kann, eigene Aufträge hat und – ganz wichtig – das **Ausfallrisiko**.

Damit ist gemeint, dass der Heilpraktiker sein Honorar erst dann erhält, wenn die von ihm behandelten Patienten bezahlt haben. Erweist sich nun ein Heilpraktiker als **scheinselbstständig**, muss sein Auftraggeber alle **Sozialversicherungsbeiträge** nachbezahlen. Diese können sehr schnell 5-stellige Summen ergeben. In manchen Bundesländern schließen sich hieran auch Strafverfahren gegen den Auftraggeber wegen des Vorenthaltens von Sozialversicherungsbeiträgen an. Entscheidend ist hier auch die gelebte Vertragswirklichkeit, also was in der Praxis **tatsächlich** stattfindet, und nicht ein eventuell abgeschlossener Honorarvertrag.

Fazit – Das müssen Sie wissen

Mietvertrag und Arbeitsvertrag

Mietvertrag

Praxismietverträge müssen schriftlich abgeschlossen werden. Gewerbliche Mieter haben nicht den hohen Mieterschutz wie bei einer Wohnraumanmietung. Möchte man innerhalb der Wohnung zur **Praxisgründung** einen Behandlungsraum einrichten, müssen **Vermieter** oder die **Eigentümerversammlung** zustimmen und die **baurechtlichen** und **Hygienevorschriften** eingehalten werden.

Arbeitsvertrag

Es ist selten, dass **Heilpraktiker** als **Angestellte** z. B. in Arztpraxen oder Krankenhäusern arbeiten. Arbeiten Heilpraktiker als **Honorarkräfte**, muss dies auch praktiziert werden, indem sie eine zeitliche, örtliche und inhaltliche **Souveränität** haben, d. h., Heilpraktiker können Arbeitsort, Arbeitszeit und die Art der Behandlung selbst bestimmen. Ebenso müssen Honorarkräfte das unternehmerische Risiko, insbesonder das Ausfallrisiko, selbst tragen, damit nicht der Verdacht einer **Scheinselbstständigkeit** aufkommen kann.

4.5.3 Datenschutz

2016 wurde die **Europäische Datenschutzgrundverordnung** (DSGVO) geschaffen; sie gilt seit Juni 2018 in allen Mitgliedstaaten der Europäischen Union unmittelbar, wobei den Mitgliedstaaten nur wenig Gestaltungsfreiheit bleibt.

Für Gesundheitspraxen bedeutet dies, dass neben der allgemeinen Pflicht zur Verschwiegenheit Maßnahmen zur **Einhaltung** der **DSGVO** ergriffen werden müssen. Maßnahmen zur Sicherung der Verschwiegenheit und zum Datenschutz überlappen sich teilweise, sind aber nicht zwingend deckungsgleich. In Praxen gehen alle Beteiligten mit Gesundheitsdaten um, aber auch mit **personenbezogenen** Daten, die eine Person identifizierbar machen. **Gesundheitsdaten** werden in **Artikel 9 DSGVO** als **sensibel** bezeichnet und unterliegen damit besonderem Schutz.

Die Datenschutzgrundverordnung dient sowohl dem Schutz digitaler Daten als auch dem Schutz von Daten, die nicht elektronisch verarbeitet werden. Die Patientenakte unterliegt somit der DSGVO, auch wenn man sie nicht elektronisch führt.

Themenkomplex 1: die Website

Einer der wichtigsten Bereiche, in denen elektronische Datenübertragungen stattfinden, ist eine Website, über die auch E-Mails geroutet werden. Daher ist seit 2018 für jede Website eine **Datenschutzerklärung** Pflicht. Wie ausführlich diese zu sein hat, ergibt sich aus den technischen Funktionalitäten der Website. Im Wesentlichen muss der **Websitenutzer** allerdings über seine Rechte der Sperrung, Löschung und Berichtigung der Daten **aufgeklärt** werden und darüber, dass er jederzeit Auskunft über seine Daten bei den Unternehmen verlangen kann.

Die Datenschutzerklärung kann mit **Pflichttextbausteinen** gestaltet werden, wozu zum Teil kostenfreie Generatoren benutzt werden können. Eine Datenschutzerklärung kann man elektronisch zusammenstellen, indem man eine Eingabemaske ausfüllt. Hierfür muss man allerdings genau wissen, welche technischen Funktionalitäten die Website haben wird. Diese ändern die Datenschutzerklärung.

Will man beispielsweise mit **Anfahrtswegen** arbeiten und Kartenwerke einbinden, muss dies in der Datenschutzerklärung erwähnt werden. Soll die Seite „responsive" sein, also auf allen Endgeräten, auch Handys, in gleicher Qualität angezeigt werden, muss auch dies in die Datenschutzerklärung aufgenommen werden. In aller Regel müssen sogenannte „Web-Fonts" verwendet werden, wenn eine dementsprechende Datenübertragung stattfindet. **Soziale Medien** müssen in der Datenschutzerklärung ebenso offengelegt werden.

Themenkomplex 2: Datenschutzerklärung zur Unterschrift in der Praxis

Jedem Patienten ist eine Datenschutzerklärung zur Unterschrift vorzulegen. Die Datenschutzerklärung beschreibt, auf welcher **Rechtsgrundlage** die Praxis berechtigt ist, Daten der **Patienten** zu erheben, zu speichern und zu nutzen. Zumeist sind solche Berechtigungstatbestände im **Artikel 6 DSGVO** zu finden.

Daten werden berechtigterweise bearbeitet, wenn:

- ein Patient einwilligt,
- gesetzliche Pflichten zu Erhebung bestehen,
- ein Unternehmen (also auch Praxen) berechtigte Interessen hat, mit den Daten umzugehen.

Was ein **berechtigtes Interesse** ist, wird sehr großzügig gehandhabt. Hier genügt jedes kaufmännisch vernünftige Handeln und jede Form der Kundenpflege. Es gilt jedoch der Grundsatz der **Datenminimierung** – hier sollen nur diejenigen Daten erhoben werden, die in der Einrichtung wirklich gebraucht werden. Beispielsweise muss nicht erhoben und gespeichert werden, welche Automarke die Angehörigen fahren, es sei denn, solche Detailangaben werden für die Anamnese benötigt.

Da ein Patient in der Regel auch **gesundheitsbezogene Daten** offenlegt, genügt es nicht, wenn ihm nur ein Merkblatt ausgehändigt wird. Der Patient muss durch seine Unterschrift einwilligen, dass:

- seine Daten genutzt,
- erhoben,
- gespeichert,
- gegebenenfalls an Dritte (Labor, weitere Behandler, Steuerberater, Rechtsanwalt) weitergeleitet werden.

Auf die gesetzliche **Aufbewahrungspflicht** von **10 Jahren** mit hieran anschließender **Löschungspflicht** muss ebenfalls hingewiesen werden.

Patienten müssen über die 4 grundlegenden Rechte informiert werden:

- Auskunft,
- Löschung,
- Sperrung,
- Berichtigung.

Gibt es in der Praxis Besonderheiten, wie z. B. dass man bargeldlos bezahlen kann, ist auch hierauf hinzuweisen und wohin die Daten dann übertragen werden.

Themenkomplex 3: Technische und organisatorische Maßnahmen

Zu beachten sind weiter technische und organisatorische Maßnahmen, die nur intern zu treffen sind, jedoch auf Verlangen der **Datenschutzbehörde** des jeweiligen Bundeslandes vorgelegt werden müssen. Hierzu gehört eine **Risikoabwägung**, zu welchen Problemen es in der Heilpraktikerpraxis beim Datenschutz kommen kann und wie diesen organisatorisch begegnet wird (▸ **Abb. 4.9**). Es folgen einige Beispiele (▸ **Tab. 4.2**).

Themenkomplex 4: Verzeichnis der Verarbeitungstätigkeiten

Wer **sensible Daten** gemäß **Artikel 9 DSGVO** verarbeitet, muss ein Verzeichnis der Verarbeitungstätigkeiten führen. Darin wird tabellarisch erfasst, mit welchen Personengruppen das Unternehmen in **Kontakt** kommt und welche Daten dieser Personengruppen **warum** und **wie lange** gespeichert werden. Im Prinzip ist diese Tabelle eine Rechtfertigung für die **Datenerhebung** und **Speicherung**. Sie ist ein internes Dokument, das aber auf Verlangen der Datenschutzbehörde vorgelegt werden muss. Das Verzeichnis ist daher anonymisiert und benennt nur **Personenkategorien**.

Abb. 4.9 Patientendaten: Gefahr des Zugriffs oder Datendiebstahls durch Dritte!

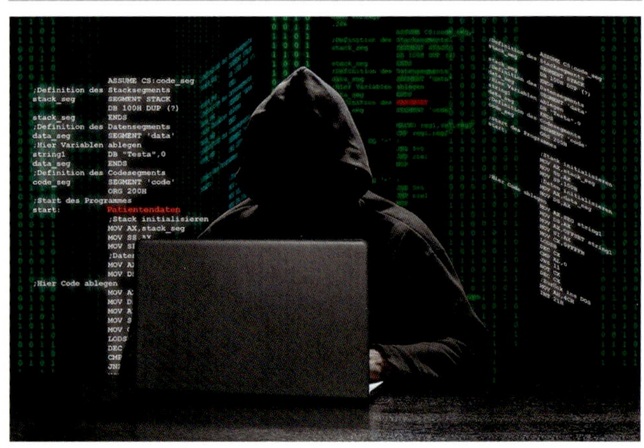

Um Risiken des Datenschutzes zu minimieren, sind technische und organisatorische Vorsichtsmaßnahmen zu treffen sowie eine Risikoabwägung durchzuführen. *Foto: K. Oborny, Thieme Group*

Tab. 4.2 Organisatorische Maßnahmen auf der Grundlage einer Risikoabwägung für Datenschutzprobleme anhand von Beispielen (Risiken beim Datenschutz).

Art des Risikos	Technische/ organisatorische Maßnahme	Intensität des Risikos
Versehentliches Weiterleiten/ Preisgabe an Dritte	Rückrufaktion, vertragliche Lösung, arbeitsrechtliche Konsequenzen	Intensität gering, da 1-Personen-Praxis mit nur einem Berufsträger
Versehentliches Löschen	Sicherungskonzept (hier wird beschrieben, welche Festplatte wann gesichert wird) und Sicherungszyklus	
Zugriff auf Patientenakten durch Dritte (andere Patienten)	Pro Termin nur eine Karteikarte auslegen, abschließbare Aktenschränke, abschließbare Büros, IT-System durch Passwort schützen, ansonsten Verschwiegenheitsverpflichtungen auch für IT-Dienstleister	Folgenabwägung, daher gering
Angriffe durch Viren und anderes	Virenscanner auslesen	aufgrund des Protokolls bewerten – Risiko gering, da Virenscanner verwendet
Datenverlust durch Brand, Wasserschaden u. Ä.	Abschluss geeigneter Versicherungen und sichere weitere Aufbewahrung außerhalb des Gebäudes	gering
Datenschutzverstöße durch Personal, hier: Reinigungskraft	Vertragliche Lösung durch Verschwiegenheitserklärung	gering; im übrigen nur Weitergabe der Daten an Berufsgeheimnisträger

Tab. 4.3 Beispiel für ein Verzeichnis der Verarbeitungstätigkeiten von Daten einer Heilpraktikerpraxis.

	Patienten	Interessenten	Lieferanten	Personal
Art der der Datenerhebung	• z. B. Adresse, Tel-Nr. E-Mail-Adresse • Krankenversicherung Therapieschema • Doku der Behandlung • Vertragsanbahnung • Vertragsdurchführung • Vertragsabwicklung	eintragen, dass man von Interessenten keine Daten erhebt; nur dann, wenn unmittelbar ein Termin vereinbart wird; daher auch keine Eintragungen im Rest der Tabelle – es sind nur Eintragungen zu machen, wenn man gleich Daten von Interessenten erhebt, um sie anzurufen, falls sie doch keinen Termin ausmachen	• Adresse • Tel.-Nr. • Webshop • alle Einkaufsmöglichkeiten für Praxisbedarf	• Namen • Adresse • Tel.-Nr. • Sozialversicherungsdaten • Bankverbindung
Zweck der Datenerhebung	• Vertragsanbahnung • Vertragsabwicklung • Vertragsdurchführung • Erfüllung der Dokumentationspflicht • Kontrolle des Therapieverlaufs	• Vertragsanbahnung • Marketingmaßnahmen (unter Einhaltung der Werbeverbote)		Durchführung des Arbeitsverhältnisses
Rechtsgrundlage	§ 630 f BGB (gesetzliche Dokumentationspflicht; Weitergabe an Dritte nur bei Einwilligung und Schweigepflichtsentbindungserklärung gem. Artikel 6 DSGVO, Absatz 1 Buchstabe b (siehe Kap. 2.2.6)	Artikel 6 DSGVO	alle Kontaktdaten werden gespeichert zum Zweck der Vertragsdurchführung	• Artikel 6 DSGVO • Einwilligung durch Unterschrift unter Verschwiegenheitserklärung und Einwilligung durch Arbeitsvertrag
Löschkonzept	Bei Ablauf der gesetzlichen Aufbewahrungspflicht werden alle Daten digital und auch analog gelöscht, bei Löschungsverlangen vor Ablauf dieser Pflicht Sperrung der Daten.	Auf Löschungsverlangen, in der Regel ohnehin keine Speicherung	Artikel 6 DSGVO	10 Jahre nach Ablauf des Arbeitsverhältnisses

Kleine Unternehmen mit weniger als 250 Mitarbeitern sind von der Pflicht zur Datenverzeichniserstellung befreit. Dies gilt allerdings nicht, wenn diese kleinen Unternehmen mit gesundheitsbezogenen Daten umgehen. Dann muss in jedem Fall ein Verzeichnis erstellt werden. Dies gilt auch für Heilpraktikerpraxen (vgl. Beispiel ▶ **Tab. 4.3**).

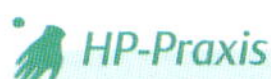

Datenschutzmaßnahmen in einer Heilpraktikerpraxis

Für Ihre künftige Heilpraktikerpraxis können Ihnen folgende Tipps helfen, von Beginn an die eben erklärten 4 Themenkomplexe professionell in Ihre Praxisprozesse zu integrieren.

Themenkomplex 1: die Website

Es empfiehlt sich, ein Homepage-Baukastensystem zu wählen, das aktuellen Anforderungen entspricht. Bezahlversionen solcher Baukastensysteme bieten auch Pflichttexte zur Datenschutzerklärung an.

Themenkomplex 2: Datenschutzerklärung zur Unterschrift in der Praxis

Die meisten Heilpraktikerverbände bieten ihren Mitgliedern solche Datenschutzerklärungen als Muster an.

Themenkomplex 3: Technische und organisatorische Maßnahmen

Hier kommt es auf die Gegebenheiten Ihrer Praxis an, in Anlehnung an obige Tabelle können Risiken beschrieben werden. **Minimalstandard** ist ein passwortgeschützter PC, ein ständig laufender, aktueller Virenscanner, ein verschließbarer Schrank für die Patientenakten sowie Verschwiegenheitsverpflichtungen für alle Personen, die die Praxis betreten und nicht der Praxisinhaber sind. Der Datenschutz ist auch beim Aufräumen der Praxis und durch eine datensichere Altpapierentsorgung (Schreddern) einzuhalten.

Themenkomplex 4: Verzeichnis der Verarbeitungstätigkeiten

Dieses kann für eine Einzelpraxis ohne Mitarbeiter mittels einer **Tabelle** erstellt werden, die Art, Zweck, Rechtsgrundlage und Löschkonzept der Datenerhebung beschreibt bei Patienten, Interessenten, Lieferanten und Mitarbeitern.

Fazit – Das müssen Sie wissen

Datenschutz in einer Heilpraktikerpraxis

Heilpraktiker müssen verpflichtende Maßnahmen des Datenschutzes beachten. Die erforderlichen Maßnahmen sind in der Datenschutzgrundverordnung verankert (DSGVO), vor allem:

- Die **Website** der Praxis muss aktuellen Anforderungen an den Datenschutz genügen.
- Es muss eine **Datenschutzerklärung** abgegeben werden, deren Umfang sich an den technischen Funktionalitäten der Website ausrichtet. **Websitenutzer** müssen darüber aufgeklärt werden, wie ihre **Datenrechte** aussehen und wie sie jederzeit **Auskunft** über ihre Daten bekommen. Patienten müssen außerdem eine Datenschutzerklärung unterschreiben, die beschreibt, auf welcher **Rechtsgrundlage** die Praxis berechtigt ist, Daten der **Patienten** zu erheben, zu speichern und zu nutzen (Artikel 6 DSGVO).
- Es müssen technische und organisatorische Maßnahmen auf der Grundlage einer **Risikoabwägung** getroffen werden, falls es mit den gespeicherten Daten zu **Datenschutzproblemen** kommt, z. B. versehentliches Weiterleiten der Daten an Dritte oder ungewolltes Löschen von Daten.
- Wer sensible Daten verarbeitet (trifft auf HP zu), braucht ein Verzeichnis der Verarbeitungstätigkeiten: Darin wird tabellarisch erfasst, mit welchen **Personengruppen** das Unternehmen Kontakt und warum und wie lange **Daten** von diesen **gespeichert** werden und welches **Löschkonzept** jeweils vorgesehen ist.

4.5.4 Unternehmenskauf, Praxisübergabe

Von Zeit zu Zeit stehen Praxen zum Verkauf, z B. wenn eine Praxis aus Altersgründen abgegeben werden soll. Zwischen Käufer und Verkäufer stehen dann umfangreiche **Vertragsverhandlungen** an, die hier in Kürze skizziert werden:

Die Praxis wird üblicherweise in der **Gesamtheit** übergeben „mit allem, was darin ist" (▶ **Abb. 4.10**). Gemeint sind damit nicht nur materielle Güter, sondern auch der gute Ruf der Praxis, d. h., der Wert des Patientenstamms. Verträge, in denen die Praxis „wie gesehen" übergeben wird, bergen hohes Konfliktpotenzial. Deswegen sollte man im Vorfeld viel Zeit investieren, um den Kauf sorgfältig vorzubereiten. Dabei geht es vor allem um folgende Aspekte:

1. Kaufpreisermittlung,
2. steuerrechtliche Aspekte,
3. Vertragsgestaltung,
4. Datenschutz bei Übergabe.

Abb. 4.10 Praxisübergabe: Ein komplexer Vorgang!

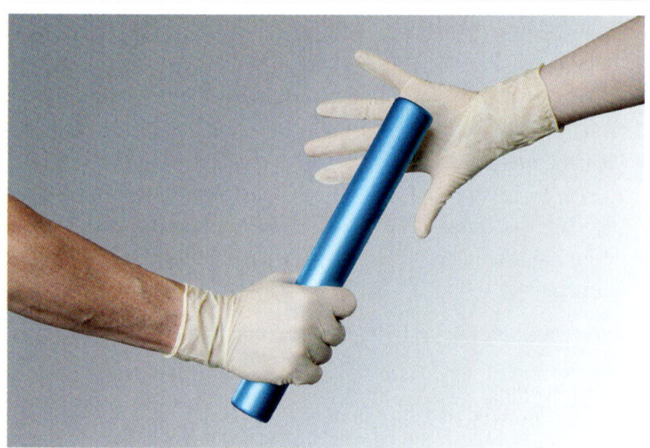

Foto: K. Oborny, Thieme Group

Kaufpreisermittlung

Der Verkaufsgegenstand „Praxis" besteht aus zwei Komponenten:

- **Praxiseinrichtung** (materieller Praxiswert): Diese umfasst die Gesamtheit aller Gegenstände, die der Berufsausübung dienen. Da dazu Kleinigkeiten wie eine Kaffeetasse, aber auch medizinische Geräte gehören, empfiehlt sich die Erstellung einer **Inventarliste**, in der Anschaffungsdatum und Buchwert der Gegenstände verzeichnet sind. Die Inventarliste wird dann als Anlage Bestandteil des Kaufvertrags.
- **Goodwill** (immaterieller Praxiswert): Dieser ergibt sich aus dem Patientenstamm, dem Ruf der Praxis und sonstigen Grundlagen für die Gewinnaussichten, beispielsweise dem Standort. Naturgemäß ist der Goodwill am schwersten in Euro zu bemessen. Deshalb gibt es verschiedene **Bewertungsverfahren**. Üblich sind vor allem folgende beiden Methoden:
  - **Umsatzmethode**: Es werden die Bruttoumsätze der letzten 3 Kalenderjahre abzüglich eines kalkulatorischen Lohns des Praxisinhabers herangezogen, um den Praxiswert zu berechnen.
  - **Bewertungsmethode**: Bei diesem Verfahren dominiert das modifizierte **Ertragswertverfahren**. Hierbei wird neben dem Praxisumsatz mit einem Multiplikator gearbeitet, der u. a. Zukunftspotenziale der Praxis mit einbezieht. Der Multiplikator kann zwischen 0,3 und 2,0 liegen, je nachdem, ob man glaubt, dass die Praxis nach der Übergabe noch wachsen wird oder erst einmal Patientenschwund entsteht. Selbstverständlich muss das Wirtschaftsgutachten die Wahl des Multiplikators gut begründen.

Die richtige Höhe eines Kaufpreises ist für beide Seiten von existenzieller Bedeutung, daher ist die Einschaltung eines **neutralen** Sachverständigen geboten! Die Rechtsprechung schützt den Käufer im Falle eines erhöhten Kaufpreises nur wenig.

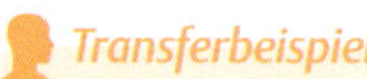

Transferbeispiel

Wertermittlung „Goodwill-Kaufpreis" für eine Heilpraktikerpraxis

Ausgangswert für die Wertermittlung ist z. B. ein Jahresumsatz einer Heilpraktikerpraxis von 100.000 € vor dem Verkauf. Auf dieser Grundlage soll die Kaufpreiskomponente „Goodwill" mit dem modifizierten Ertragswertverfahren ermittelt werden.

Wird im Wirtschaftsgutachten, das die Vertragsverhandlungen begleitet, ein Faktor von 0,6 vorgeschlagen, ergibt dies für die Praxis einen Kaufpreis von 60.000 €. Das Gutachten geht in diesem Fall davon aus, dass nicht alle Patienten den Nachfolger akzeptieren werden und sich bei einem Praxisübergang nicht beim Nachfolger weiterbehandeln lassen werden.

Wird im Gutachten jedoch der Faktor von 1,7 zugrunde gelegt, soll die Praxis 170.000 € kosten. Bei diesem Multiplikator geht man davon aus, dass der Übernehmer bisher nicht genutztes Potenzial der Praxis noch erweitern kann, weil er z. B. in mehr Therapieverfahren als der Verkäufer fundiert ausgebildet ist. Der gesamte Kaufpreis setzt sich dann aus dem Goodwill-Wert und dem Wert der Praxiseinrichtung zusammen.

Praxisfall zu einer Praxisübergabe

Dieser Praxisfall zum Verkauf einer Heilpraktikerpraxis ist angelehnt an einen Fall, der vor dem OLG München (Urt. v. 22.7.2010 – 8 U 5 650/09) verhandelt wurde.

Fall

Johannes P.* möchte seine alteingesessene Praxis veräußern. Es gelingt ihm, diese zu einem Preis zu verkaufen, der den tatsächlichen Wert der Praxis (Verkehrswert) um 100 % übersteigt.

Käufer ist der geschäftlich noch unerfahrene Heilpraktiker Felix S.*. Er bringt unter großen Mühen die Finanzierung zustande und bezahlt den Kaufpreis. Später bemerkt Felix S., dass die Praxis völlig überteuert war, und begehrt daher eine entsprechende Anpassung des Kaufpreises.

Beide Parteien verfügten über den gleichen Wissenstand bezüglich der kaufpreisrelevanten Faktoren (insbesondere, dass ein Patientenstamm kaum vorhanden war).

**Fallbeispiel in Anlehnung an einen am OLG München verhandelten Fall (Urt. v. 22. 7. 2010 – 8 U 5 650/09), personenbezogene Daten frei erfunden.*

Fragestellung

Kann Felix S. den Kaufpreis zurückverlangen oder zumindest deutlich auf den wahren Wert reduzieren (▶ **Abb. 4.11**)?

Lösung

Felix S. hatte das gleiche Wissen über die wertbildenden Faktoren der Praxis wie der Veräußerer Johannes P. Er konnte den Unterlagen entnehmen, dass nur wenige Patienten sich von Johannis P. behandeln ließen. Er kann nicht auf seine geschäftliche Unerfahrenheit pochen, da er als Heilpraktiker Unternehmer ist.

Die Vermutung einer verwerflichen Gesinnung (vgl. § 138 I BGB) zulasten des Johannes P. ist nicht möglich, da bei jedem **Praxiskauf** typischerweise **Bewertungsschwierigkeiten** bestehen. Der Kaufgegenstand ist kein handelsüblicher Gegenstand mit einem festen Preis.

Die Vermutung einer verwerflichen Gesinnung ist auch deswegen abzulehnen, weil der Käufer im Berufs- und Wirtschaftsleben als Freiberufler (S. 40) eigenverantwortlich unternehmerisch tätig ist. Da ein Praxiskauf ein Geschäft im Zusammenhang mit seiner Berufsausübung darstellt, ist zu erwarten, dass er die Probleme der Preisbemessung und auch die Risiken genau kennt. Andernfalls hätte Felix S. sich **professionelle Hilfe** bei den Vertragsverhandlungen holen müssen. Üblicherweise besteht ein Verhandlungsteam auf beiden Seiten aus Steuerberater, neutralem Sachverständigem und Rechtsanwälten. Felix S. bekommt den Kaufpreis **nicht** zurück und auch **nicht** nachträglich angepasst.

Abb. 4.11 Rechtsstreit im Praxisfall: Überhöhter Kaufpreis - Anspruch auf Rückzahlung?

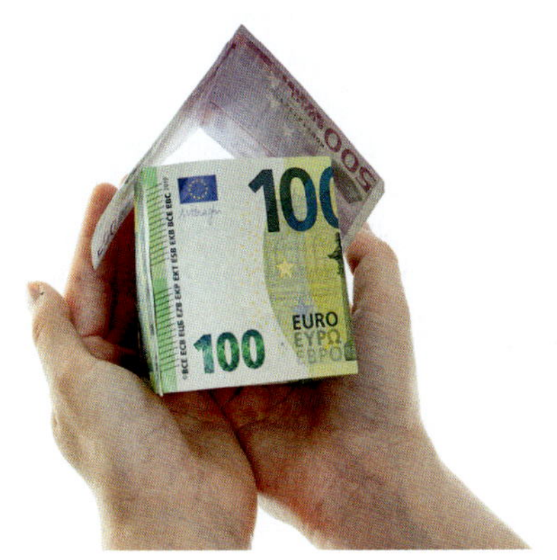

Foto: K. Oborny, Thieme Group

Nur in höchst seltenen Ausnahmefällen dürfen sich sehr junge Volljährige auf geschäftliche Unerfahrenheit berufen. Eine weithin anerkannte Grenze ist das 21. Lebensjahr. Die Größe und Tragweite des geplanten Rechtsgeschäfts spielt ebenfalls eine Rolle. Da allerdings jeder Heilpraktiker **mindestens** 25 Jahre (S. 22) alt ist, scheidet dies aus. Zumindest sollte er seine Unerfahrenheit reflektieren können und wissen, wann er Hilfe braucht. Heilpraktikerabsolventen, die noch nie selbstständig waren, können sich hierauf nicht berufen. Auch sie müssen ihre Grenzen bei Vertragsverhandlungen erkennen.

Steuerrechtliche Aspekte

Heilpraktiker müssen beim Kauf ihrer Praxis einige steuerrechtliche Aspekte beachten.

- Die Steuerlast wird durch die Zahlung des Praxiskaufpreises als Investition nur über jährliche Abschreibungen gemindert.
- Durch diese Abschreibungen für Abnutzung (sogenannte „AfA") sollen die steuerlichen Auswirkungen der Kaufpreiszahlungen auf eine Anzahl von Jahren verteilt werden.
- Sinn und Zweck der AfA: In einem besonders gewinnreichen Geschäftsjahr soll der Unternehmer nicht „Gewinnkosmetik" betreiben können und durch größere Investitionen ausgerechnet in diesem Jahr die Steuerlast reduzieren.
- Vielmehr sind die Ausgaben für eine Investition über deren Nutzungsdauer zu verteilen und dementsprechend jährlich anteilig abzuziehen (ein vereinfachtes Beispiel: PC, Wert 1000,- €, gewöhnliche Nutzungsdauer 5 Jahre, daher 5 Jahre lang jährlich 200,- € abzugsfähig).
- In der Regel ist die **Abschreibung** des **Praxiskaufpreises** zu differenzieren zwischen materiellem und immateriellem Praxiswert:
  - Für **materielle** Wertgegenstände gilt die voraussichtliche Restnutzungsdauer des erworbenen Gegenstands (für jeden Gegenstand anhand der Inventarliste gesondert zu ermitteln, je nach Alter und Zustand).
  - Beim **immateriellen** Praxiswert wird unterstellt, dass sich der übernommene Patientenstamm in 3 bis 5 Jahren verflüchtigt. Bis dahin sollte der Übernehmer/Käufer seinen ei-

genen Patientenstamm mit aufgebaut haben und sich bei den Altpatienten verdient gemacht haben.

- **Renovierungs**- sowie **Finanzierungskosten** (insbesondere Zinsen) sind demgegenüber **vollumfänglich** im Jahr der Zahlung absetzbar. Daher empfiehlt sich eine getrennte Kreditaufnahme für den Praxiskauf und die -renovierung.
- § 16 Abs. 4 EStG enthält eine steuerliche Vergünstigung für Veräußerungsgewinn aufseiten des Verkäufers. Der Gewinn ist nur einkommenssteuerlich relevant, soweit er 45.000 € (= Grenze des Freibetrags) übersteigt oder wenn der Verkäufer das 55. Lebensjahr zum Veräußerungszeitpunkt vollendet hat. Die Rechtslage ändert sich jedoch, wenn ein Veräußerungsgewinn von 136.000 € überschritten wird. In diesem Fall ermäßigt sich der Freibetrag um den Betrag, um den der Veräußerungsgewinn 136 000 Euro übersteigt. Die Vorteile des Verkäufers sind auch für Erwerber interessant. Zum Beispiel bei Wiederverkauf sowie als Argument bei der Kaufpreisverhandlung!

Transferbeispiel

AfA-Formel zur Abschreibung des Praxiskaufpreises

Mithilfe der AfA-Formel lässt sich berechnen, wie der Praxiswert über die Jahre verloren geht. Eine Praxis hat z. B. 100.000 € gekostet, wobei 30.000 € für materielle Werte angesetzt wurden. Aus der Differenz zum Kaufpreis lässt sich ableiten, dass sich der Kaufpreis für den Goodwill auf 70.000 € beläuft.
Gegenüber der Finanzverwaltung kann der Käufer dafür 14.000 € jährlich als Abschreibung des Praxiskaufpreises geltend machen, wenn man die „gewöhnliche" AfA-Nutzungsdauer von 5 Jahren als voraussichtliche „Nutzungsdauer" des Goodwill zugrunde legt. (Rechenweg: 70.000 Euro/5 Jahre = 14.000 Euro).

Vertragsgestaltung

Für die Vertragsgestaltung ist auf folgende Inhalte zu achten:

Fälligkeit/Zahlungsweise des Kaufpreises: Der Kaufpreis sollte aus steuerlichen Gründen in einen materiellen/immateriellen Teil aufgeteilt werden. Zudem muss die Zahlungsweise (Gesamtbetrag/Raten) sichergestellt sein! Bei einer Ratenzahlung wird der Veräußerer auf Sicherungsmitteln (Bankbürgschaft/Abtretung von Honorarforderungen) bestehen.

Inventarliste: Anlage zum materiellen Teil des Vertrags muss eine **Inventarliste** samt Buchwert und Übernahmepreis sein. Eventuell besteht der Veräußerer auf der Vereinbarung eines Haftungsausschlusses für Sachmängel an veräußerten Gegenständen. Dies ist zulässig, gilt aber nicht bei **arglistigem Verschweigen** von Mängeln.

Haftungsfreistellung: Der Praxiskäufer sollte auf einen Haftungsausschluss für Behandlungsfehler des alten Eigentümers drängen. Eine entsprechende Vertragsklausel könnte lauten: *„Der Praxisverkäufer stellt den Praxiserwerber im Innenverhältnis von allen Ansprüchen Dritter frei."*

Forderungen/Verbindlichkeiten: Der Umgang mit Forderungen/Verbindlichkeiten wie z. B. offene Rechnungen und der Umgang mit Vorbehalts-/Sicherungseigentum müssen vertraglich geklärt sein. Dies ist vor allem für **medizinische Großgeräte** wichtig. Hier behält sich der Lieferant solcher Geräte in der Regel das Eigentum an den Geräten vor, bis diese vollständig bezahlt sind. Im Prinzip würde dann beim Praxiskauf der Verkäufer einen Gegenstand verkaufen, der ihm nicht gehört. Hierfür muss der Vertrag Vorsorge treffen. Bei versicherten Gegenständen **übernimmt** der **Käufer** gemäß § 95 VVG (Versicherungsvertragsgesetz) die **Versicherung** und muss diese auch mit den Beiträgen weiterbedienen. Bei allen anderen Verträgen, die nicht Versicherungen betreffen, gibt es keine automatische Übernahme (z. B. Wasser-/Stromabrechnung, Telefon, Fachzeitschriftenabonnements, Mietvertrag etc.).

Mietvertrag: Der Mietvertrag ist von **essenzieller Bedeutung**. Wenn der Eintritt in einen laufenden Mitvertrag bzw. dessen Neuabschluss erfolgt, sollte der Käufer diesen auf Laufzeit, Kündigungsfristen und Möglichkeit der Untervermietung überprüfen. Eventuell sollte der Kaufvertrag unter die aufschiebende Bedingung des Abschlusses eines neuen Mietvertrages gestellt werden. Dies bedeutet, dass der Kaufvertrag platzt oder erst später zustande kommt, wenn der Vermieter seine Zustimmung nicht erteilt – was nur logisch ist. Wie kann man eine Praxis übernehmen, wenn man die entsprechenden Räume nicht mehr nutzen kann?

Übernahme Arbeitnehmer: Der Übernehmer der Praxis ist auch zur Übernahme der alten Arbeitnehmer verpflichtet. Eine Praxisübernahme ist in der Regel ein Betriebsübergang im Sinne von § 613a BGB. Im Hinblick auf noch zu leistende Ansprüche des Arbeitnehmers (z. B. Gratifikationszahlungen, Resturlaubsansprüche, Urlaubsabgeltung) sollte im Übergabevertrag daher eine genaue Abgrenzung erfolgen, beispielsweise zum Stichtag der Übergabe.

Gemäß § 613a Abs. 5 BGB müssen Veräußerer und/oder Erwerber **Arbeitnehmer** vor dem Betriebsübergang **in „Textform" unterrichten** über:

- den (geplanten) Zeitpunkt des Übergangs,
- den Grund des Übergangs (zum Beispiel Krankheit, Wegzug),
- die rechtlichen, wirtschaftlichen und sozialen Folgen des Übergangs sowie
- die geplanten Maßnahmen, von denen sie betroffen sein werden.

Widerspricht ein Arbeitnehmer dem Übergang, bleibt er weiter Arbeitnehmer des Veräußerers. Für die Unterrichtung sind auch E-Mail und Telefax in Ordnung.

Konkurrenzklauseln: es wird geregelt, dass sich der Veräußerer nach Verkauf nicht sofort wieder im direkten Umfeld der Praxis niederlässt und seinem Nachfolger so **unfaire Konkurrenz** macht. Deswegen sollte der Käufer auf eine entsprechende Klausel im Vertrag bestehen und sie mit Vertragsstrafe untermauern. Wichtig: Eine solche Konkurrenz-Klausel muss

Abb. 4.12 Patientenkartei bei Praxisübergabe: Zwei Schrank-Modell.

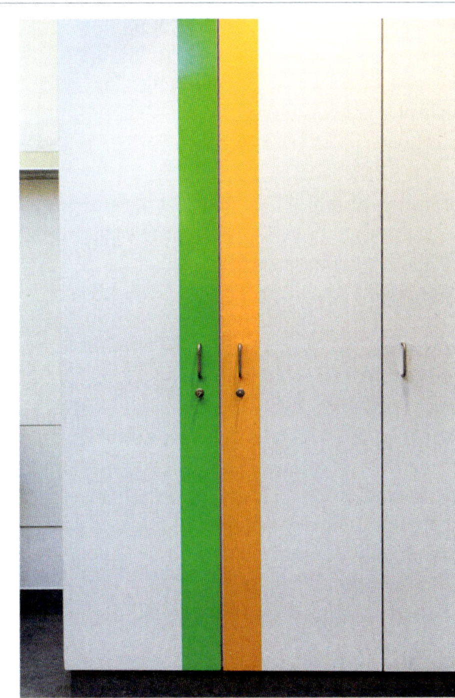

Das Zwei Schrank-Modell hat sich für den Datenschutz der Patientendatei des bisherigen Praxisinhabers bewährt. Beispiel: die Patientenakten des Veräußerers sind im grün markierten (= Schrank 1) und die Patientenakten des Praxiskäufers sind im orangen markierten (= Schrank 2) Schrank. *Foto: K. Oborny, Thieme Group*

fair sein (§ 138 BGB). Das gilt für die **Vertragsstrafe**, aber auch für die **zeitliche, inhaltliche und örtliche Komponente**:

- **Zeitlich** unbegrenzte Konkurrenzverbote sind rechtswidrig, laut Rechtsprechung darf für höchstens 2 Jahre vereinbart werden, dass sich der Veräußerer nicht einem bestimmten Umkreis seiner alten Praxis niederlässt.
- **Inhaltlich** ist zu berücksichtigen, dass ein Konkurrenzverhältnis nur gegeben ist, wenn gleichartige Behandlungen angeboten werden.
- **Örtliche Komponente:** Wann ein Einzugsbereich fair ist, ist einzelfallabhängig und je nach Praxislage zu bewerten (auf dem Land können maximal ca. 10 km vereinbart werden; in der Stadt können es oft auch nur einige 100 Meter sein, innerhalb deren sich der frühere Verkäufer nicht wieder neu niederlassen darf).

Datenschutz bei Übergabe

Die Übergabe der **Patientenkartei** ist bei der Veräußerung von besonderer Bedeutung. Das Selbstbestimmungsrecht der Patienten und die vertragliche Schweigepflicht sind in Gefahr, solange die Patienten (noch) nicht in die Weitergabe ihrer Behandlungsunterlagen an den neuen Behandler eingewilligt haben.

Jeder Patient hat **einzeln und schriftlich** in die Weitergabe seiner Unterlagen an den Praxisnachfolger einzuwilligen. Eine konkludente Einwilligung des Patienten, eventuell durch Terminanfrage beim neuen Behandler, zählt nicht. Auch Praxisaushänge sind nicht ausreichend, um die Übergabe zu erklären.

Es empfiehlt sich daher eine Übergangsphase von mehreren Monaten, in der jedem Patienten schon einmal vorab eine Schweigepflichtsentbindungserklärung vorgelegt wird (Kap. 2.2.6). Dies bedeutet auch eine Chance für den Käufer, die Patienten von seiner Leistung zu überzeugen.

„Zwei Schrank-Modell"

Als Lösung für die Übergabe der Patientenakten ist das **Zwei Schrank-Modell** von der Rechtsprechung anerkannt (▶ **Abb. 4.12**). Es enthält folgende Arbeitsschritte:

Am Anfang steht die vertragliche Regelung (Verwahrungsklausel zu **Schrank 1**), dass der Veräußerer zunächst das Eigentum an der Patientenkartei behält und der Erwerber nur von Fall zu Fall darauf Zugriff zu nehmen darf, nämlich wenn ein früherer Patient des Veräußerers ihn zwecks einer Behandlung aufsucht.

Erklärt sich ein Patient gebenüber dem Praxiserwerber mit Benutzung seiner Unterlagen einverstanden, dürfen diese entnommen und in die laufende Patientenkartei (**Schrank 2**) des Erwerbers eingebracht werden.

Wenn die Patientenkartei mittels EDV archiviert ist, muss der alte Datenbestand gesperrt und mit einem Passwort versehen werden. Der Zugriff auf den Datenbestand ist nur zulässig, wenn der **Patient zustimmt**.

Solche Geheimhaltungsklauseln wie in 1 bis 3 beschrieben sind eventuell bei einem **gleitendem Praxisübergang** hinfällig. Darunter versteht man eine befristete Kooperation zwischen den Beteiligten vor der Veräußerung.

- **Vorteil dieses Modells:** Der neue Behandler kann den Patienten bereits vorab seine persönlichen und fachlichen Kompetenzen unter Beweis stellen. Er erhält Unterstützung bei der Einarbeitung, ob diese Praxis „etwas für ihn ist". Stellt man fest, dass die Zusammenarbeit nicht Erfolg versprechend ist, kann die Kooperation ohne größeren Aufwand wieder beendet werden. Gegebenenfalls ist dann Schadenersatz für geplatzte Vertragsverhandlungen zu leisten.
- **Nachteil dieses Modells** Es besteht die Gefahr einer (Schein-) GbR, was sich insbesondere haftungsrechtlich auswirkt (gesamtschuldnerische Haftung, auch für Altverbindlichkeiten).

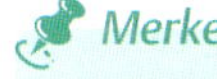 *Merke*

Elementare Inhalte eines Kaufvertrags für eine Heilpraxis

Ein **Praxisverkauf** ist ein **Unternehmenskauf.** Im zugrunde liegenden Kaufvertrag sollten u. a. folgende Punkte geregelt werden:

- Bestimmung über den Kaufpreis (Zusammensetzung, Zahlungsmodalitäten)
- Haftungsfreistellung für Behandlungsfehler / sonstige Verbindlichkeiten des Vorgängers
- Konkurrenzklausel, einschließlich Vertragsstrafe
- Datenschutzklausel (Zwei-Schrank-Modell).

Fazit – Das müssen Sie wissen

Kauf Heilpraktikerpraxis und Praxisübergabe

Der Kauf und Verkauf einer einer Praxis (Unternehmenskauf bzw. -verkauf) ist ein komplexes Unterfangen, auf das sich beide Vertragsparteien gründlich vorbereiten sollten. Zentrale Punkte müssen sorgfältig durchdacht, überprüft und verhandelt werden:

- **Kaufpreisermittlung:** Wie hoch ist der materielle bzw. immaterielle Unternehmenswert? Welches Bewertungsverfahren für den Kaufpreis kommt zum Einsatz?
- **steuerrechtliche Aspekte:** Was vom Kaufpreis kann wann und über welche Zeit abgeschrieben werden? (Renovierungs- sowie Finanzierungskosten sind im Jahr, in dem sie anfallen, absetzbar!)
- **Vertragsgestaltung:** Wann wird der Kaufpreis fällig, wie wird er bezahlt? Weitere wichtige Regel-Bausteine des Vertrags sind: Inventarliste, Haftungsfreistellung, Umgang mit Forderungen/Verbindlichkeiten, Mietvertrag, ggf. Übernahme der Arbeitnehmer, Konkurrenzklauseln
- **Datenschutz bei Übergabe:** Wie wird die Patienten-Datei übergeben? Wie wird der Schutz der Daten der Patienten gewahrt? Kommt das „Zwei-Schrank-Modell“ zur Anwendung?

4.5.5 Reiserecht

Heilpraktiker können grundsätzlich auch Reisen organisieren, bei denen therapeutische und gesundheitliche Aspekte angesprochen werden. Im Rahmen dieser Reisen sind z. B. allgemeine **Vorträge** über bestimmte Leiden und Behandlungsweisen möglich (▸ **Abb. 4.13**). Wichtig ist jedoch, dass dabei nicht gegen § 3 HeilprG verstoßen wird (Kap. 2.2.1). Dies beinhaltet, dass nicht die „Heilkunde im Umherziehen“ betrieben werden darf. Dies gilt nicht für einfache Ratschläge zur gesunden Lebensführung, die jenseits der Naturheilkunde liegen. Beispiel: Bloße Tipps zum Abnehmen für eine Fastengruppe dürften z. B. auch bei einem Wochenend-Seminar in den Bergen angeboten werden. **Naturheilkunde** (z. B. Ernährungs*therapie* durch Fasten) muss dagegen entweder in einer **geschlossenen Veranstaltung** angeboten werden, bei der nach Ende der Veranstaltung die **Nachsorge** sichergestellt ist, oder aber in den Praxisräumlichkeiten.

Heilpraktiker müssen außerdem aufpassen, dass sie nicht als **Reiseveranstalter** nach § 651a BGB eingestuft werden. Reiseveranstalter ist, wer aus Verbrauchersicht eine Gesamtheit von Reiseleistungen anbietet, wenn ein Heilpraktiker z. B. den Flug, das Hotel und das Reiseprogramm für die Reisenden plant und organisiert. Nicht zum Kreis der Veranstalter zählt der bloße **Organisator** einer Reise, der von den Teilnehmern keine Vergütung, sondern lediglich die Erstattung der tatsächlich anfallenden **Reisekosten** verlangt. Diese Abgrenzung ist deshalb wichtig, weil ein Reiseveranstalter nicht nur für die Richtigkeit des eigentlichen Dienstleistungsangebots haftet, sondern auch für Nebenschauplätze wie die bequeme Anreise, die Qualität des Hotels und anderes.

Abb. 4.13 Heilpraktiker - Reiserecht.

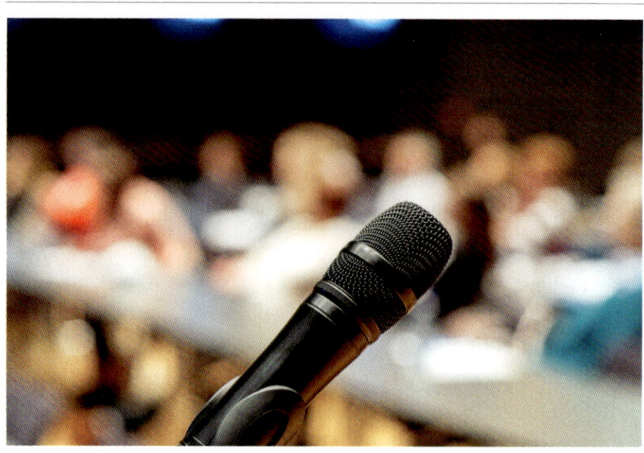

Heilpraktiker können prinzipiell Vortragsreisen organisieren, in denen Vorträge über bestimmte Krankheitsbilder und Heilverfahren gehalten werden. Allerdings ist darauf zu achten, dass die Häufigkeit und das Ausmaß der Organisation dieser Aktivitäten nicht als „Heilkunde im Umherziehen“ oder als „Reiseveranstaltung“ eingestuft werden können. Foto: K. Oborny, Thieme Group

Fazit – Das müssen Sie wissen

Heilkundliche Angebote im Rahmen von Reisen

Heilpraktiker können im Rahmen von Reisen allgemeine **Vorträge** über bestimmte Leiden und Behandlungsweisen halten. Sie müssen beim Organisieren von Reisen allerdings darauf achten, dass sie **nicht** als **Reiseveranstalter** nach § 651a BGB eingestuft werden oder diese Aktivitäten als **Heilkunde im Umherziehen** eingeordnet werden (§ 3 HeilprG).

4.6 Vertiefungsfragen zur Kommunikation, Verträgen und Zusammenarbeit

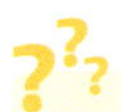

Vertiefungsfragen

Frage 1

Lesen Sie sich in Ruhe den folgenden Satz durch, der in einem Behandlungsvertrag enthalten war: „(...) die Heilpraktikerin ist berechtigt, eine Rechnung nach GeBüH zu legen. Es wird ein Stundensatz von (...) € zugrunde gelegt. Enthalten sind folgende Behandlungsmethoden: (...). Nicht enthalten sind Medikamente, Laborleistungen und andere Leistungen Dritter."
Diese Regelung war Gegenstand eines Rechtsstreits. Das Gericht sah hier einen **Verstoß gegen § 630 c BGB** (wirtschaftliche Belehrungspflicht). Wie wird ein solcher Vertragspassus im Kontext der Inhaltskontrolle nach den AGB genannt?

Musterlösung:

*Es handelt sich um eine **unwirksame** Einzelklausel. Die Klausel wurde gerichtlich als intransparente, nicht verständliche Klausel im Sinne der Inhaltskontrolle der AGB klassifiziert. Unwirksame Klauseln haben zur Folge, dass der verbleibende Vertragsrest noch gültig bleibt, jedoch die unwirksame Klausel durch die gesetzlichen Vorschriften zum Thema ersetzt wird.*

Frage 2

Fall:

Laura S.* führt eine erfolgreiche Heilpraktikerpraxis, in der sie ihren Patienten eine Infomappe mit Behandlungsvertrag und Einverständniserklärung zum Datenschutz vorlegt. Die Patienten erhalten diese entweder persönlich oder per E-Mail zugesandt. Terminvereinbarungen finden in Lauras Praxis häufig telefonisch oder per E-Mail statt.
In Lauras Behandlungsvertrag ist enthalten, dass ein Ersttermin mit ausführlicher Anamnese in der Regel 1,5 Stunden dauert und dass 50 % des Honorars anfallen, wenn der Patient nicht 24 Stunden vorher absagt, unabhängig aus welchem Grund. Lauras Satz für einen Ersttermin beträgt 96 €, was ebenfalls aus dem Behandlungsvertrag hervorgeht.
Der Patient Niklas B.* vereinbart telefonisch einen Termin und erhält noch am selben Tag die übliche Patienteninfomappe per E-Mail zugesandt. Auf diese Mail antwortet er und bestätigt den Termin. Am Behandlungstag selbst hat er eine Autopanne in der Nähe der Praxis, weshalb er Laura S. kurz hinzuholt. Diese bietet ihm an, ihn mit ihrem eigenen Auto in die Praxis zu fahren, damit die Behandlung durchgeführt werden kann. Niklas B. entscheidet sich aber dafür, zunächst das Auto in die Werkstatt bringen zu lassen. Laura S. beruft sich nun auf ihre Stornoklausel und stellt Niklas B. 48 € in Rechnung. Niklas B. ist darüber erbost und weigert sich zu zahlen. Zum einen könne er nichts dafür, eine Autopanne gehabt zu haben. Zum anderen habe Laura S. nicht nachgewiesen, dass der Ersttermin tatsächlich 1,5 Stunden gedauert hätte.
**Fallbeispiel in Anlehnung an einen reellen Fall (Urteil vom 06.04.2020 – 4 C 77/20); personenbezogene Daten frei erfunden*

Fragestellung

Muss Niklas B. die Rechnung in Höhe von 48 € bezahlen?

Musterlösung:

Damit Laura S. einen Anspruch hat, muss ein Dienstleistungsvertrag zwischen ihr und Niklas B. zustande gekommen sein. Dies ist hier der Fall, weil Niklas B. den Termin telefonisch vereinbart hat und auch den Behandlungsvertrag erhalten hat. Da jeder Patient die gleiche Infomappe erhält, handelt es sich bei diesem Behandlungsvertrag um AGB. AGB sind so definiert, dass sie ein Vertragswerk darstellen, das für eine unbekannte Vielzahl von Personen in immer gleicher Weise verwendet wird.*
Zu prüfen ist, ob die AGB gegenüber Niklas B. gelten und wirksam in „seinen" Vertrag mit Laura S. einbezogen worden sind. Dafür müssen Niklas B. die AGB bekannt gemacht worden sein, was hier per E-Mail in geeigneter Weise geschehen ist. Niklas B. hat auf diese E-Mail auch geantwortet. Dass Niklas B. die AGB explizit anerkennt, ist nicht notwendig.
Lauras AGB sind hinsichtlich der Stornoklausel auch wirksam. Eine AGB, die nur 50 % Ausfallhonorar verlangt und zudem die Möglichkeit gibt, bei einem längeren Zeitraum als 24 Stunden kostenfrei abzusagen, benachteiligt einen Verbraucher nicht unangemessen.
Ganz maßgeblich ist es, dass in Naturheilpraxen allgemein, also auch bei Laura S., Termine im Vorfeld gebucht werden. Eine Durchlaufkundschaft gibt es nur in wenigen Ausnahmefällen, weswegen die Termine in aller Regel nicht kurzfristig neu besetzt werden können. Das Ausfallinteresse von Laura S. ist angemessen berücksichtigt. Niklas B. hätte daher den Termin mindestens 24 Stunden vorher absagen müssen, um kein Ausfallentgelt zahlen zu müssen.
Die Höhe des Ausfallhonorars ist auch nicht zu beanstanden. Es gibt keinen Grund dafür, dass ein Ersttermin mit einer umfangreichen Anamnese nicht 1,5 Stunden dauern wird, vielmehr sind 1,5 Stunden bei Beratungsdienstleistungen in der Regel üblich. Die Autopanne ändert nichts daran. Niklas B. war es zuzumuten, Lauras Angebot, ihn in die Praxis zu fahren, anzunehmen. Selbst dann, wenn er das Auto zuerst in die Werkstatt gebracht hätte, hätte er zumindest noch teilweise den Termin wahrnehmen können. Die Autopanne liegt in der Risikosphäre des Niklas B. Nach alledem muss Niklas B. die 48 € bezahlen.

Frage 3

Ein Heilpraktiker, der in den Ruhestand geht, möchte seine Praxis an eine junge Heilpraktikerin verkaufen. Der Heilpraktiker verlangt einen Kaufpreis in Höhe von 120 000 Euro für seine Praxis. Er erklärt der Kaufinteressentin, dass diese Kaufpreissumme auf der Basis seiner Praxisumsätze von seinem Steuerberater ermittelt wurde.

Wie wird diese Methode der Wertermittlung genannt und wie sind die Berechnungsgrundlagen.

Musterlösung:

Die Kaufpreissumme wurde auf der Grundlage einer Umsatzmethode ermittelt. Bei diesen Methoden werden die Bruttoumsätze der letzten 3 Kalenderjahre abzüglich eines kalkulatorischen Lohns des Praxisinhabers herangezogen, um den Praxiswert zu berechnen.

Frage 4

Eine Allgemeinmedizinerin führt eine sehr erfolgreiche Praxis. Sie behandelt ihre Patienten auch mit komplementärmedizinischen Methoden, wenn dies möglich ist. Sie setzt bei ihren Patienten phytotherapeutische und mikrobiologische Verfahren ein.

Sie lernt auf einer Gesundheitsmesse einen Heilpraktiker kennen, der sehr versiert Schmerzpatienten mit Akupunktur therapiert. Sie würde gerne mit ihm eine Gemeinschaftspraxis führen, da sie viele Schmerzpatienten in ihrem Patientenstamm hat.

Von der zuständigen Ärztekammer bekommt sie die Auskunft, dass dies nach der im Bundesland ihres Praxissitzes geltenden Berufsordnung für Ärzte verboten sei.

Gibt es eine Möglichkeit der beruflichen Zusammenarbeit?

Musterlösung:

Es besteht die Möglichkeit, dass die Ärztin dem Heilpraktiker ein Anstellungsverhältnis anbietet, sofern sie das möchte.

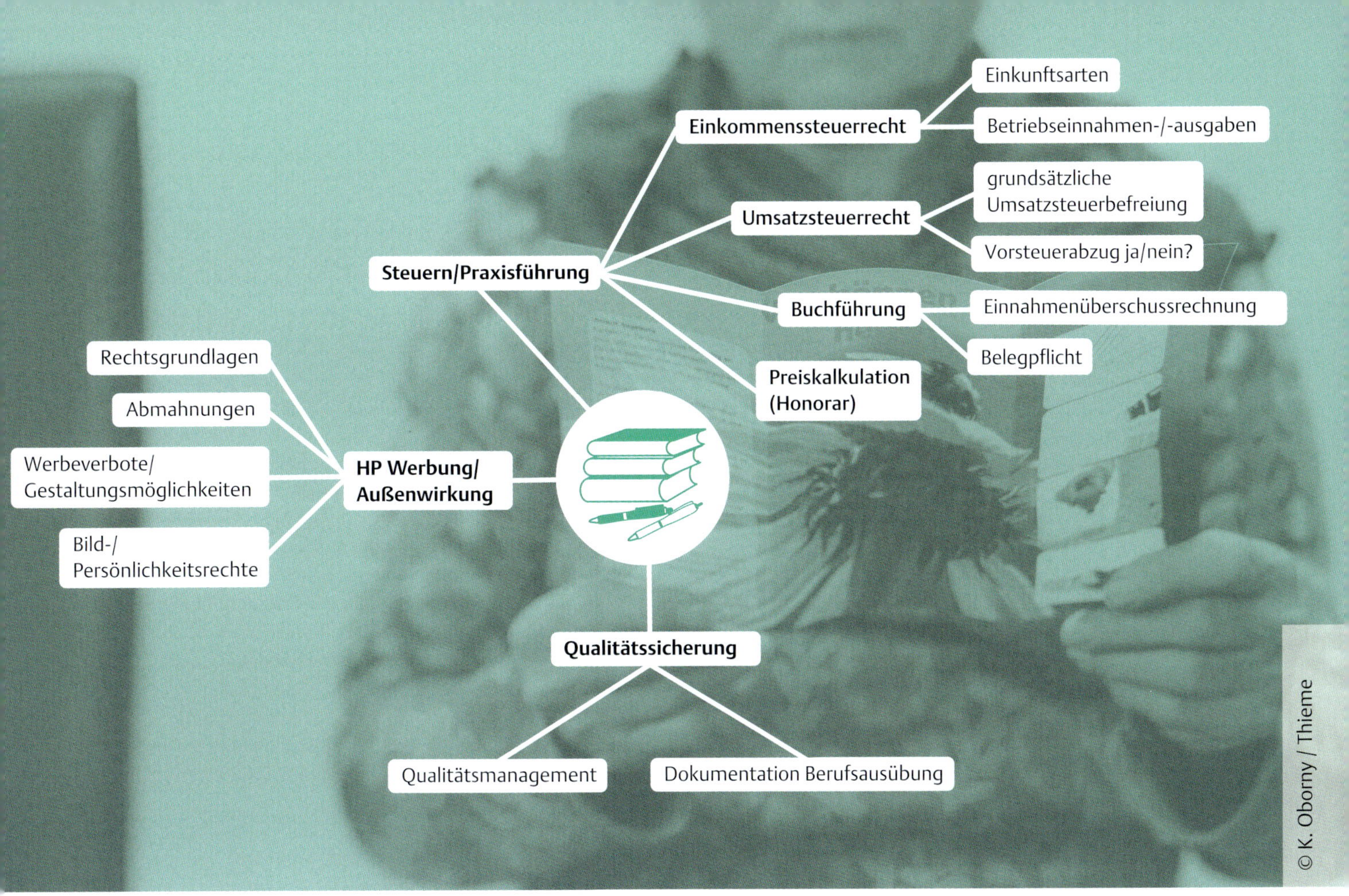

Steuern/Praxisführung
Einkommenssteuerrecht
Einkunftsarten
Betriebseinnahmen-/-ausgaben
Umsatzsteuerrecht
grundsätzliche Umsatzsteuerbefreiung
Vorsteuerabzug ja/nein?
Buchführung
Einnahmenüberschussrechnung
Belegpflicht
Preiskalkulation (Honorar)
HP Werbung/ Außenwirkung
Rechtsgrundlagen
Abmahnungen
Werbeverbote/ Gestaltungsmöglichkeiten
Bild-/ Persönlichkeitsrechte
Qualitätssicherung
Qualitätsmanagement
Dokumentation Berufsausübung

5 Grundlagen der Praxisführung

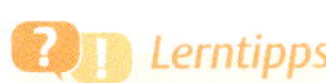
Lerntipps

Inhalte dieses Kapitel nach den Vorgaben der Überprüfungsleitlinen

Die Inhalte dieses Kapitels sind in den Überprüfungsleitlinien zwar enthalten. Sie wurden in den vergangenen schriftlichen Überprüfungen aber noch nicht vertieft abgefragt, sind somit (noch) nicht direkt prüfungsrelevant. Die Autorin hat den Lernstoff aus Fällen ihrer langjährigen rechtsanwaltlichen Erfahrung für Sie zusammengestellt, um v. a. ihr Urteilsvermögen bezüglich der Rechtslage zu schärfen. Bei begrenztem Zeitkontingent können Sie diesen Abschnitt auch zügig durcharbeiten bzw. sich auf die Boxen „Lerntipps“ und „Das müssen Sie wissen“ konzentrieren.

5.1 Qualitätssicherung

5.1.1 Qualitätsmanagement

Definition

Qualitätsmanagement

Unter Qualitätsmanagement versteht man alle Maßnahmen, die ein zuvor beschriebenes Qualitätsspektrum sichern und durchsetzen sollen. Qualität ist damit **keine** absolute Kategorie, sondern das, was man sich für eine Einzelpraxis an Professionalität vorstellt.

Kenntnisse in der Qualitätssicherung werden in den neuen Überprüfungsleitlinien explizit verlangt (siehe Kap. Überprüfungsleitlinien (S. 27)). Im Grunde sind Maßnahmen der Qualitätssicherung alles, was den Praxisalltag **effizient** und **sicher** für den Patienten gestaltet (▸ **Abb. 5.1**). Qualitätsmanagement bedeutet **nicht**, dass die Praxisabläufe von einer Agentur durch ein professionelles Audit zertifiziert werden müssen. Dies wäre eine **freiwillige** Eigenleistung.

Die Anforderung an die "Sicherstellung von Qualität" in Praxen von Heilpraktikern, die nichtinvasive Methoden anbieten, ist anders als bei Heilpraktikern, die invasive Behandlungsmethoden praktizieren. Jede Praxis plant also ihr Qualitätsmanagement auf der Basis rechtlicher Vorgaben individuell und selbst. Es entsteht eine **Selbstverpflichtung**, die dann überwacht und gesteuert wird.

Das wichtigste **Steuerungsinstrument** ist die Patientendokumentation, gefolgt von Hygieneplänen, Meldebeständen für Praxisbedarf und Arzneimittel über dem Verfalldatum. Die relevanten Punkte innerhalb des Qualitätsspektrums für das Qualitätsmanagement einer Heilpraktikerpraxis wurde in den Kapiteln 3 (Haftungsrecht Kap. 3) und Kapitel 4 (berufsrechtliche Vorschriften Kap. 4) ausführlich beschrieben. Die **Kernelemente** des Qualitätsmanagements lassen sich in 4 Kernpunkten zusammenfassen (▶ **Tab. 5.1**).

Abb. 5.1 Qualitätsmanagement.

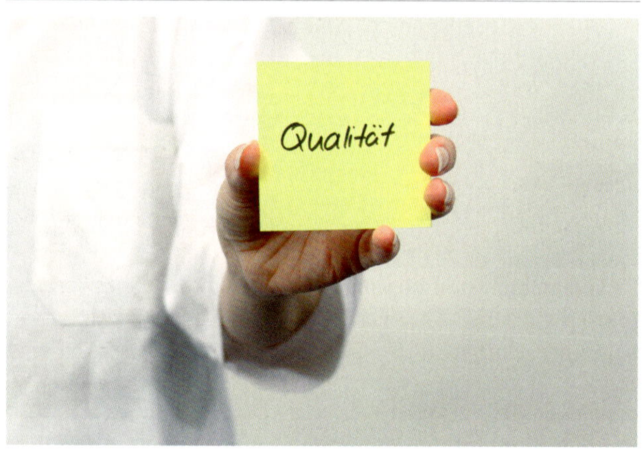

Heilpraktikerpraxen definieren die Maßnahmen zur Qualitätssicherung individuell. *Foto: K. Oborny, Thieme Group*

5.1.2 Dokumentation bei der Berufsausübung

Wichtige Aspekte der Dokumentation wurden bereits im Zusammenhang mit dem Thema **Haftungsrecht** behandelt (Kap. 3.1.4).

Auch im **Praxisalltag** ist die Dokumentation von Bedeutung und sollte nicht unterschätzt werden, weshalb sie wenigstens **tagesgenau** geführt werden sollte. Zeiträume für eine ordnungsgemäße Dokumentation sollten in den Praxisalltag mit eingeplant und bei der Preiskalkulation berücksichtigt werden. Die Dokumentation wird im Idealfall bereits während der Behandlung mitgeführt und unmittelbar danach ergänzt. Sie ist ein wichtiges Instrument der **Risikominimierung** und dokumentiert den **Therapieverlauf**.

Therapeutische Interventionen lösen darüber hinaus Abrechnungstatbestände im Gebührenverzeichnis für Heilpraktiker (GebüH) aus und dienen als Leistungsnachweis gegenüber Patienten, privater Krankenkasse und Beihilfestellen. Die Dokumentation wird daher nicht nur im Haftungsfall benötigt, sondern bei der Berufsausübung generell. Auf die Dokumentationspflicht gemäß **§ 630f BGB** kann daher gar nicht genug hingewiesen werden! Ob man diese dann mit einem Formblatt, in freier Dokumentation oder elektronisch erfüllt, bleibt jedem selbst überlassen.

Fazit – Das müssen Sie wissen

Qualitätsmanagement und Dokumentation

Jede Praxis plant ihr Qualitätsmanagement nach den **rechtlichen Vorgaben** individuell und selbst. Die hieraus entstehende **Selbstverpflichtung** wird dann überwacht und gesteuert. Kernpunkte des Qualitätsmanagements sind: Risiken minimieren, sicheres Dokumentenmanagement, Abläufe optimieren und die Kommunikation mit dem Patienten. Eine zentrale Rolle spielt dabei aus haftungsrechtlicher und praxisorganisatorischer Sicht der **§ 630f BGB Dokumentation der Behandlung**.

Tab. 5.1 Kernelemente und Maßnahmen des Qualitätsmanagements einer Heilpraktikerpraxis.

4 Kernpunkte	Maßnahmen
Risiken minimieren	• Beseitigung von Gefahrenquellen • Erkennen eigener fachlicher Grenzen • Hygiene • sorgfältige, taggenaue Dokumentation • weitere Schutz- und Obhutspflichten für besonders schutzbedürftige Patientengruppen
Sicheres Dokumentenmanagement	• Wahrung des Datenschutzes • Patientendokumentation (sorgfältig, zeitnah) • Abläufe, die sichern, dass Dokumente weder elektronisch noch in Papierform verloren gehen • zuverlässiges Beschriften von Proben, um Verwechslungen auszuschließen
Abläufe optimieren	• sicheres Lagern von Praxisbedarf • Entsorgung gebrauchter Artikel • Gestalten von Abläufen • Verschwiegenheit gewährleisten
Kommunikation mit dem Patienten	• Abschluss von Behandlungsverträgen • Dokumentation der Risikoaufklärung • transparente Darstellung der Kosten für die Patienten

5.2 Werbung und Außenwirkung

5.2.1 Rechtsgrundlagen für Heilpraktiker

Mittlerweile dürfen Heilpraktiker werben. Erlaubt ist fast jede **Werbeform**, auch das Beschriften von Autos und moderne Werbeformen auf Social-Media-Kanälen wie z. B. Youtube, Facebook und Instagram. Nach älterem Recht wären solche Maßnahmen noch als zu reißerisch und aufdringlich für den Beruf des Heilpraktikers eingestuft worden. Dafür werden die **Inhalte** in Text und Bebilderung heute strenger geprüft.

Rechtsgrundlagen sind das/die:

- **Heilmittelwerbegesetz** (HWG)
- **Gesetz gegen den unlauteren Wettbewerb** (UWG)
- **Europäische Lebensmittelinformationsverordnung** (soweit Nahrungsergänzungen beworben werden sollen).
- Zudem gilt das sogenannte **Strengeprinzip**, das erhöhte Anforderungen an den Wahrheitsgehalt der Werbeaussagen stellt. Der Werbetreibende muss nachweisen, dass er auferlegte Werbebeschränkungen ernst nimmt und nicht nur aus rechtlichen Gründen darauf hinweist.

Die **Rechtsprechung** hierzu ist reichhaltig, aber auch **uneinheitlich**. Trotzdem werden zur Einführung in dieses Thema einige wenige Kernbegriffe erklärt (▶ **Abb. 5.2**).

Zweck von Werbebeschränkungen. Hintergrund der Werbebeschränkungen ist der **Patientenschutz**. Wettbewerbsrecht ist immer auch **Verbraucherschutzrecht**. Es wird unterstellt, dass einem Patienten Gesundheitswissen fehlt und er sich deshalb nicht durch Werbung informieren und mündig entscheiden kann. Zudem soll eine Behandlung aus medizinischen Gründen erfolgen. Das heißt: Patienten sollen nicht Werbeargumente, wie z. B. einen besonders günstigen Preis, über ihre Gesundheit stellen. Der **durchschnittlich informierte** Verbraucher ist der gedachte Maßstab für die Prüfung jeglichen Werbematerials. Die Werbebotschaften dürfen nicht aus dem Kontext herausgerissen werden, sondern müssen in einer wertenden Gesamtschau geprüft werden.

Zudem soll durch diese Regelungen der Gesundheitsmarkt vor **Marktverzerrungen** geschützt werden. Marktverzerrung bedeutet, dass man durch das wettbewerbswidrige (unlautere) Verhalten bessere Gewinnchancen haben könnte als der Konkurrent, der sich an Werbebeschränkungen hält.

Abb. 5.2 Werberecht: Achtung, Beschränkungen!

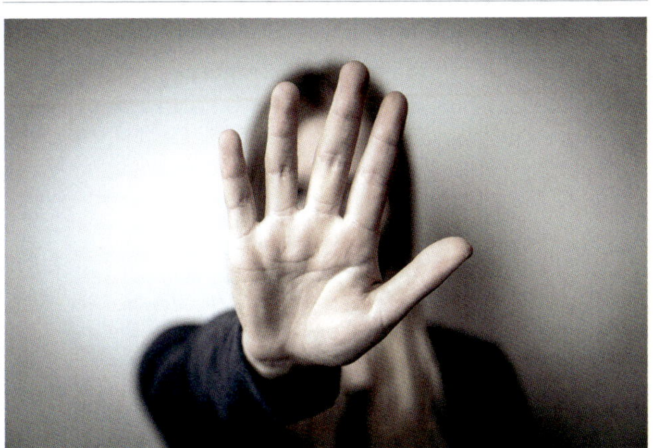

Heilpraktiker müssen bei ihren Werbemaßnahmen die gesetzlichen Anforderungen beachten. Zudem dürfen sie keine irreführende oder unlautere Werbung betreiben. *Foto: K. Oborny, Thieme Group*

Anforderungen an Werbung. Werbung darf nicht abstoßend, irreführend oder rechtsmissbräuchlich sein.

- **Abstoßende** Werbung ruft Ekelgefühle hervor, diskriminiert Betroffene oder nutzt die Ängste des Verbrauchers aus. Sie arbeitet mit **negativen** Gefühlen, also mit Scham, Angst oder Verunsicherung. Auch Ekelgefühle sollten nicht zu Werbezwecken verwendet werden. Gerade in der Naturheilkunde sind daher solche Werbemaßnahmen nicht geeignet. Vorsicht: Manchmal geschieht es aus Versehen, dass man dem Werbematerial z. B. durch künstlerisch gestaltete Schwarzweiß-Fotografie einen sehr düsteren Look gibt oder Rauchentwöhnungsprogramme mit einem großen Stapel Zigarettenkippen bewirbt.
- **Irreführende** Werbung soll die Kaufentscheidung des Verbrauchers durch fehlende oder falsche Informationen beeinflussen. Hierbei genügt es, dass ein Verbraucher getäuscht werden *könnte*.
- **Rechtsmissbräuchliche** Werbung verstößt gegen Normen. Laut aktueller Rechtsprechung ist z. B. jede Werbemaßnahme missbräuchlich, die einen unangemessenen Vorteil bringen könnte oder anstrebt. Zur Missbräuchlichkeit gehört z. B. die Ausbeutung eines Bekanntheitsgrades, indem das Praxisimage an dasjenige einer anderen bekannteren Praxis angepasst wird. Ein weiteres Beispiel für Missbräuchlichkeit ist die Verletzung der Markenrechte anderer und die Verunglimpfung der Schulmedizin bzw. der Psychiatrie. Möchte man hier auf Missstände aufmerksam machen, sollte man dies deutlich als private Meinung kennzeichnen und von der Praxiswerbung trennen.

Geregelt sind diese Anforderungen u. a. in folgenden **Kernnormen:**

§ 3 HWG Irreführende Werbung. In § 3 HWG ist das Thema „unzulässige irreführende Werbung“ geregelt. Die Vorschrift des § 3 HWG stellt eine **Marktverhaltensregelung** dar. Bei gesundheitsbezogener Werbung sind besonders strenge Anforderungen an die Richtigkeit, Eindeutigkeit und Klarheit der Werbeaussage zu stellen, da mit irreführenden gesundheitsbezogenen Angaben erhebliche Gefahren für den Einzelnen bzw. die Bevölkerung verbunden sein können (BGH, WRP 2002, 74 – Das Beste jeden Morgen; Köhler/Bornkamm, UWG, 32. Aufl., § 4 Rn. 1.243). Es dürfen keine unwahren oder zur **Täuschung geeigneten** Angaben gemacht werden über:

- die Zusammensetzung oder Beschaffenheit von Arzneimitteln
- Medizinprodukte
- Gegenstände oder andere Mittel
- die Art und Weise der Verfahren oder Behandlungen

- die Person des Werbenden, Vorbildung, Befähigung oder Erfolge des Herstellers, Erfinders
- die für sie tätigen oder tätig gewesenen Personen.

§ 4 UWG Mitbewerberschutz. Im § 4 UWG sind typische Beispiele von **unlauteren** Handlungen aufgeführt. Diese sind u. a.:

- Kennzeichen, Waren, Dienstleistungen, Tätigkeiten von Mitbewerbern herabsetzen der verunglimpfen;
- falsche Tatsachen über Waren, Dienstleistungen oder das Unternehmen von Mitbewerbern behaupten oder verbreiten, die Mitbewerber schädigen können;
- Waren oder Dienstleistungen anbieten, die eine Nachahmung der Waren oder Dienstleistungen eines Mitbewerbers sind;
- Mitbewerber gezielt behindern.

Schutz vor Verstößen. Der Gesetzgeber hat sogenannten „Wettbewerbsvereinen" weitreichende Befugnisse übertragen, Werbeverstöße zu recherchieren und zivilrechtlich mit wettbewerbsrechtlichen Unterlassungsklagen zu ahnden. Einer solchen Klage muss eine **außergerichtliche Abmahnung** (S. 128) vorausgehen. Der Gesetzgeber traut dem Gesundheitsmarkt hier einige Selbstreinigungskräfte zu, zumal tagtäglich eine Vielzahl von Werbemaßnahmen publiziert werden. Neben den **Wettbewerbsvereinen** können auch **Berufsverbände** und unmittelbare **Konkurrenten** eine Abmahnung aussprechen. Der Konkurrenzbegriff wird dabei allerdings weit ausgelegt mit der Folge, dass nicht nur Heilpraktiker und Heilpraktiker für Psychotherapie untereinander konkurrieren können, sondern alle Gesundheitsdienstleister vom Konkurrenzbegriff erfasst sind.

Lerntipps

Werberecht: Grundlagen und Grundsätze wichtig

Beim Werberecht sollten Sie die Grundzüge für Ihre amtsärztliche Überprüfung präsent haben und keinesfalls „auf Lücke setzen".

In der **schriftlichen** Überprüfung werden Fragen zum Berufsrecht vereinzelt in einer Mehrfachauswahlfrage gebündelt. Eine Antwortmöglichkeit kann dann das Heilmittelwerberecht betreffen. Das Themengebiet ist sicher kein Schwerpunkt, sollte aber nicht vernachlässigt werden, da bei Mehrfachauswahlfragen die ganze Frage als falsch beantwortet gilt, wenn nur eine Auswahl nicht korrekt ist.

Für den **mündlichen** Teil der Überprüfung sollte zumindest das Werbeverbot für die Behandlung schwerwiegender Erkrankungen (Werben mit Verunsicherung), das Verbot der Heil- und Wirkaussagen und das Verbot des Werbens mit fehlerhaften Berufsbezeichnungen bekannt sein.

Fazit – Das müssen Sie wissen

Werberecht und Werbung

Das Werberecht soll den Patientenschutz sicherstellen. Die Rechtsgrundlagen sind im Heilmittelwerbegesetz (HWG), dem Gesetz gegen den unlauteren Wettbewerb (UWG) und in der Europäischen Lebensmittelinformationsverordnung (für Nahrungsergänzungsmittel) festgeschrieben.

Werbung darf nicht **abstoßend**, **irreführend** oder **rechtsmissbräuchlich** sein. Diese zentralen Begriffe des Werberechts sind unbestimmte Rechtsbegriffe, die durch die **Rechtsprechung** präzisiert wurden.

5.2.2 Abmahnungen

Das **wichtigste** Instrument im Werbe- und Wettbewerbsrecht sind damit die bereits oben angedeuteten Abmahnungen.

Abmahnungsschreiben. Formal handelt es sich hierbei um **Schreiben** einer abmahnberechtigten Institution oder des Konkurrenten, in dem Werbeverstöße aufgezeigt werden. Beigefügt ist diesem Schreiben eine **strafbewehrte Unterlassungserklärung**, mit der der Empfänger der Abmahnung sich verpflichten soll, sein Werbeverhalten in den dort beschriebenen Punkten zu ändern.

Abmahnfristen. In diesem Schreiben werden auch kurze Fristen zwischen 3 und 4 Tagen gesetzt. Diese **Frist** ist **unbedingt** einzuhalten, weil andernfalls der Abmahner mit einem **Antrag** auf einstweiligen Rechtschutz reagiert und so erhebliche Mehrkosten entstehen würden.

Vertragsstrafe. Weiterhin soll sich der Abgemahnte zur Zahlung einer Vertragsstrafe für jeden weiteren Fall der Zuwiderhandlung verpflichten. Eine solche Vertragsstrafe liegt nur selten unter 3.000 €. Spätestens dann, wenn man mit dem alten Werbematerial, auf das sich die Abmahnung bezogen hat, wieder „erwischt" wird, oder Werbematerial mit einer sehr ähnlichen Werbebotschaft neu verwendet, wird vom Abmahner die Vertragsstrafe verlangt (▶ **Abb. 5.3**). Dies bezeichnet man

Abb. 5.3 Abmahnungen können bei wiederholen Werbeverstößen zu empfindlichen Vertragsstrafen führen.

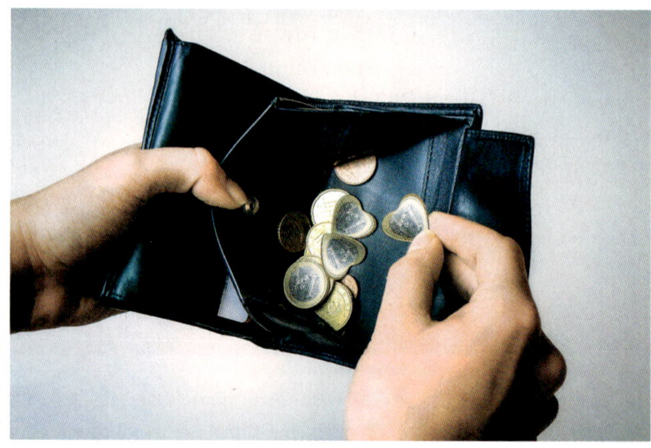

Symbolbild. *Foto: K. Oborny, Thieme Group*

als „kerngleichen“ Verstoß. Hat man die strafbewehrte Unterlassungserklärung unterschrieben, sich also unterworfen und versprochen, das Werbeverhalten zu ändern, wird man oft jahrelang vom Abmahner **überwacht**. Mindestens **3 Jahre** sind hier üblich.

Juristisch prüfen lassen! Abmahnungen sind keine Kleinigkeit und finanziell belastend. Um ihre Berechtigung zu prüfen, ist profunde Rechtskenntnis nötig. Die **Grenzen** zwischen erlaubten und unerlaubten oder unlauteren Formulierungen in der Werbung sind dabei **fließend**. Daher sollte die geforderte strafbewehrte Unterlassungserklärung **nicht** ungeprüft abgegeben werden, denn damit verpflichtet man sich möglicherweise zu mehr, als nötig gewesen wäre.

Instanz Zivilgerichte. Rechtsstreitigkeiten über Abmahnungen und Werbematerialien finden vor den Zivilgerichten statt. Vor den Zivilgerichten gilt der sogenannte **Beibringungsgrundsatz**, demzufolge nicht das Gericht ermittelt, sondern die Beteiligten Materialien und Beweisangebote selbst zu beschaffen haben und diese dem Gericht erläutern müssen.

Beweislastverteilung. Hierbei gilt, dass jeder Beteiligte das beweisen muss, was für ihn günstig ist:

- Der **Werbetreibende** muss beweisen, dass eine Werbeaussage nicht irreführend ist, weil sie in Ihrer Richtigkeit bewiesen werden kann. Im Gesundheitsbereich bedeutet dies, dass die Wirkung einer Methode bewiesen werden können muss. Als Beweis genügt dabei nicht die naturheilkundliche Erfahrung, sondern es werden Studien nach wissenschaftlichen Maßstäben erwartet. Die Faustregel, dass man alles in der Werbung sagen kann, wenn man es beweisen kann, ist gerade in der Naturheilkunde sehr schwierig zu erfüllen, sodass bei Wirkaussagen **äußerste Zurückhaltung** geboten ist.
- Der **Abmahner** muss beweisen, dass ein durchschnittlicher Verbraucher die Werbung falsch verstehen könnte, muss also eine deutlich geringere Hürde überwinden.

Aus diesem **Wechselspiel** hat sich damit eine **komplizierte** Beweislastverteilung entwickelt. Daraus folgt:

- Der Nachweis, dass eine gesundheitsbezogene Angabe nicht gesicherter **wissenschaftlicher** Erkenntnis entspricht oder **umstritten** ist, muss vom Abmahner erbracht werden. Gemeint ist, dass der Abmahner beweisen muss, dass die Werbeaussage nicht belegt werden kann.
- Eine Umkehrung der Darlegungs- und Beweislast kommt aber dann in Betracht, wenn der Werbetreibende mit einer fachlich umstrittenen Meinung geworben hat, ohne die Gegenmeinung zu erwähnen. Dies führt dazu, dass es wichtig ist, dem eigenen Werbematerial auch die **Gegenmeinungen** beizufügen. Die Umkehrung der Beweislast bedeutet auch, dass der Werbetreibende die Richtigkeit der Aussage beweisen muss.

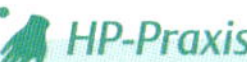

HP-Praxis

Abmahnrisiko minimieren!

Es empfiehlt sich immer, Werbematerial kritisch prüfen zu lassen. Abmahnungen können zwar nicht 100-prozentig vermieden werden. Es kann jedoch das Risiko minimiert werden. Mit einer Werbung, die Werbeverbote einhält, zeigt man auch **Professionalität**.

Eine Prüfung kann in einem 1. Schritt zunächst durch wohlwollende Freunde und Bekannte erfolgen, da diese als **durchschnittliche Verbraucher** den rechtlichen Maßstab setzen. Freunde und Bekannte haben oft eine gute Intuition, wie ein Text auf sie wirkt. Die Frage „Würdest du glauben, dass ich dir helfen kann?“ identifiziert schonungslos Heil- und Wirkaussagen.

Erst in einem 2. Schritt empfiehlt es sich, das Werbematerial durch einen **Anwalt** überprüfen zu lassen.

Fazit – Das müssen Sie wissen

Abmahnungen

Durch Abmahnverfahren sollen **Werbeverstöße** aufgezeigt und geahndet werden. Bei wiederholten Werbeverstößen können empfindliche **Vertragsstrafen** anfallen. Rechtsstreitigkeiten über Abmahnungen und Werbematerialien werden vor den Zivilgerichten ausgetragen, wobei der sogenannte **Beibringungsgrundsatz** gilt: Werbetreibende und Abmahnende müssen in dieser komplexen Beweislastverteilung Materialien und Beweisangebote **selbst** beschaffen und vor dem Gericht jeweils ihre Meinung vortragen.

5.2.3 Konkrete Werbeverbote und Gestaltungsmöglichkeiten

Werbeverbot für „interne Wirksamkeit“ von manuellen Methoden

Ein wichtiges Werbeverbot betrifft die viszerale Osteopathie und andere manuelle Methoden. Überall dort, wo vom Ansatz her behauptet wird, dass körperbezogene Maßnahmen und Übungen am Bewegungsapparat auch darüber hinaus, z. B. **internistisch wirksam** seien, wird letztendlich der **Kernbereich der Methode verlassen**.

Wird hier ungeschickt formuliert, kann unterstellt werden, dass man behauptet, Formen der Körperarbeit seien über den Bewegungsapparat hinaus heilkundlich und beträfen auch andere körperliche Krankheiten, d. h., dass manuelle Verfahren mehr können, als Muskulatur und Sehnen heilen. Es empfiehlt sich deshalb, beim Anwenden solcher Verfahren, stets darzustellen, dass es um die Schulung der Körperwahrnehmung geht, um Haltungstraining und allgemein um die Frage, wie sich ganzheitliche Zusammenhänge im menschlichen Körper Ausdruck verleihen.

Werbung mit irreführender Berufsbezeichnung

Welche **Berufsbezeichnung** richtigerweise verwendet werden darf, war lange umstritten und konnte erst nach und nach im Wettbewerbsrecht geklärt werden. Einigkeit besteht heute darüber, dass für den Verbraucher Praxisbezeichnungen von Heilpraktikern **klar** von denjenigen der Ärzteschaft **unterscheidbar** sein müssen. Beispielsweise ist die Bezeichnung „Naturheilpraxis" OHNE die Berufsbezeichnung **Heilpraktiker** (siehe Kap. Berufsbezeichnung (S. 11)) nicht klar unterscheidbar, da viele Ärzte ihre Außenauftritte ebenso gestalten.

Deswegen ist ratsam, den Berufsstatus „Heilpraktiker" **gut sichtbar und klar formuliert** im Werbematerial und auf dem Praxisschild aufzunehmen. Auf diese Weise besteht keine Gefahr, eine standeswidrige- oder irreführende Berufsbezeichnung, d. h. eine wettbewerbswidrige Berufsbezeichnung, zu nutzen.

 *Transferbespiel*

Wichtige Urteile zur Berufsbezeichnung

Vorsicht: standeswidrige oder irreführende Berufsbezeichnung

Ein wichtiges Urteil des OLG Düsseldorf betraf die Verwendung standeswidriger oder irreführender Berufsbezeichnungen (OLG Düsseldorf, Urteil vom 08.09.2015, Az.: I-20 U 236/13). Es ging dabei v. a. um die Berufsbezeichnung „Osteopath".

In der Vergangenheit war die Bezeichnung „Osteopath" für Heilpraktiker mit entsprechender Zusatzausbildung zumindest geduldet. Praxen konnten sich auch insgesamt als „osteopathische Praxis" bezeichnen, sogar dann, wenn nur wenige Mitarbeiter der Praxis eine osteopathische Ausbildung vorweisen konnten.

Im nun vom OLG Düsseldorf entschiedenen Fall hatte eine wegen ihrer Werbung abgemahnte Praxis genau diesen Weg gewählt und sich in ihrer Gesamtheit als „Osteopathiepraxis" bezeichnet, obwohl nur eine einzige Mitarbeiterin eine osteopathische Ausbildung hatte und erst im Lauf des Gerichtsverfahrens die Heilpraktikererlaubnis erhielt. Das Gericht gab vor diesem Hintergrund dem **abmahnenden Berufsverband** Recht, der eine derart umfassende Berufs- und Spezialisierungsbezeichnung für wettbewerbswidrig hielt, wenn die Qualifikation nur bei **Einzelpersonen** vorhanden war.

Das Urteil besagt darüber hinaus, dass Osteopathie über den Ausbildungsinhalt eines Physiotherapeuten hinausgeht. Abmahnvereine folgerten daraus, dass zum Ausüben der Osteopathie eine formale Heilpraktikererlaubnis nötig ist und eine sektorale Erlaubnis für das Gebiet der Physiotherapie **nicht** ausreichen soll. Folgt man dieser Auslegung (herrschende Meinung), darf **nur noch** ein allgemeiner Heilpraktiker die Osteopathie anbieten.

Möchte man Abmahnungen vermeiden, sollte man als Heilpraktiker also die Berufsbezeichnung „Osteopath" nicht nutzen. Generell ist es besser, auf die **Methode** und nicht auf die ausübende **Person** Bezug zu nehmen. „Osteopathie" statt „Osteopath", „Homöopathie" statt „Homöopath", „Psychotherapie" statt „Psychotherapeut" (Kap. Berufsbezeichnung (S. 11)). Auf diese Weise vermeidet man Schwierigkeiten.

Phantasieberufsbezeichnungen

Zu Phantasieberufsbezeichnungen gibt es auch ein vielbesprochenes Urteil (BGH JZ 2012,207). In diesem Fall ging es um die „Synergetic Profiling"-Methode. Der BGH kam – sachverständig beraten – zu dem Ergebnis, dass die Methode dem Katathymen Bilderleben so sehr ähnle, dass **Psychotherapie** ausgeübt werde. Die Methode sei daher **nicht** erlaubnisfrei ohne Heilpraktikererlaubnis anzubieten.

Es genüge daher nicht, eine psychotherapeutische Methode in „Innenweltsurfen" umzubenennen. Obwohl der BGH hier über den Heilkundebegriff entschied, ergeben sich auch weitreichende Folgerungen für das Werberecht. Wer eine Methode anbietet, die einen ungewöhnlichen Namen trägt und auch als Selbsterfahrungsmethode verwendet werden kann, muss **offenlegen**, dass es sich um ein psychotherapeutisches Verfahren handeln kann und dieses im konkreten Behandlungsfall auch therapeutisch eingesetzt wird. Zudem ist der ungewöhnliche Methodenname **laienverständlich** zu erklären.

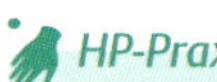 *HP-Praxis*

Berufsbezeichnung: Ausbildungsabschlüsse klar, eindeutig und personenbezogen ausloben!

Es ist keineswegs so, dass ein Heilpraktiker keine Osteopathie anbieten und im Rahmen des HWG nicht bewerben darf. Die Osteopathie darf aber **nicht übertrieben** hervorgehoben werden! Die Heilpraktikerstellung sollte optisch gut herausgestellt und personenbezogen betont sein. Das heißt: Es sollte klar erkennbar sind, wer in der Praxis Heilpraktiker ist und wer die Osteopathieausbildung zusätzlich absolviert hat.

Aus dem zuvor ausgeführten Transferbeispiel aus der Rechtsprechung lässt sich außerdem folgern, dass **Zusatzqualifikationen** und **Praxisschwerpunkte** zwar benannt und beworben werden dürfen, die **Heilpraktikerstellung** aber personenbezogen klar und deutlich erkennbar sein und gegebenenfalls mehrmals wiederholt werden muss. Die Berufsbezeichnung „Heilpraktiker" und die Spezialisierung dürfen nicht in einem Missverhältnis stehen, sodass die Aufmerksamkeit eines potenziellen Patienten nicht nur auf die Spezialisierung gelenkt werden soll.

Fazit – Das müssen Sie wissen

Irreführende (standeswidrige) Berufsbezeichnung

In der Werbung können neben dem beruflichen Status Heilpraktiker auch erworbene Zusatzqualifikationen und Praxisschwerpunkte benannt und beworben werden. Es muss jedoch darauf geachtet werden, die Heilpraktikerstellung und eventuelle Zusatzqualifikationen **klar, deutlich und personenbezogen** auszuloben.

Werbeverbot über Heil- und Wirkversprechen

Das bekannteste, aber gleichwohl in der Heilpraktikerpraxis am schwierigsten umsetzbare Werbeverbot ist das Verbot von Heil- und Wirkaussagen für Methoden, die **nicht** wissenschaftlich und gerichtstauglich bewiesen werden können (▶ **Abb. 5.4**).

Abb. 5.4 Werbeverbot: Keine Heil- und Wirkversprechen!

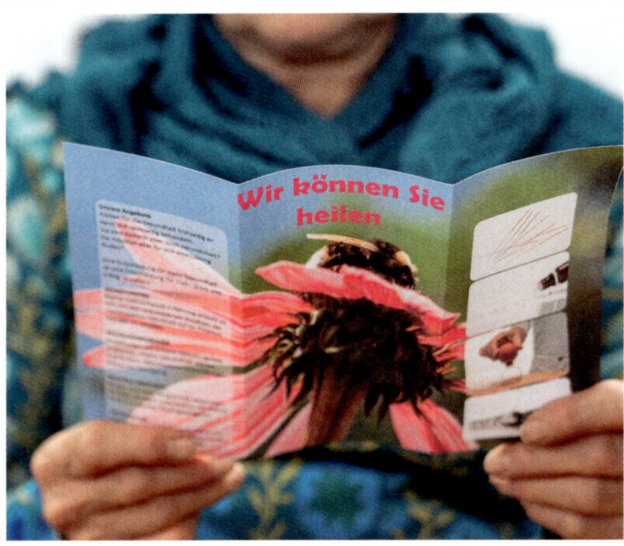

Der Werbeslogan auf dem Flyer enthält ein eindeutiges Heilversprechen! Dies ist nicht zulässig. Symbolbild.

Gesetzliche Grundlage

Nach **§ 3 HWG Irreführende Werbung** darf keine Werbeaussage über eine nicht existente therapeutische **Wirksamkeit** ausgelobt werden, für:

- Arzneimittel
- Medizinprodukte
- Verfahren
- Behandlungen
- Gegenstände
- andere Mittel

Außerdem darf nicht der fälschliche Eindruck erweckt werden, dass ein Erfolg **mit Sicherheit** erwartet werden kann.

Das Werbeverbot reicht noch weiter: Die Anlage zu **§ 12 Heilmittelwerbegesetz** (HWG) **verbietet** darüber hinaus auch die **Werbung** für die Behandlung bösartiger Neubildungen (Krebs), Suchtkrankheiten (ausgenommen Nikotinabhängigkeit), krankhafter Komplikationen der Schwangerschaft, der Entbindung und des Wochenbetts (u. a.).

Durch die Rechtsprechung beanstandete Werbeaussagen

Relativierte Werbeaussagen. Gerade in der Naturheilkunde gibt es die Herausforderung, dass Wirksamkeitsbeweise durch doppelverblindete, randomisierte Studien oftmals fehlen. In der Werbung muss man daher **stets** darauf hinweisen, dass solche Beweise fehlen, oder die eigenen Aussagen stark relativieren.

Für eine solche Relativierung genügt es nicht (mehr), Formulierungen wie „kann", „fördert", „unterstützt" zu verwenden, da die **neuere** Rechtsprechung unterstellt, dass sich Verbraucher an jeden Strohhalm klammern, wenn sie an einer Krankheit leiden. Es empfiehlt sich daher, großzügig noch stärkere **Relativierungen** mithilfe sehr **vorsichtiger** Formulierungen zu finden. Beispiele hierfür sind:

- „versucht werden"
- „möglicherweise"
- „könnte" usw.

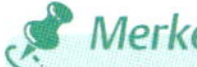
Merke

Heil- und Wirkversprechen strikt vermeiden – Vorsicht: Strengeprinzip!

Nahezu jede Formulierung, die andeutet, dass dem Patienten **geholfen werden könne**, wird als **Heil- und Wirkversprechen** interpretiert. Ein hinreichender Beweis der Wirkung ist bereits schon dann nicht gegeben, wenn dem Werbenden jegliche wissenschaftlich gesicherten Erkenntnisse fehlen, die die werbliche Behauptung stützen können (OLG Düsseldorf, MD 2008, 49, 52 f.).

Vernachlässigte Gegenmeinung. Ein unzulässiges Wirkversprechen ist es außerdem, wenn mit einer fachlich **umstrittenen Meinung** geworben wird, ohne die **Gegenmeinung** zu erwähnen.

Unzulässige Verknüpfung. Unbedingt zu unterlassen sind sprachliche und gedankliche Verknüpfungen zwischen einer bestimmten **Methode** und einem bestimmten **Krankheitsbild**. Im Werbematerial sollten die beiden Themenkreise auch optisch unbedingt getrennt werden!

Unzulässige Aussagen. **Indikationslisten** und **Aufzählungen von Anwendungsgebieten** werden auch als Heil- und Wirkversprechen eingestuft. Ebenso sind Behauptungen, dass eine **Krankheitsursache** stets im Darm zu suchen sei oder chronische Erkrankungen immer durch die Behandlung des Immunsystems überwindbar seien, jeweils ein Heil- und Wirkversprechen. Hier wird nicht hinreichend deutlich gemacht, dass es sich um Grundgedanken oder Vorannahmen der jeweiligen naturheilkundlichen Methode handelt.

Keine übertreibenden Adjektive. Übertreibende Adjektive wie „immer, stets, oft, meist, dauerhaft" sollten **konsequent** vermieden werden.

Lösungsvorschläge für Werbeaussagen

Um Probleme mit beanstandeten Heil- und Wirkversprechen zu vermeiden, sollte man eher die persönliche Überzeugung oder das Menschenbild erläutern, das hinter der Methode steht. Gerade in der Naturheilkunde bietet es sich auch an, den zugrunde liegenden **Selbsterfahrungs- und Lernansatz** einer gesunden **Lebensführung** zu betonen. Gewinnt ein Patient unter naturheilkundlicher Begleitung wichtige Selbsterkenntnisse, lernt er, mit seiner Gesundheit besser umzugehen und aktiv an ihr zu arbeiten. Auf diese Weise wird nicht versprochen, dass die therapeutische Methode passiv von Leiden befreit, sondern die **Eigenverantwortung** betont, was zugleich Heil- und Wirkaussagen vermeidet.

Weiterhin können wichtige organisatorische **Abläufe** der Praxis erläutert werden und als **Imagewerbung** der berufliche und persönliche Werdegang beschrieben werden. Auch hierin ist keine Heil- und Wirkaussage zu sehen.

Fazit – Das müssen Sie wissen

Werbeverbot: Heil- und Wirksamkeitsaussagen

Fast jede Formulierung, die andeutet, dass dem Patienten **geholfen** werden könne, wird in Abmahnungen oder Rechtstreitigkeiten sehr **streng** als Heil- und Wirkversprechen interpretiert. Werbeaussagen, die sich auf Heilung und Wirksamkeit von Methoden beziehen, müssen wissenschaftlich auf der Grundlage von randomisierten kontrollierten Studien bewiesen worden sein!

Werbebotschaften sollten daher eher das **Selbsterfahrungs- und Lernpotenzial** einer gesunden **eigenverantwortlichen Lebensführung** betonen, das durch viele naturheilkundliche Methoden gestärkt wird. **Imagewerbung** lässt sich wirksam durch die beruflichen und persönlichen Lebensläufe der Behandelnden betreiben.

Konkrete Werbeverbote

Verwendung übertreibender Begriffe

Wettbewerbswidrig ist es, wenn übertreibende Begriffe verwendet werden, wie z. B.:

- Zentrum
- Institut
- Kur
- Spezialist
- Tätigkeitsschwerpunkt.

Dies wird damit begründet, dass die durch die Wortwahl suggeriert wird, dass entweder eine **Qualifikation** oder eine **Praxisgröße** vorhanden ist, die möglicherweise gar nicht besteht:

- Ein **Zentrum** hat einen sehr großen Einzugsbereich und die Angebote müssen fächerübergreifend sein.
- Ein **Institut** widmet sich der wissenschaftlichen Forschung und Lehre.
- Für eine **Kur** sollte man in der Lage sein, Patienten über mehrere Wochen hinweg stationär aufzunehmen.

In einer Einzelpraxis ist nichts von alledem möglich.

Eine Sonderstellung hat der Begriff **Spezialist**. Dieser kann zulässig sein, wenn man zurückhaltend auf Spezialgebiete hinweist. Er wird wettbewerbswidrig, wenn man eine herausragende Stellung in der Fachwelt besonders betont.

Der Begriff **Tätigkeitsschwerpunkt** sollte ebenfalls vermieden werden, da er aus der Weiterbildungsordnung der Ärzte stammt und somit den **Ärzten** vorbehalten ist.

Werbeverbot: Verunsicherung

Verboten ist weiterhin das Ausnutzen von Verunsicherung in der Werbung. Es steht in engem Zusammenhang mit der Regel, dass Werbung **nicht abstoßend** sein darf (siehe Abschnitt: Anforderungen an Werbung (S. 127)).

Verunsichernd ist es, mit Fragen oder gar Fragebögen zu Beschwerden zu werben und dann zu behaupten, es bestehe ein besonders **erhöhtes Risiko,** an einer bestimmten Krankheit zu leiden oder diese in der Zukunft zu entwickeln. Zum Beispiel bei Stoffwechselstörungen ist es unbedingt zu vermeiden, diese werbend einzusetzen.

Es verbietet es sich auch, mit **Krankheiten** zu werben, die schon per se ein Schreckgespenst sind (z. B. Krebs). Angebote der Psychoonkologie oder der Biologischen Krebstherapie sollten daher nur im Hinblick auf Bewältigungsstrategien, die Betreuung von betroffenen Angehörigen und allgemeine Begleitung beworben werden.

Problematisch: Kinder als Werbebotschafter (Testimonials)

Problematisch ist es auch, wenn Kinder oder lustige Figuren auf dem Werbematerial zu sehen sind. Hintergrund ist hier das Verbot, **gesundheitsbezogene** Werbung direkt an **Kinder** unter 14 Jahren zu richten. Folglich verbieten sich auch Figuren, die Kinder ansprechen.

Möchte man Angebote für Kinder bewerben, sollte das Werbeverhalten an den Bedürfnissen der Eltern ausgerichtet werden. Dies ermöglicht auf zulässige Weise, Kinder zu zeigen oder mit ihnen symbolisch zu arbeiten. Es kann z. B. durchaus ein Teddybär (► **Abb. 5.5**) abgebildet werden, wenn dieser nicht angepasst an eine kindliche Wahrnehmung gezeigt wird, sondern künstlerisch dergestalt bearbeitet wird, wie es den Sehgewohnheiten Erwachsener entspricht.

Verstöße gegen wirtschaftliche Aufklärungspflicht

Zu beachten ist außerdem, dass Verstöße gegen die wirtschaftliche Aufklärungspflicht (siehe Abschnitt: Dokumentation Inhalte (S. 95)) **gleichzeitig** wettbewerbswidrig sein können: Wird vorgespiegelt, die Krankenkasse übernehme alle Kosten oder man erbringe Leistungen, die besser sind als die der gesetzlichen Krankenkassen, wirbt man mit zur **Täuschung** geeigneten Aussagen. Der potenzielle Patient wird dann dazu verleitet, einen Termin wahrzunehmen, ohne zu wissen, dass dieser aus der eigenen Tasche bezahlt werden muss.

Abb. 5.5 Problematisch: Werbung mit Kindern als Testimonials.

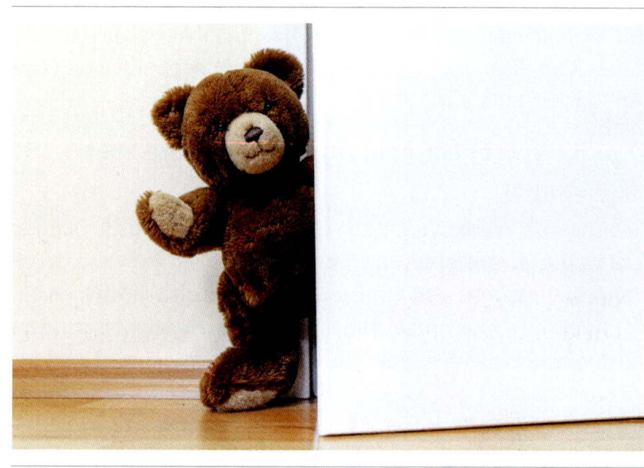

An Eltern gerichtete Werbebotschaften für Kinderprodukte sollten mit Symbolen visualisiert werden, z. B. mit einem Teddybären. *Foto: K. Oborny, Thieme Group*

Solange man **keine** Heilerlaubnis (S. 130) besitzt, sind zwar einige Angebote möglich. In der Werbung für diese Angebote darf aber keinesfalls der Eindruck erweckt werden, die Heilkunde auszuüben. Auch dies ist zur Täuschung geeignet.

Grundsatz: Trennung Information und Werbung!

Information und Werbung müssen sauber **getrennt** werden – was gerade im Gesundheitsbereich nicht immer ganz einfach einzuhalten ist. Nach § 1 Abs. 1 Nr. 2 HWG findet dieses Gesetz u. a. Anwendung auf die „(…) *Werbung für* (…) *Verfahren bzw. Behandlungen, soweit sich die Werbeaussage auf die Erkennung, Beseitigung oder Linderung von Krankheiten, Leiden, Körperschäden oder krankhaften Beschwerden bezieht.* Damit wird nahezu jede Verlautbarung als Werbung qualifiziert, die geeignet ist, potenzielle Patienten auf sich aufmerksam zu machen. Hierbei kommt es nicht darauf an, dass man als Praxisinhaber vorhatte, zu informieren und auch eine zur Information geeignete Werbeform gewählt hat (siehe folgendes Transferbeispiel: „Verschleierte Werbung in Buch platziert!"). Maßstab ist allein, wie die Texte und Bilder **auf einen Dritten wirken**. Unter diesem Aspekt können auch informierend gemeinte Texte als Werbung interpretiert werden und entsprechend irreführend sein.

Transferbeispiel

Verschleierte Werbung in Buch platziert!

Das LG München I hat im Urteil vom 17.01.2008 (Az.: 17 HKO 22 794/07) festgestellt, dass ein Verstoß gegen den § 4 Nr. 3 UWG vorliegt, wenn ein Heilpraktiker in einem Buch „Entgiften statt Vergiften" über eine bestimmte Methode schreibt, die er zur Beseitigung von Vergiftungen durch die Umwelt anwendet. Nach Meinung des Gerichts sei nur der **äußere Schein** eines Sachbuchs gesetzt worden. Tatsächlich habe jedoch eine Werbung vorgelegen, die verschleiert wurde. Will man nun auch Publikationsmöglichkeiten nutzen, um sich bekannt zu machen, sind diese optisch und organisatorisch von der Praxiswerbung zu trennen. Publikationen müssen mit **hinreichender, inhaltlicher Vielfalt** gestaltet sein, die über die Praxisangebote hinausgehen. Publikationen sollen auch eine **kritische Auseinandersetzung** mit Behandlungsmethoden ermöglichen, damit diese nicht als Werbung wahrgenommen werden.

Fazit – Das müssen Sie wissen

Konkrete Werbeverbote

Werbeverbote sind **Präzisierungen** der Grundgedanken, dass Werbung **nicht** abstoßend, irreführend und rechtsmissbräuchlich sein darf. Durch die **Rechtsprechung** wurden diese unbestimmten Rechtsbegriffe durch **konkrete Werbeverbote** und **Grundsätze** greifbar gemacht.
Diese sind im Einzelnen:

- keine Verwendung übertreibender Begriffe
- keine Werbung mit Verunsicherung
- keine Kinder als Werbebotschafter (Testimonials)
- keine Verstöße gegen die wirtschaftliche Aufklärungspflicht (z. B. Übernahme der Behandlungskosten)
- Trennung von Information und Werbung.

Branchenspezifische und allgemeine Werbeverbote

Selbstverständlich sind neben den streng gesundheitsbezogenen Werbeverboten auch **Verbote** zu beachten, die **alle Branchen** betreffen. Verfügt man beispielsweise über ein Instagram-Profil für die Praxis, sind dort zusätzlich zum Heilmittelwerberecht alle Offenlegungs- und Transparenzpflichten einzuhalten, die die Rechtsprechung für Blogger, Influencer und „Content Creators" entwickelt hat.

Erlaubte Werbestrategien

Wohlfühlaspekte und Potenzialentwicklung. Erlaubte Werbestrategien zielen darauf ab, dass in den Werbeaussagen Wohlfühlaspekte und Potenzialentwicklung betont werden (▶ **Abb. 5.6**). Nach einem Urteil des Landgerichts Freiburg ist es z. B. möglich, appellative, emotionale Begriffe zu benutzen wie:

- Zukunft
- Freude
- Hingabe
- Harmonie
- Erholung
- Vital
- Lebensqualität
- Sehnsucht
- Sinn etc.

Das entsprechende Zitat aus dem Urteil (LG Freiburg, Urteil vom 16.3.2015; Az. 12 O 9/15 KfH) lautet:

„Eine Werbeaussage, die nach der Auffassung des Verkehrs inhaltlich nichts aussagt, ist begrifflich keine Angabe, ***weil ihr der Informationsgehalt fehlt, sie kann deshalb auch nicht irreführend sein. Die Werbung versucht das Publikum oft durch positive Assoziationen für das beworbene Produkt einzunehmen.*** *Das gut aussehende Mannequin erweckt den Eindruck, dass das beworbene Kleidungsstück besonders schmücke, der drahtige junge Mann, der den Schokoriegel zu sich nimmt, macht manchen glauben, die Figur werde unter dieser Köstlichkeit nicht leiden, die gute Laune, die in*

Abb. 5.6 Erlaubte Werbestrategie: z. B. Vitalität und Lebensqualität durch gesunde Ernährung.

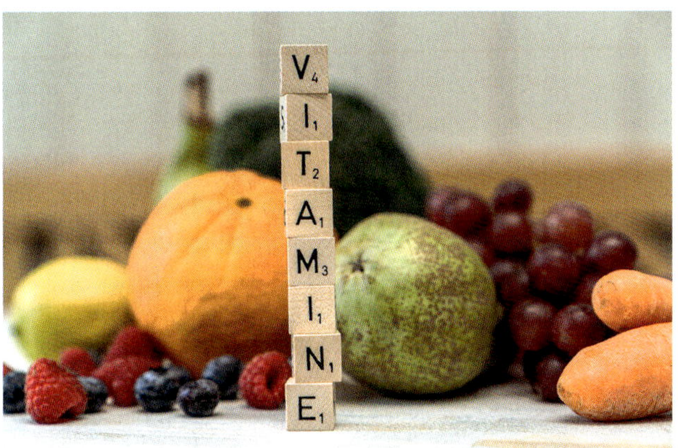

Foto: K. Oborny, Thieme Group

der Werbung für ein alkoholisches Getränk vermittelt wird, lässt den Schwermütigen meinen, auf diese Weise ließen sich seine Probleme lösen, der einsame Junggeselle glaubt an die Illusion, ihm fehle für den Erfolg bei den Frauen nur der beworbene Sportwagen. In all diesen Fällen fehlt es nicht nur an einem hinreichend konkreten Aussagegehalt, der Durchschnittsverbraucher kennt auch die gewöhnlichen Mechanismen der Werbung und ist sich bewusst, dass die positiven Assoziationen keinen realen Hintergrund haben (Hervorhebung durch die Verfasserin).

Imagewerbung. Denkbar ist außerdem im Sinne einer „Imagewerbung", die **persönlichen Stärken** zu betonen (▶ **Abb. 5.7**). Imagewerbung unterscheidet sich von Praxiswerbung dadurch, dass nicht die Vorteile einer Behandlungsmethode vorgestellt werden, sondern das Ansehen einer Praxis oder des **Praxisinhabers**.

Imagewerbung vermittelt immer die Philosophie der Praxis und deren Wertvorstellungen, wie in folgenden **Beispielen**:

- Es ist Imagewerbung, auf die **Bedeutung** der **sozialen Medien** und der **Digitalisierung** insgesamt hinzuweisen und nicht darauf, dass therapeutische Gespräche in einer modernen Praxis auch online geführt werden können.
- Es ist Imagewerbung, auf einen **praxiseigenen Sozialfonds** hinzuweisen, der auch finanziell schwächer gestellten Personen Behandlungen ermöglicht. Hier kann man selbstverständlich jede andere gute Sache wählen, die zum Angebot der Praxis passt. Beispielsweise wird ein mit Nachhaltigkeit werbender Gastwirt glaubwürdiger, wenn er übrig gebliebene Mahlzeiten spendet.
- Zur Imagewerbung gehört es auch, die **persönliche Motivation**, die eigenen Wertvorstellungen, den persönlichen Werdegang und die Erfahrungswerte stärker darzustellen.
- Erlaubte Imagewerbung ist es daher auch, über **Serviceaspekte** wie die großzügig ausgestattete Praxisräume, die gute Erreichbarkeit, günstig vorhandene Parkplätze usw. zu berichten.

Abb. 5.7 Vorsicht bei Imagewerbung mit Abbildungen.

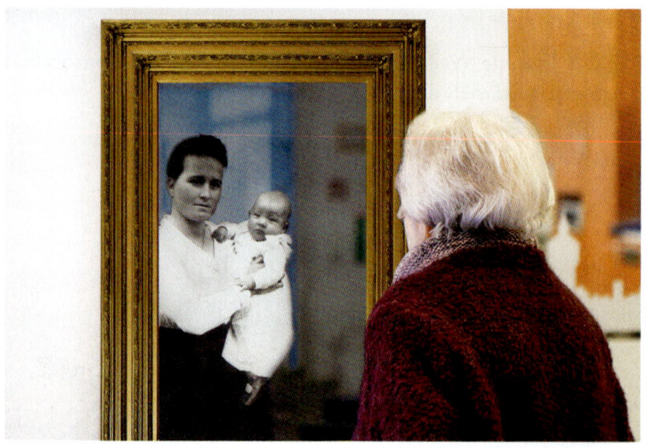

Eine gelungene Kampagne zur Imagewerbung muss gut geplant werden. Es werden oft Abbildungen verwendet. Das mit ihnen transportierte Bild muss möglichst mit der tatsächlichen Ausstrahlung und den Werten der Heilpraktikerpersönlichkeit übereinstimmen. Symbolbild. *Foto: K. Oborny, Thieme Group*

- Mit **Abbildungen** ist Imagewerbung auch gut möglich, diese sollten dann Allegorien (= bildliche Darstellung eines abstrakten Begriffs) sein und nicht eine Behandlungsmethode explizit darstellen.

Aussagen aus Studien. Erlaubt sind zudem alle medizinischen und naturheilkundlichen Angaben, die durch eine gerichtsfeste naturwissenschaftliche Studie **bewiesen** werden können.

Fazit – Das müssen Sie wissen

Erlaubte Werbestrategien

Werbeinhalte sind erlaubt, die sich auf **Wohlfühlaspekte** und **Potenzialentwicklung** konzentrieren. Ebenso ist **Imagewerbung** möglich. Unproblematisch ist z. B., die Praxiswerbung auf das Ansehen der Praxis und die Praxisinhaber auszurichten. Zudem ist selbstverständlich die Wiedergabe der Ergebnisse von unter wissenschaftlichen Aspekten **qualitativ hochwertigen Studien** erlaubt.

5.2.4 Ausblick: Bild- und Persönlichkeitsrechte

Abbildungen im Werbematerial

Selbstverständlich ist es erlaubt, Werbematerial mit Abbildungen zu versehen, dennoch ist hier einiges zu beachten. Es muss auf folgenden **4 Ebenen** geprüft werden, ob ein Bild für Werbematerial genutzt werden kann:

- Heilmittelwerberecht
- Persönlichkeitsrechte
- Urheberrechte
- vertragliche Nutzungsrechte gegenüber dem Urheber.

Prüfung Heilmittelwerberecht. Ein Bild kann **heilmittelwerberechtlich** bedeutsam sein, wenn es z. B. eine Heil- und Wirkaussage in Bildern darstellt, verunsichernd wirkt oder in irreführender Weise den Patienten zur Selbstbehandlung verleitet. Um dies zu vermeiden, gilt als **Faustregel**:

- Ist das Bild **informierend**, kann es im Zweifel nicht verwendet werden,
- ist es **dekorativ**, kann es auf dieser Prüfebene verwendet werden.

Prüfung Persönlichkeitsrechte. Befindet sich auf einem Bild eine Person, sind deren **Persönlichkeitsrechte** zu prüfen, d. h., es muss geprüft werden, ob die Person überhaupt im Kontext einer Praxis abgebildet werden möchte? Die **Einwilligung** muss hier stets **explizit** sein und darf nicht pauschal für alle weiteren Verwendungen des Bildes erteilt werden.

! Cave

Auf Abbildungen erkennbar abgebildete Personen können nachdem sie einmal eine Einwilligung zu einer Veröffentlichung erteilt haben, sich **jederzeit** entscheiden, dass sie nun nicht mehr abgebildet werden möchten und ihre Einwilligung widerrufen.

Die **Einwilligung** ist für **4 Themenbereiche** erforderlich:

- für den Kontext der Abbildung (in welchem Zusammenhang? Beruflich, privat? Welcher Personenkreis darf es sehen?),
- für die Dauer der Nutzung (wie lange? Kündigungsrechte?),
- für die Art der Nutzung (Website, Flyer etc.),
- für die Form der Nutzung (Vervielfältigung, Veröffentlichung).

Grundsätzlich hat auch ein Model, das Bilder über Bildbezugsquellen zur Verfügung stellt, Persönlichkeitsrechte. Man kann das Bild dann zwar beziehen, muss es aber entfernen, wenn das Model das später verlangt. Sicherer ist es daher, **keine Porträtaufnahmen** auszusuchen – außer natürlich von sich selbst. Will man z. B. im Seminarbereich oder für Gruppentherapien Gruppenfotos verwenden, müsste jede einzelne Person in die genannten vier Themenbereiche einwilligen, damit das Bild verwendet werden kann. Eine Ausnahme besteht nur, wenn die Personen nicht als Individuum erkennbar sind oder nur ganz zufällig mit im Bild sind.

Prüfung Urheberrechte. Der Ersteller des Bildes hat Urheberrechte. Er muss um seine **Einwilligung** gebeten werden. Fälschlich wird oft gedacht, dass jede private Nutzung erlaubt sei und dass ein Bild verwendet werden dürfe, wenn man es nicht kommerziell oder gar entgeltlich nutze. Dieser Gedanke ist falsch. Zum einen ist Werbung für die Praxis immer kommerziell, zudem verfängt der Gedanke, dass man ein Bild ja gekauft habe, hier nicht.

Der „Andy Warhol" auf einer gekauften Postkarte bleibt urheberrechtlich gesehen ein Andy Warhol und der Postkartenverlag darf den Kunstdruck nur nutzen, der Tourist die Postkarte nur schreiben, der Empfänger der Postkarte diese bei sich aufbewahren oder wegwerfen. Keine Personen in der Kette darf die Postkarte vervielfältigen.

Aus urheberrechtlicher Sicht ist es daher gefährlich, Postkartenmotive, touristische Attraktionen und Kunstwerke auf der Website abzubilden. Nimmt man die Urheberrechte streng, ist es eine verbotene Vervielfältigung eines Kunstwerks da, wenn man den Kunstdruck, der in der Praxis erlaubterweise aufgehängt ist, abfotografiert ins Internet stellt.

Prüfung Nutzungsrechte. **Nur** ein **Urheber** kann Nutzungsrechte auf andere übertragen. Üblicherweise wird dies mit Lizenzverträgen vereinbart. Ist auf der Website das Foto des Kunstwerks veröffentlicht, das prominent und gut erkennbar das Praxisambiente präsentiert, kann es problematisch werden. In solchen Fällen könnten betroffene Künstler oder Vertragspartner des Künstlers (Agent, Lizenznehmer) weitere **Nutzungsrechte** geltend machen, wenn er das „Bild vom Bild" zufällig im Internet findet. Richtigerweise bildet man Praxisimpressionen daher nur künstlerisch verfremdet ab oder nennt den Künstler bei den Bildnachweisen im Impressum.

Kann man sich vergewissern, dass ein Künstler bereits 70 Jahre tot ist und keine Rechtsnachfolger hat, ist es möglich, Fotos sehr alter Bilder zu verwenden, weil diese dann urheberrechtlich gesehen **„frei"** sind.

Abb. 5.8 Ideales Motiv zur Werbung des Heilverfahrens „Musiktherapie".

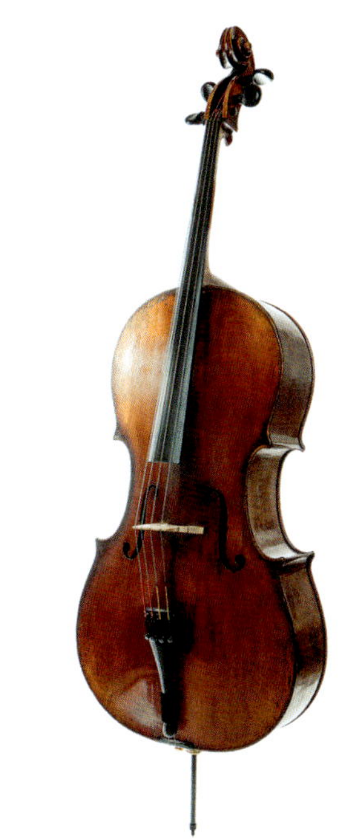

Vor Veröffentlichung unbedingt klären: Wer hat die Urheberrechte? Wer hat die Nutzungsrechte? *Foto: K. Oborny, Thieme Group*

Eigene oder sehr einfache Abbildungen

Natürlich kann man sich auch selbst kreativ betätigen. Eine weitere Alternative ist, eine ganz einfache Symbolsprache zu verwenden (z. B. Spirale, Kreis etc.). Für diese fehlt die sogenannte **Schöpfungshöhe**, sodass gar nicht erst Urheberrechte entstehen. Mit „Schöpfungshöhe" ist der kreative Aufwand gemeint, der ein Bildwerk unverwechselbar macht. Es genügt daher auch nicht, ein kopiertes Bild nur leicht abzuändern. Können Original und Kopie trotz der Änderungen miteinander verwechselt werden, wird gegen Urheberrechte verstoßen. Die Wichtigkeit der **Zitatwahrheit** und der **Urhebernachweise** kann gar nicht oft genug betont werden.

Bildnachweise im Impressum

Technisch empfiehlt es sich, im Impressum der Website eine Tabelle zu den Bildnachweisen zu erstellen. Diese enthält **4 Spalten**:

- den Ort, an dem das Bild auf der Website zu finden ist,
- eine stichpunktartige Bildbeschreibung,
- die Bezugsquelle des Bildes,
- den Namen des Fotografen bzw. sein Kürzel.

Des Weiteren ist zu beachten, was Bezugsquellen in ihren AGB zur Bildnutzung vorgeben.

Markenschutz für Praxislogo

Da auch Firmenlogos urheberrechtlich bedeutsam sein können und es einen Urheberschutz nur nach Maßgabe des Urhebergesetzes gibt, bemühen sich viele Unternehmen, den Urheberschutz durch einen Markenschutz zu ergänzen.

Besteht eine **Marke**, sticht diese alle anderen Rechte aus. Will man nun ein **Praxislogo** selbst gestalten, empfiehlt sich eine Vorrecherche auf den Webseiten des Deutschen Patent- und Markenamts (DPMA) und des Amts der Europäischen Union für geistiges Eigentum (EUIPO).

Die Recherchen sind kostenfrei und online möglich, man sollte allerdings in der Lage sein, den eigenen Entwurf stichpunktartig zu beschreiben und mit den erzielten Recherchetreffern zu vergleichen, ob eine Verwechslungsgefahr besteht. Praktisch alle Zeichen können als Marke angemeldet werden, wenn sie die bereits erwähnte **Schöpfungshöhe** besitzen (im Markenrecht „Unterscheidungskraft" genannt).

Da die Verletzung von Markenrechten teuer werden kann, sollten Grundkenntnisse vorhanden sein wie man eine solche Situation vermeidet:

- **Als Marke können alle Zeichen** geschützt werden, die geeignet sind, Waren oder Dienstleistungen eines Unternehmens von denen anderer Unternehmen zu unterscheiden. Dies sind insbesondere: Wörter, einschließlich Personennamen, Abbildungen, Buchstaben, Zahlen, Hörzeichen, dreidimensionale Gestaltungen einschließlich der Form einer Ware oder ihrer Verpackung sowie sonstige Aufmachungen einschließlich Farbe und Farbzusammenstellungen.
- **Der Markenschutz entsteht im Regelfall:**
  - durch die Eintragung eines Zeichens als Marke in das vom Patentamt geführte Register, aber auch
  - durch die Benutzung eines Zeichens im Geschäftsverkehr, soweit das Zeichen innerhalb beteiligter Verkehrskreise als Marke Verkehrsgeltung erworben hat, oder
  - durch „notorische" Bekanntheit einer Marke. Diese entsteht in allen Fällen, in denen in der Alltagssprache der Markenname als Synonym für eine Produktkategorie steht.
- **Rechte des Inhabers** beinhalten:
  - Kennzeichnungsrecht (Verbindung von Marke und Dienstleistung)
  - Angebots- und Erstvertriebsrecht der gekennzeichneten Dienstleistung zu diesem Zweck
  - Angebot und Erbringung einer Dienstleistung unter der Marke
  - Nutzungsrecht in Geschäftspapieren und in der Werbung
  - Vergabe von Lizenzen.

Fazit – Das müssen Sie wissen

Gestaltung von Werbematerialien

Gestalten Praxisgründer ihre **Werbematerialien**, müssen sie bei verwendeten Abbildungen **prüfen**, ob die folgenden **Rechte** gewahrt sind:

- Vorschriften des Heilmittelwerberechts
- Persönlichkeitsrechte
- Urheberrechte
- Nutzungsrechte.

Weiter ist zu überlegen, ob für ein Firmenlogo **Markenrechte** angemeldet werden. Dabei muss man sicherstellen, dass keine Verwechslungsgefahr mit bestehenden Firmenlogos vorliegt, bei denen bereits **Markenschutz** existiert.

5.2.5 Praxisfall zu einer Abmahnung

Fall

Der folgende **Übungsfall*** ist einem Urteil des Oberlandesgerichts Hamm nachempfunden (Urt. vom 20.05.2014 – Aktenzeichen 4 U 57/13).

Die Beklagte wurde für folgende **Formulierungen** auf ihrer **Website** für das auch therapeutisch nutzbare Behandlungsverfahren „Kinesiologie" abgemahnt:

- „Auf sanfte Art werden die Selbstheilungskräfte aktiviert"
- „Die Kinesiologie bietet Ihnen Unterstützung und Hilfe bei: ..."
- „... Gesunderhaltung",
- „... Steigerung der Leistungsfähigkeit",
- „Unterstützung oder Beschleunigung des Genesungsprozesses",
- „Linderung bei körperlichen Beschwerden",
- „Optimierung des Lernpotentials und der Sinnesfunktion",
- „Hilfe bei Allergien, Unverträglichkeiten und toxischen Belastungen",
- „Narbenstörungen",
- „Migräne",
- „Rückenschmerzen",
- „Verdauungsprobleme",
- „Menstruationsschmerzen",
- „Entgiftung",
- „Burnout",
- „Schlafstörungen",
- „Nervosität",
- „Depressionen",
- „Mit sanftem Druck wird der Muskeltonus, zum Beispiel am Arm, getestet. So erfahren wir, wo und wie der natürliche Energiefluss im Körper beeinträchtigt wird ..."
- „Kinesiologische Balancen bauen Stress ab und regen die Selbstheilungskräfte an",
- „Verbesserung von Lernvoraussetzungen und Lernfähigkeiten",
- „Auflösung von Energieblockaden zwischen den beiden Gehirnhälften".

**Fallbeispiel in Anlehnung an ein Urteil des Oberlandesgerichts Hamm (Urt. vom 20.05.2014 – Aktenzeichen 4 U 57/13), eventuelle personenbezogene Daten frei erfunden.*

Fragestellung

Warum handelt es sich bei den abgemahnten Formulierungen jeweils um Heil- und Wirkaussagen und teilweise auch um verbotenes Werben durch Verunsicherung?

Lösung

Fast alle Werbeaussagen beziehen sich auf die **Beseitigung** bzw. **Linderung** von Krankheiten bzw. Beschwerden und deren **Erkennung** (z. B. „Unterstützung oder Beschleunigung des Genesungsprozesses"). Mit den betreffenden Angaben bringt die Beklagte zudem zum Ausdruck, dass das Verfahren der Kinesiologie zur Gesunderhaltung und Steigerung der Leistungsfähigkeit sowie zur Optimierung des Lernpotentials und der Sinnesfunktionen beitragen kann. Auch hierin ist ein **Heil- und Wirkversprechen** zu sehen.

Im Originalfall hat die Beklagte auf ihrer Internetseite zwar darauf hingewiesen, dass man in der begleitenden Kinesiologie nicht therapeutisch tätig werde, sie suggeriert aber gleichwohl, dass die von ihr angebotenen Leistungen als Ergänzung bzw. Unterstützung einer medizinischen/therapeutischen Behandlung zur Linderung der genannten Krankheiten, Leiden bzw. krankhaften Beschwerden beitragen können. Dass dies zumindest von Teilen der medizinischen Wissenschaft **nicht anerkannt** wird, stellt die Beklagte in ihrer Werbung nicht deutlich heraus. **Gegenstimmen** und **Kritiker** der Kinesiologie sind in ihren Webeaussagen **nicht** zu Wort gekommen. Es wurden ausschließlich positive Effekte beschrieben.

Als verunsichernd sind die Begriffe „toxische Belastungen", „Entgiftung" und „Migräne" zu werten. Hier wird **suggeriert**, dass man stets mit einer Vergiftung des Körpers rechnen müsse bzw. der Körper von Grund auf vergiftet ist. Bei Migräne handelt es sich um ein Krankheitsbild, das starke Beschwerden hervorruft, **ärztlich** abgeklärt werden muss und zudem einen langjährigen Leidensweg bedeuten kann. Wird nunmehr versprochen, dass mit Kinesiologie **Heilung** dieses Leidens ermöglicht wird, wird der Leser des Werbematerials verunsichert, da er bisherige Behandlungen in Zweifel zieht.

Anmerkung: Lösungstext teilweise zitiert aus Originaltexten des Urteils.

5.3 Steuern, Abgaben, Praxisführung

5.3.1 Einkommensteuerrecht

Da **Heilpraktiker Freiberufler** (S. 40) sind und kein Gewerbe betreiben, ist eine Heilpraktikerpraxis auch steuerrechtlich vergleichsweise einfach zu behandeln. Es gibt **Ausnahmen**, wenn Heilpraktiker als zweites Standbein ein Gewerbe ausüben. Das ist z. B. der Fall, wenn Heilpraktiker Duftöle oder Schüßler-Salze in einem Onlineshop verkaufen, sodass neben der freiberuflichen auch eine gewerbliche Tätigkeit ausgeübt wird.

Einkommenssteuerpflichtige Einkunftsarten

Die Abbildung 5.9 stellt das Einkommenssteuerrecht stark vereinfacht dar.

Die steuerpflichtige Person (mit der Krone) trägt mehrere Eimer in der Hand, die steuerrechtlich bedeutsame **Geldquellen** symbolisieren. Im gezeichneten Fall handelt es sich um Einkünfte aus selbstständiger Tätigkeit (gsE = Einkünfte aus Gewerbebetrieb und Einkünfte aus selbstständiger Arbeit) und eine zusätzliche Anstellung, also nichtselbstständige Arbeit (nsA). Dem daneben stehenden Ehepartner stehen möglicherweise Geldquellen in Form von Einkünften aus Kapitalvermögen zur Verfügung (KapV), symbolisiert als Aktienpaket. Hinzutreten können Spekulationsgewinne, hier symbolisiert als Visionen über Reichtum durch Kryptowährung (Gedankenwolke). Ebenso sind Einkünfte aus Landwirtschaft und Forsten (L+F) möglich, die in der Abbildung durch das Tier und den Baum symbolisiert sind. Ebenfalls kann es Einkünfte aus Vermietung und Verpachtung (V+V) geben, falls eine Immobilie vorhanden ist.

Abb. 5.9 Einkunftsarten nach dem Einkommenssteuerrecht (vereinfachte Darstellung).

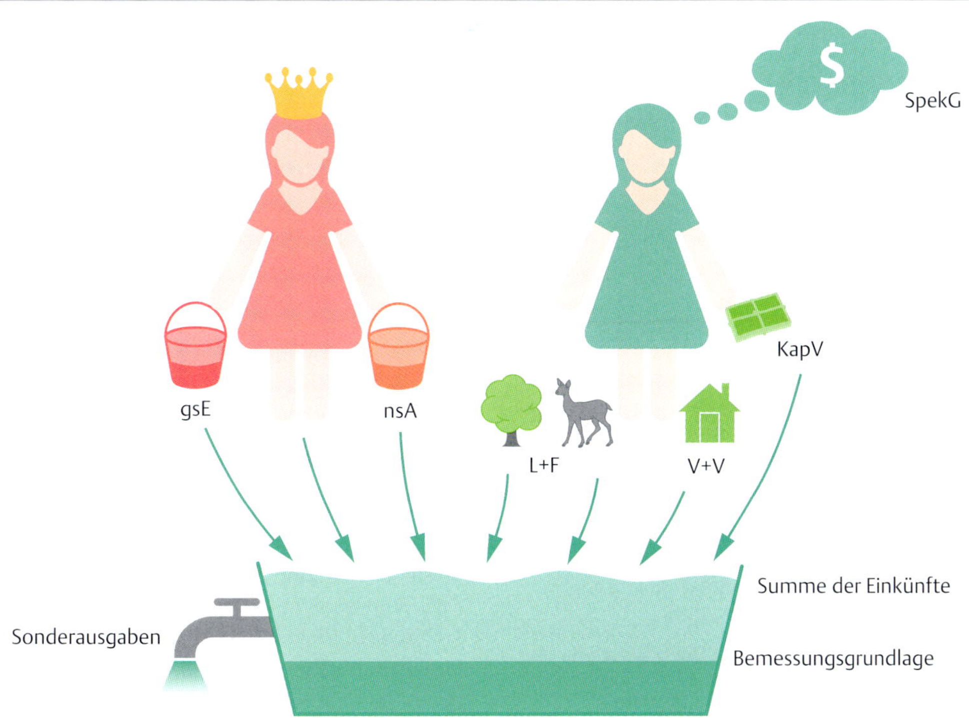

Diese Geldquellen sind die wichtigsten Einkunftsarten im Einkommenssteuerrecht. Die Gewinne bzw. Erträge werden danach besteuert und zunächst der jeweiligen Einkunftsart zugeordnet. Im Rahmen der Steuererklärung werden alle Gewinne/Erträge der Eheleute addiert und eine Summe der Einkünfte gebildet, hier symbolisiert durch den Wasserstand in der gemeinsamen Geldwanne der Eheleute.

Gemeinsam dürfen die Eheleute noch **finanzielle Belastungen** abziehen, also sozusagen ihren „Wasserstand" verringern – in der Abbildung symbolisiert durch den Wasserhahn, der die **Sonderausgaben** abfließen lässt. Konzeptionell partizipiert also der eine Ehegatte an den Sonderausgaben, die der andere Ehegatte hatte. Derjenige Wasserstand, der nach Abzug der Sonderausgaben noch übrigbleibt, ist die **Bemessungsgrundlage**, anhand deren die tatsächliche Steuerlast berechnet wird.

Betriebseinnahmen und Betriebsausgaben

Wie eine Heilpraktikerpraxis steuerrechtlich zu behandeln ist, ergibt sich daraus, wie die Gewinne bei der Einkunftsart „gsE" berechnet werden. Hierfür gibt es eine sehr einfache Formel (▶ **Tab. 5.2**).

Betriebseinnahmen. Betriebseinnahmen sind nicht nur die Behandlungshonorare. Zu den Betriebseinnahmen zählen:

- Behandlungshonorare
- Einnahmen aus nichtheilkundlicher-Tätigkeit (z. B. Honorare für Coaching)
- Seminareinnahmen
- Autorenhonorare.

Betriebsausgaben. Betriebsausgaben sind prinzipiell alle Ausgaben, die der Praxis im weitesten Sinne dienen. Hierbei darf man durchaus „großzügig" sein, denn das Finanzamt bewertet nicht wirtschaftliche Vernunft, sondern vielmehr muss die **Ausgabe** im **Praxiskontext glaubwürdig** sein. Betriebsausgaben sind auch:

- das Toilettenpapier
- der Tee
- das Bild an der Wand
- der Kalender
- Schreibmaterial
- Fachliteratur u.v.m.

Keine Betriebsausgaben

Einfacher ist es daher zu erklären, welche wenigen Posten **keine** Betriebsausgaben sein können:

- Hilfsmittel zum Ausgleich einer (körperlichen) Einschränkung
- Behandlungskosten für die eigene Gesundheit
- Kosten für auf betrieblichen Fahrten verursachte Unfälle
- Kleidung.

Tab. 5.2 Gewinnermittlung der Einkunftsart „gsE" = Einkünfte aus Gewerbebetrieb und Einkünfte aus selbständiger Arbeit.

Berechnungsformel des Gewinns (= Überschuss)
Betriebseinnahmen – Betriebsausgaben = Gewinn

Hilfsmittel. Hilfsmittel wie z. B. eine Brille trägt man, weil man schlecht sieht und nicht, weil man in seinem Beruf viel lesen muss. Ein Unternehmer sollte zwar die eigene Gesundheit als Kapital betrachten, dennoch gilt das Wohlergehen des eigenen **Körpers** als **privat**.

Kleidung. Trägt man in der Praxis hauptsächlich Alltagskleidung, sind die Ausgaben dafür keine Betriebsausgabe, da man sie ja auch privat tragen könnte. **Ausnahme:** Sie ist mit einem Praxislogo bestickt.

Unfälle. Dass Kosten für Unfälle **privat** sind, ergibt sich aus der Rechtsprechung der Finanzgerichte und aus dem Grundgedanken, dass die Kausalität zu betrieblichen Fahrten nur **indirekt** ist.

Kosten für Heilpraktikerausbildung

Kosten für die Heilpraktikerausbildung sind meistens als **Sonderausgabe** anzusetzen. Sie können aber auch als **Betriebsausgabe** steuerlich geltend gemacht werden, wenn ...

- ... sie ein **gründungsnaher** Aufwand sind. Das bedeutet, dass man noch im selben Jahr, in dem die Ausbildung beendet wird, die Praxis gründet.
- ... schon zuvor z. B. eine Coaching-Praxis geführt wurde und die Heilpraktikererlaubnis im Nachhinein erworben wird, also der **Geschäftsbetrieb** während der Ausbildung im Grunde **weiterläuft**.

Fazit – Das müssen Sie wissen

Heilpraktikerpraxis: Gewinnberechnung

Da der Beruf des **Heilpraktikers** als **selbstständige freiberufliche** Tätigkeit definiert ist, ist die Gewinnermittlung aus steuerrechtlicher Sicht relativ einfach zu ermitteln, da keine Handelsbilanz aufgestellt werden muss wie bei einem Gewerbe.
Der **Gewinn** errechnet sich aus der einfachen **Formel**: Betriebseinnahmen – Betriebsausgaben = Gewinn

5.3.2 Einfache Buchführung und Preiskalkulation

Einnahmenüberschussrechnung

Das Grundkonzept der einfachen Buchführung ist im Wesentlichen nach Art eines Haushaltsbuchs zu bewerten. Man schreibt auf, was man einnimmt und was man ausgegeben hat, und stellt die beiden Größen Monat für Monat einander gegenüber.

In freiberuflichen Heilpraktikerpraxen funktioniert das Prinzip tendenziell deutlich einfacher als bei einer Handelsbilanz für Gewerbebetriebe, der Fachbegriff lautet: **Einnahmenüberschussrechnung**, da berechnet wird, ob nach Abzug aller Ausgaben ein Überschuss (also ein Gewinn) verbleibt.

Geregelt ist dies im Einkommensteuergesetz **§ 4 Absatz 3 EstG**. Zum besseren Verständnis werden für diese grundlegenden Erklärungen Ungenauigkeiten in der steuerrechtlichen Terminologie in Kauf genommen.

Belegpflicht für alle Geschäftsvorgänge

Für den Praxisalltag entscheidend ist überwiegend das **Zuflussprinzip**“. Dies bedeutet, dass sowohl Einnahmen als auch Kosten erst dann in die Buchführung übernommen werden müssen und dürfen, wenn sie tatsächlich angefallen sind. Dies ist dann der Fall, wenn sie als Kontobuchung erscheinen.

Alle Einnahmen und Ausgaben sind durch **Belege** nachzuweisen, die bestimmte Mindestanforderungen haben. Solche Anforderungen sind:

- Dokumentenechtheit (kein Thermopapier, kein Bleistift)
- Maschinenlesbarkeit (keine handschriftlichen Rechnungen)
- Durchsuchbarkeit (PDF).

Einnahmebelege. Einnahmenbelege sind Rechnungen, Quittungen, Kassenbuch oder Kassenbelege.

Ausgabenbelege. Ausgabenbelege sind alle Belege, auf denen dokumentiert ist, dass Waren oder Dienstleistungen für die Praxis eingekauft wurden.

Wichtig ist es, Belege zu archivieren: es besteht eine **Aufbewahrungsfrist** von 10 Jahren.

Kassensturzfähigkeit. Seit Anfang 2018 müssen alle Unternehmen, die häufig Bareinkünfte haben, Kassensturzfähigkeit nachweisen können, also jederzeit unaufgefordert den Finanzbeamten beweisen können, dass vorhandenes Bargeld mit den Zahlungen am Wirtschaftstag übereinstimmt.

Dies gelingt nur, wenn man entweder eine Registrierkasse hat oder jede Einnahme **sofort** mit einer **Quittung** versieht oder ins **Kassenbuch** einträgt. Da Quittungen und Kassenbücher auch heute noch in aller Regel handschriftlich geführt werden, müssen diese eingescannt werden, um maschinenlesbar zu sein.

Fazit – das müssen Sie wissen

Einnahmeüberschussrechnung und Belegpflicht

Der zu versteuernde Gewinn aus den Jahreseinnahmen einer Heilpraktikerpraxis wird mit einer **Einnahmenüberschussrechnung** ermittelt (§ 4 Absatz 3 EstG). Der Gewinn (= Überschuss) wird berechnet, indem auf Monatsebene von sämtlichen Betriebseinnahmen alle Betriebsausgaben subtrahiert werden. Dabei werden Einnahmen wie Ausgaben erst dann aufgeschrieben, wenn sie angefallen sind.

Alle Einnahmen und Ausgaben sind durch **Belege** nachzuweisen. Diese sind **10 Jahre** aufzubewahren.

Preiskalkulation Stundensatz für Honorare

Da Heilpraktiker nicht an das GebüH gebunden sind und **prinzipiell** ihre Preise **frei** kalkulieren dürfen, kann mit betriebswirtschaftlichen Methoden ermittelt werden, ob ein angedachter **Stundensatz** für eine 60-minütige Behandlung, betriebswirtschaftlich tragfähig ist.

Zu beachten ist, dass der kalkulierte Stundensatz nur direkt bei **Selbstzahlern** abgerechnet werden kann. Sofern Patienten bei (privaten) Krankenkassen oder Beihilfestellen Abrechnungen zur Kostenerstattung einreichen müssen, gelten andere Vorgaben (Kap. 1.1.3, Kap. 4.3.3, Kap. 5.1.2). Patienten müssen im Vorfeld sorgfältig über potenziell anfallende Kosten informiert werden.

Schritt 1: Kalkulation der jährlichen Gesamtkosten (Vollkosten)

Für die Berechnung der jährlichen Gesamtkosten wird zunächst eine **Zuschlagskalkulation** durchgeführt (▶ **Tab. 5.3**). In der Zuschlagskalkulation (Formel) addieren Heilpraktiker ihre Ausgabenpositionen jeweils in **Jahresbeträgen**. Dies ist sehr wichtig, da die Formel der Zuschlagskalkulation sonst nicht funktioniert! Durch sie werden die Gesamtkosten eines Jahres hochgerechnet,

Tab. 5.3 Schema für die Zuschlagskalkulation zur Ermittlung der jährlichen Gesamtkosten, die in einer Heilpraktikerpraxis anfallen (Vollkostenbasis).

+/–	Zuschlagsvariable	Anmerkungen
	Fixkosten jährlich	Fallen jährlich konstant an: z. B. Miete für Praxisräume, Heizkosten, Versicherungen.
+	variable Kosten jährlich	Hängen von der Anzahl der Behandlungen oder Arbeitsstunden ab, z. B. Behandlungsmaterialien, Medikamente, Heizkosten, Stunden für Reinigungsservice.
+	jährliches Unternehmergehalt	privater Bedarf/Lebenshaltungskosten
=	**Summe 1**	
+	1/4 von Summe 1	Liquiditätsreserve
=	**Summe 2**	
+	1/4 des Unternehmergehalts	Rücklage für Einkommenssteuer auf der kalkulatorischen Basis, dass der Steuersatz 33 % beträgt. Grundannahmen: Lebensunterhalt wird aus der Praxis finanziert, sodass das Unternehmergehalt der zu versteuernde Gewinn ist.
=	**Summe 3**	
+	jährliche Investitionen	
=	**Summe 4**	jährliche Gesamtausgaben

Tab. 5.4 Kalkulation der potenziellen jährlichen reinen Behandlungsstunden für Honorarberechnungen.

Anzahl Jahresstunden	+/-	Stunden	Anmerkungen/Berechnung
Arbeitsstunden im Jahr		1680	40 Stunden/Woche x 43 Wochen
Stunden für Verwaltung	-	1008	Ansatz 60 % der Jahresarbeitsstunden 1680 × 60 % = 1008 Stunden (für Praxisorganisation und im 1. Jahr Existenzgründung)
Reine Behandlungsstunden	=	**672**	40 % der Arbeitsstunden = Patientenbehandlungen

Tab. 5.5 Berechnung des Break-Even-Points für eine Heilpraktikerpraxis auf den Zeitraum eines Monats bezogen.

Break-Even-Größe	Berechnungsformel basierend auf Kosten und Honoraren
Patienten pro Monat =	Fixkosten / (Honorar – variable Kosten pro Patient)

in denen die Kosten für den Praxisbetrieb und die eigenen Lebenshaltungskosten enthalten sind.

Anschließend addiert man die **Liquiditätsreserve** hinzu. Das ist derjenige Betrag, der ermöglicht, dass man beruflich wie privat **3 Monate** ohne jede Einnahme überleben kann. Idealerweise ist dieser Betrag als Ersparnis bei Praxisgründung vorhanden. Anschließend zählt man noch eine Rücklage für die **Einkommenssteuer** hinzu, sowie geplante jährliche Investitionen, z. B. für Weiterbildungen oder einmalige Anschaffungen.

Schritt 2: Kalkulation der jährlichen Arbeitsstunden

Nachdem mithilfe der Zuschlagskalkulation die jährlichen Gesamtausgaben ermittelt wurden, werden die jährlichen Behandlungsstunden hochgerechnet.

Als weitere Grundannahme geht man von einer **Vollzeittätigkeit** aus (40 Arbeitsstunden pro Woche). Weiter ist davon auszugehen, dass man 42 Wochen im Jahr arbeiten wird. Die restlichen 10 Wochen eines Kalenderjahres dienen als **Sicherheitspuffer** für Ausfälle aufgrund von Krankheiten, Feiertagen, Urlaub und familiären Anlässen sowie Fortbildungen. Dies ergibt 1680 Arbeitsstunden im Jahr (▶ **Tab. 5.4**).

Von diesen sind 60 % abzuziehen, da ca. 2/3 der Zeit gerade bei Einzelunternehmen (Einzelunternehmen) für die Unternehmensadministration und Existenzgründung verbraucht werden. Diese notwendigen **Arbeitsstunden** für die **Verwaltung** kommen Patienten nicht direkt als Behandlungszeit zugute.

Es verbleiben also 40 % gearbeitete Stunden als direkt vom Patienten **bezahlte** Arbeitszeit, rechnerisch also 672 Stunden: In diesen 672 Stunden müssen nun **alle** Gewinne und Betriebsausgaben erwirtschaftet werden.

Schritt 3: Berechnung Stundensatz für ein Jahresumsatzziel

Die Stundensätze variieren bei Heilpraktikern. Für eine Behandlungsstunde rechnen Heilpraktiker Stundensätze in einer Bandbreite zwischen ca. 50 und 90 Euro pro Stunde ab. Mit diesen Stundensätzen innerhalb dieser Bandbreite lassen sich die branchenüblichen **Jahresumsatzziele** erwirtschaften. Wie diese errechnet werden, verdeutlicht das folgende Transferbeispiel, ausgehend von den vorangehenden Berechnungen.

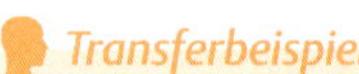

Wie viele Behandlungsstunden muss Johanna pro Woche durchführen?

- Heilpraktikerin Johanna M.* berechnet für sich jährliche Gesamtausgaben von 40.000 €. Um von ihrem Beruf leben zu können, muss sie diesen Betrag also jährlich mindestens erwirtschaften und legt diesen als Jahresumsatzziel fest.
- Dafür stehen ihr 672 Stunden zur Verfügung, in denen sie ihre Patienten behandeln kann.
- Johanna rechnet also: 40.000 €/672 Stunden = **59,52 €**
- Sie muss ihren Patienten also pro Behandlungsstunde ca. 60,00 € berechnen.
- Auf 672 Stunden pro Jahr kommt sie, wenn sie in ihren 42 Arbeitswochen pro Woche jeweils 16 Stunden behandelt.
- Achtung: In diesen Behandlungskosten sind keine Medikamente für die Patienten enthalten.

**Eventuelle personenbezogene Daten fiktiv, Prüfungsdialog frei erfunden.*

Ermittlung der Gewinnschwelle (Break-Even-Point)

In der Gründungsphase sowie im laufenden Praxisbetrieb ist es immer wieder wichtig zu überprüfen, wie viele Behandlungen notwendig sind, um **nicht nur kostendeckend** zu wirtschaften, sondern sich auch **in der Gewinnzone** zu bewegen.

Die Berechnung des Break-Evan-Points bzw. der Gewinnschwelle ist eine sehr anschauliche Methode, die Situation der eigenen Praxis zu überprüfen oder in der Gründungsphase zu prognostizieren. In einem Koordinatensystem lassen sich die eben genannten **Kostenarten** (▶ **Tab. 5.3**) grafisch sehr gut visualisieren. Berechnet werden kann der Break-Even-Point (Gewinnschwelle) auf monatlicher Basis nach der Formel in ▶ **Tab. 5.5**.

Beispiel: Fixkostendeckung und Break-Even-Point. In ▶ **Abb. 5.10** ist das Zusammenspiel der Fixkosten, Einnahmen und variablen Kosten anhand eines sehr einfachen Beispiels dargestellt. Derjenige Punkt, an dem sich Fixkostenlinie und Umsatzlinie (= Honorar) schneiden, zeigt, wie viele Patientenbesuche monatlich benötigt werden, um die **Fixkosten** der Praxis zu decken.

Abb. 5.10 Break-Even-Point – Gewinnschwelle.

einfaches Beispiel:
· Fixkosten in Höhe von 200 € pro Monat
· variable Kosten pro Patientenbesuch = 5 €
· Umsatz (Honorar) 10 € pro Patient

Berechnung Break-Even-Point (Gewinnschwelle)
Patientenbesuche pro Monat =
Fixkosten/(Honorar – variable Kosten)
40 = 200/(10–5)

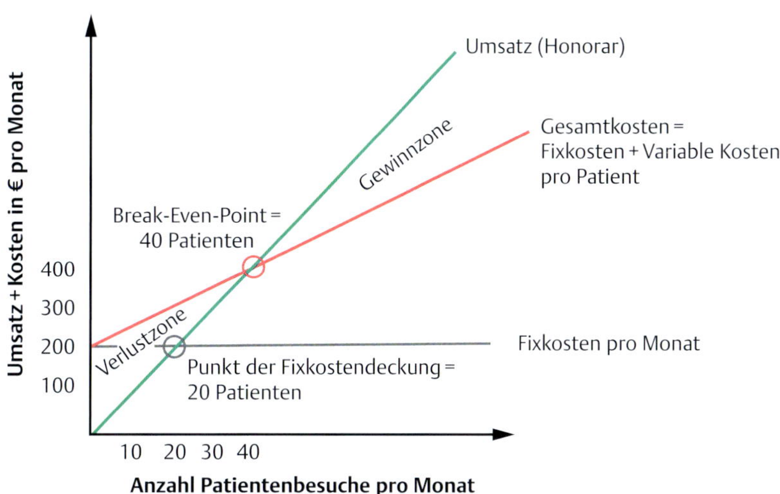

Die **Gewinnschwelle** im Koordinatensystem befindet sich im Schnittpunkt der Geraden Umsatz (Honorar) und Gesamtkosten pro Patient. Bei Fixkosten in Höhe von 200 € pro Monat (in diesem festen Zeitraum) und variablen Kosten von 5 € pro Patientenbesuch müssen **40 Patienten** die Praxis besuchen und im Schnitt 10 € Honorar bezahlen, damit die Praxis plus/minus null kostendeckend ist.

Das heißt: Erst ab dem 41. Patienten wirft die Praxis einen Gewinn ab. **Achtung!** Das ist nur ein sehr vereinfachtes Rechenbeispiel, dass die grundsätzliche Herangehensweise in übersichtlicher Weise illustrieren soll.

In diesem Beispiel sind in den Fixkosten sehr niedrig angesetzt. In der Realität sind die Fixkosten der Praxis, das Unternehmergehalt, Liquiditätsreserve und die Rücklagen für die Einkommenssteuer deutlich höher zu veranschlagen. Außerdem fallen auch noch andere Kosten an, wie z. B. notwendige Investitionen in die Praxis.

Realistische Planung. Selbstverständlich muss dies mit eigenen konkreten Zahlen, die vom Standort der Praxis und der sonstigen Kostenlage abhängen, noch einmal nachvollzogen werden. Es ist extrem wichtig, dass es nicht zu **Selbstbetrug** kommt, indem man annimmt, man wolle ohnehin mit der Praxis nur ein „Zubrot" verdienen.

Ein häufiger unternehmerischer und planerischer Fehler ist damit verbunden, dass man wichtige Kostenpositionen (▶ **Tab. 5.3**) und/oder organisatorische Aufgaben (▶ **Tab. 5.4**) nicht in der Berechnungsformel für den Break-Even-Points berücksichtigt oder zunächst denkt, man werde von der Praxis ohnehin nicht leben können. All dies ist für die Berechnung irrelevant. In einer **Preiskalkulation** geht man konsequent von der Grundannahme aus, dass die Praxis in **Vollzeitarbeit** geführt wird und der gesamte Lebensunterhalt davon bestritten wird.

Fazit – das müssen Siewissen

Preiskalkulation und Gewinnschwelle

Berechnung des Stundensatzes

Der **Stundensatz** für eine Behandlungsstunde muss mithilfe einer **Preiskalkulation** in **3 Schritten** errechnet werden.

- **1. Schritt:** Ermittlung der jährlichen Gesamtausgaben mithilfe der Zuschlagskalkulation.
- **2. Schritt:** Hochrechnung der jährlich möglichen Behandlungsstunden.
- **3. Schritt:** Festlegung des Jahresumsatzziels (mindestens die Gesamtausgaben) und Division durch die Anzahl der errechneten reinen Behandlungsstunden pro Jahr. Der Quotient ist der Stundensatz für eine Behandlungsdauer von 60 Minuten.

Ermittlung Gewinnschwelle bzw. „Break-Even-Point"

Formel: **erforderliche Anzahl der Patienten pro Monat = Fixkosten : (Honorar – variable Kosten pro Patient)**

5.3.3 Umsatzsteuerrecht

Grundsätzliche Umsatzsteuerbefreiung für Heilberufe

Grundsätzlich müssen Heilpraktiker keine Umsatzsteuer auf die Honorare Ihrer Heilbehandlungen aufschlagen, wenn sie die Rechnungen für ihre Patienten ausstellen (▶ **Abb. 5.11**).

Grundlage der Umsatzsteuerbefreiung. Gemäß **§ 4 Nr. 14a UStG** sind Heilbehandlungen im Bereich der Humanmedizin umsatzsteuerfrei, wenn sie von einem Arzt, Zahnarzt, Heilpraktiker oder Psychotherapeuten durchgeführt werden. Die Kehrseite der Medaille ist, dass auch **kein** Vorsteuerabzug (S. 142) für jegliche Betriebsausgaben möglich ist.

Das bedeutet, dass **medizinische** und **gesundheitliche** Leistungen auf den Rechnungen immer **umsatzsteuerfrei** ausgewiesen werden. Ebenso sind Laborleistungen im Rahmen einer Heilbehandlung umsatzsteuerfrei, obwohl es immer wieder Versuche mancher Finanzämter gibt, dies nicht anzuerkennen. Der Bun-

Abb. 5.11 Entscheidung Umsatzsteuer ja/nein - Unterschied: möglicher Vorsteuerabzug.

Fall 1: Heilpraktikerin grundsätzlich umsatzsteuerbefreit – Kein Vorsteuerabzug möglich!

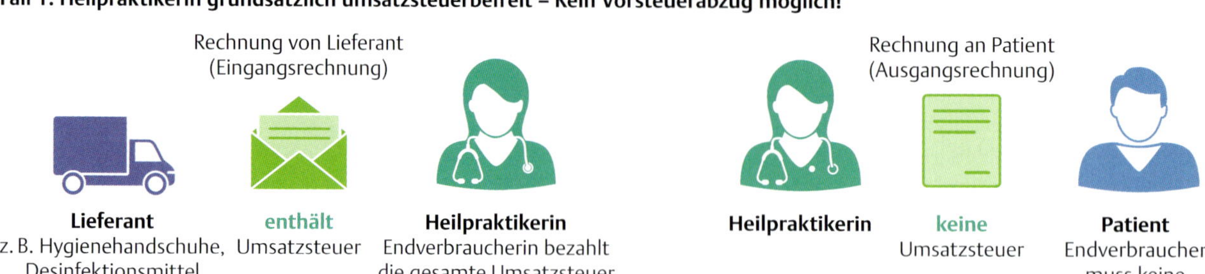

Fall 2: Heilpraktikerin ist umsatzsteuerpflichtig – Unterschied zwischen Vorsteuer und Umsatzsteuer

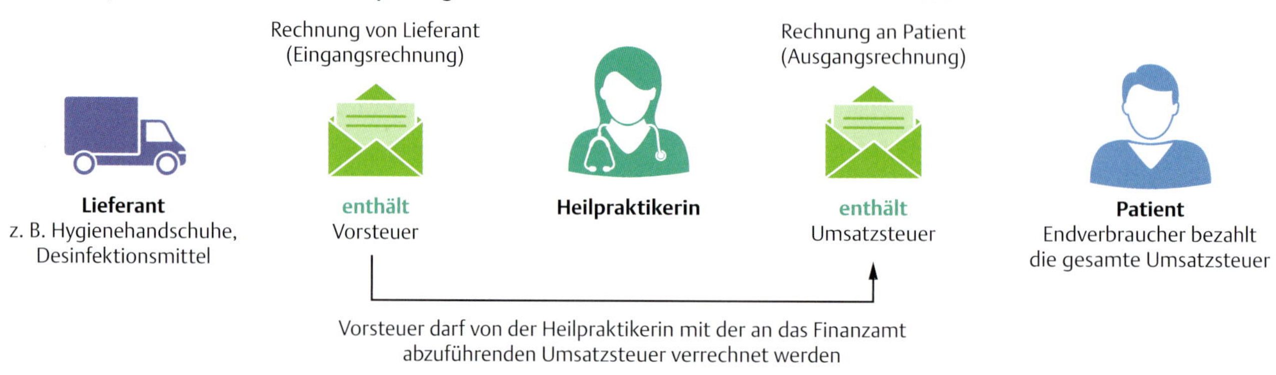

Heilpraktiker sind grundsätzlich umsatzsteuerbefreit (§ 4 Nr. 14a UstG). Sie können jedoch auch zur Umsatzsteuerabführung optieren. Was im Einzelfall besser ist, sollte individuell im Rahmen einer Steuerberatung geklärt werden.

desfinanzhof hat die Umsatzsteuerbefreiung von Laborleistungen in Rechtsverfahren mehrfach bestätigt.

Nicht alle Gesundheitsberufe umsatzsteuerbefreit. Allerdings gab es vor knapp 20 Jahren ein Urteil des Europäischen Gerichtshofs (EuGH) (20.11.2003 (AZ: C 307/01)), dem gemäß **nicht alle** gesundheitsnahen Dienstleistungen umsatzsteuerbefreit sind. Deutsche Finanzämter reagieren, wenn auch stark zeitversetzt, auf diese Rechtsprechung mit **Betriebsprüfungen**, auch in Heilpraktikerpraxen, gegen die man sich entsprechend wappnen sollte – z. B. durch eine solide Steuerberatung. Verkürzt ausgedrückt war der Hintergrund des damaligen Urteils, dass der Europäische Gerichtshof die damalige gültige Version des § 4 Nr. 14 des Umsatzsteuergesetzes für europarechtswidrig hielt. Die feinen Differenzierungen, die dieses Urteil bezüglich der Umsatzsteuerbefreiung vornimmt, werden im übernächsten Abschnitt Umsatzsteuerbefreiung (S. 143) beschrieben.

Vorsteuerabzug

Jeder Unternehmer, also auch eine Heilpraktikerpraxis, befindet sich tagtäglich in einer Vielzahl wirtschaftlicher Transaktionen. Die **Umsatzsteuer** besteuert diese **Transaktionen**. Es kann sein, dass ein und dasselbe Wirtschaftsgut mehrfach Umsatzsteuer generiert, weil es schlicht mit einer Gewinnmarge von Hand zu Hand wandert. Dies hat zur Folge, dass jeder Unternehmer Umsatzsteuer von seinen Kunden „einhebt“, aber gleichzeitig selbst auch Umsatzsteuer an andere bezahlt, wenn er selbst in der Rolle des Kunden ist, z. B. wenn Heilpraktiker Desinfektionsmittel für die Praxis einkaufen.

Umsatzsteuerpflichtige Unternehmer dürfen **Umsatzsteuer**, die sie an andere bezahlt haben, mit der Umsatzsteuer, die sie selbst in ihren gestellten Rechnungen erhoben haben, **verrechnen**. Das bedeutet, Unternehmer fungieren als „Minifinanzamt“ und müssen nur noch die **Differenz** zwischen der selbst eingehobenen Umsatzsteuer (Honorarrechnungen) und der von ihnen an andere bezahlte Umsatzsteuer und an das Finanzamt weiterreichen.

Diesen rechnerischen und organisatorischen Vorgang nennt man **Vorsteuerabzug**. Ist ein Unternehmen von der Umsatzsteuer befreit, kann es diesen Vorsteuerabzug nachvollziehbarerweise **nicht** durchführen. Das heißt: Wird auf eigenen Rechnungen **keine** Umsatzsteuer erhoben, so wie das meistens bei Heilpraktikern der Fall ist, kann man die an andere Unternehmer gezahlte Umsatzsteuer auch nicht verrechnen.

Transferbeispiel

Vorsteuerabzug: Heilpraktiker nein – Coach ja

Lampenkauf durch umsatzsteuerbefreiten Heilpraktiker

Ein umsatzsteuerbefreiter Heilpraktiker erhält ein Behandlungshonorar von 100,00 €, das 100,00 € Nettohonorar und 0,00 € Umsatzsteuer enthält.

Er kauft für 59,50 € eine Lampe für die Praxisräume, inkl. 19 % Umsatzsteuer. Der Preis setzt sich aus 50,00 € netto und 9,50 € Umsatzsteuer zusammen.

Als Betriebsausgabe muss der Heilpraktiker nun 59,50 € ansetzen. Sein **Gewinn** aus dem Behandlungshonorar nach Abzug der gekauften Lampe beträgt **40,50 €** (▶ **Abb. 5.12**). Er führt an das Finanzamt **keine Vorsteuer** aus dem Lampenkauf ab.

Lampenkauf durch umsatzsteuerpflichtigen Coach

Zum Vergleich die gleiche Transaktion, mit dem Unterschied, dass der Kauf durch einen umsatzsteuerpflichtigen Coach getätigt wird.

Der Coach erhält ein Beratungshonorar in Höhe von 119,00 €, das sich aus 100,00 € netto Honorar und 19,00 € Umsatzsteuer zusammensetzt.

Der Coach kauft eine baugleiche Lampe zum selben Preis, der wiederum 50,00 € Nettokaufpreis und 9,50 € Umsatzsteuer enthält.

Als Betriebsausgabe kann der Coach nun 50,00 € ansetzen und erzielt damit einen **Gewinn** von **50,00 €** (▶ **Abb. 5.12**). Bei seiner Umsatzsteuererklärung kann er den **Vorsteuerabzug** berechnen, also 19,00 € – 9,50 € = 9,50 €. Nur diese **Differenz** in Höhe von 9,50 € führt er an das **Finanzamt** ab.

Umsatzsteuerbefreiung: pro und contra

Da Einkommenssteuer und Umsatzsteuer parallel laufen und verschiedene Systeme sind, kann eine Umsatzsteuerpflicht nicht als zusätzliche Steuerlast angesehen werden. In der steuerrechtlichen Literatur wird die Umsatzsteuer gerne als **durchlaufender** Posten bezeichnet, da die eingehobene Umsatzsteuer zufließt und nach Berechnung des Vorsteuerabzugs, wie oben gezeigt, wieder abfließt, ohne die Gewinne des Unternehmers zu berühren. Zu beachten ist, dass Einkommensteuer und Umsatzsteuer deshalb buchhalterisch getrennt erfasst werden. Dadurch wird organisatorischer und buchhalterischer Aufwand verursacht – der von vielen Akteuren im Gesundheitsbereich als lästig empfunden wird.

Die weitgehend umsatzsteuerbefreiten Heilpraktiker haben dieses Problem nicht. Hinzu kommt, dass die Umsatzsteuerfreiheit ein **Preisargument** gegenüber den Patientensein kann. Denn das letzte Glied in der Verrechnungskette der Umsatzsteuer ist der Endverbraucher, der die Last letztlich zu tragen hat. Heilpraktiker können ihre Leistungen kalkulatorisch um 19 % **günstiger** anbieten, da keine Umsatzsteuer anfällt und die Patienten intuitiv bei ihrer Zahllast **nicht** zwischen Umsatzsteuer und eigentlichem Honorar unterscheiden.

Andererseits bedeutet eine etwaige Umsatzsteuerpflicht **nicht**, dass diese einen freien Beruf zum Gewerbe macht und dass eine Umsatzsteuer auf alle Umsätze erhoben wird, wenn man einmal umsatzsteuerpflichtige Einnahmen hatte. Beides sind weitverbreitete Fehlvorstellungen.

Abb. 5.12 Nur eine Lampe? Oder eine bezahlte Lampe mit Umsatzsteuer?

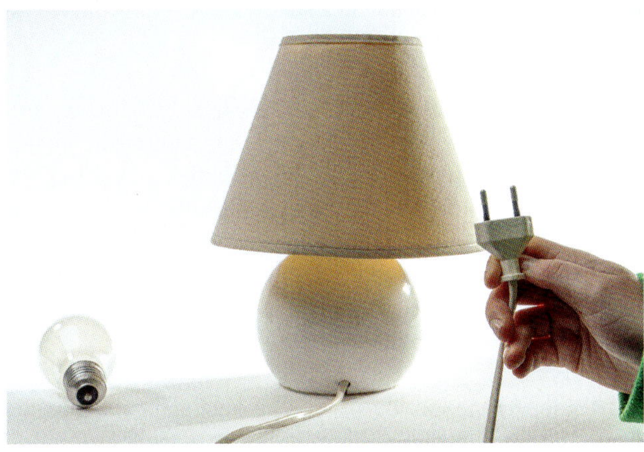

Foto: K. Oborny, Thieme Group

Rechtsprechung: umsatzsteuerliche Differenzierung

Wo genau gilt im Bereich der Heilberufe die Umsatzsteuerbefreiung – und wo nicht? Das EuGH hat in seinem Urteil vom 20.11.2003 hierzu ein paar feine Differenzierungen vorgenommen. Diese sind **nicht** prüfungsrelevant. Überspringen Sie den folgenden Abschnitt also, wenn Sie sich dafür nicht vertieft dafür interessieren.

Krankheitsbehandlung oder Lifestyle-Medizin?

Grundgedanke. Der Grundgedanke im Urteil des Europäischen Gerichtshofs (EuGH) ist, dass **Heilbehandlungen wegen Krankheit** und **andere Behandlungen** gedanklich zu trennen sind. Der EuGH unterscheidet zwischen:

- „Personen, die sich vorbeugenden Untersuchungen unterziehen, die nicht immer an einer Krankheit oder Gesundheitsstörung leiden müssen", sondern die Leistungen nur zur Gesundheitsvorsorge, Prävention oder gar aus einem Wellnessgedanken heraus in Anspruch nehmen, und
- „erkrankten Personen, die eine Krankenbehandlung benötigen".

Der EuGH spricht in diesem Zusammenhang auch von **Lifestyle-Medizin**, wenn es sich um rein vorbeugende Behandlungen handelt, die nicht auf die Verhinderung einer konkreten Krankheit abzielen, also z. B. wenn eine psychische Vorerkrankung vorliegt, deren Wiederausbrechen verhindert werden muss.

Beurteilungshilfe: VITAL. Als Eselsbrücke für die Frage, was umsatzsteuerfrei ist und was nicht, kann das Akronym „**VITAL**" dienen. Es steht für:

- **V**orsorge und Prävention
- **I**nnovation und spekulative Verfahren
- **T**herapie
- **A**lternativ- und Umweltmedizin
- **L**ifestyle- und Wellnessmedizin.

Zweifelsfrei **umsatzsteuerfrei** ist nur der mittlere Buchstabe **T** wie **Therapie**. Theoretisch verläuft die Trennlinie also zwischen umsatzsteuerfreier Behandlung und umsatzsteuerpflichtiger Prävention oder Beratung.

Wichtig: Diagnosestellung. Damit auf dieser Basis therapeutische naturheilkundliche Leistungen vor deutschen Finanzämtern als **umsatzsteuerfrei** bestehen können, muss der Angehörige des Heilberufes für jede einzelne Methode, die er in seiner Praxis anbietet, dem Finanzamt nachweisen, dass ein therapeutisches Ziel im Vordergrund steht. Am einfachsten gelingt dies mit einer konkreten **Diagnosestellung** und der Abrechnung von **Naturheilkunde**.

Fließende Übergänge. Doch Vorsicht: Letztendlich betrachtet die Rechtsordnung diese Übergänge als fließend. Das Bundesfinanzministerium hat zwar einen **Kriterienkatalog** entwickelt, der eine Orientierung bietet, welche gesundheitliche Leistung als umsatzsteuerpflichtig einzuordnen ist. Wann eine Tätigkeit noch Beratung oder schon Heilkunde ist, ist im Einzelfall auf juristischer Ebene aber sehr schwer einzuschätzen. Über die Jahre hinweg gab es viele stark einzelfallbezogene Urteile zu diesem Thema. Nicht immer wurde dabei über die Umsatzsteuerfreiheit einer bestimmten **Methode** entschieden, sondern es wurde auch ausgewertet, ob in der betroffenen Praxis genügend **häufig** wegen Erkrankungen behandelt wurde.

Entsprechend ist das Bild, das sich aus diesen Urteilen ergibt, eher ein „Flickenteppich". Trotzdem können ein paar Faustregeln abgeleitet werden:

- **umsatzsteuerbefreit:** Paar- und Familientherapie ist umsatzsteuerbefreit lt. FG Köln, Urteil vom 19.01.2006, Aktenzeichen 10 k 5 354/02.
- **umsatzsteuerbefreit:** Rauchentwöhnungsseminare sind umsatzsteuerbefreit lt. FG Berlin-Brandenburg, Urteil vom 29.10.2013, Aktenzeichen 2 k 2055/11.
- **umsatzsteuerpflichtig:** Supervision (!)

Weitere Kriterien für Umsatzsteuerbefreiungen

Ausbildungstätigkeiten. Neben der Möglichkeit, Umsatzsteuerfreiheit mit einem **therapeutischen** Schwerpunkt zu begründen, gibt es noch die Option, eine Umsatzsteuerbefreiung zu beantragen, indem man **Ausbildungsinhalte** anbietet, die ordnungsgemäß auf einen Beruf vorbereiten (UStG § 4 Nr. 21 bb).

Kleinunternehmerregelung. Mitunter hilft auch **Kleinunternehmerprivileg** (UStG § 19) weiter. Sinngemäß bedeutet dies, dass man im Gründungsjahr der Praxis beantragen kann, von der Umsatzsteuer befreit zu sein, wenn absehbar ist, dass die Umsätze jährlich unter 22.000 Euro bleiben werden (Stand Sommer 2022).

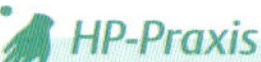
HP-Praxis

Verwendet man das **Kleinunternehmerprivileg**, sollte man zwei Punkte beachten:

- Man sollte dies auf jeder Rechnung erwähnen, z. B. mit dem Passus: *„Diese Rechnung enthält gemäß § 19 UStG keine Umsatzsteuer"*.
- Mit der Entscheidung für oder gegen das Kleinunternehmerprivileg legt man indirekt auch die Unternehmensgröße offen. Dies hat einen Impact auf die Außenwirkung der Praxis. Dessen sollte man sich bewusst sein.

Kriterium „Wissenschaftliche Belegbarkeit"

Interessant ist, dass das Bundesfinanzministerium bei der Entscheidung, ob eine Methode umsatzsteuerpflichtig ist, **nicht** auf die **wissenschaftliche Belegbarkeit** abstellt. Es gibt einige Methoden, die generell als umsatzsteuerpflichtig erkannt wurden, z. B. die Hydrojet-Methode, Ernährungsberatung oder Bindegewebsbehandlung. Gehört eine Leistung nicht zu diesen Themen ist zu prüfen, ob ein **therapeutisches Ziel** vorrangig ist. Ist das gegeben, dann ist die Leistung von der Umsatzsteuer befreit, auch, wenn sie der Alternativmedizin zugeordnet wird.

Nach dem **IGeL-Katalog** (www.igel-monitor.de) sind z. B. folgende Therapiemethoden als **umsatzsteuerbefreit** eingestuft worden

- Sauerstoffmehrschritt-Therapie
- TCM (Traditionelle chinesische Medizin)
- Bioresonanztherapie
- medizinisch indizierte Ernährungsberatung bei ernährungsbedingten Erkrankungen.

Bei **vertieftem Interesse** zu diesem Thema können Sie hierzu als weiterführende Lektüre die Regumed-Entscheidung des Landgerichts München vom 19.05.2009 nachlesen.

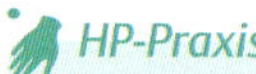
HP-Praxis

Existenzgründung Heilpraktikerpraxis

Nachdem Sie Ihre Heilpraktikerüberprüfung bestanden haben, ist es hilfreich, nicht gleich mit vollem Elan und freudiger Spontaneität die formellen und konstituierenden Gründungsaktivitäten für Ihre Heilpraktikerpraxis einzuleiten.
Gönnen Sie sich eine **Orientierungsphase**. Wie Sie in diesem Lernmodul gelernt haben, sind viele Dinge zu beachten, die in der richtigen Reihenfolge aufeinander abgestimmt werden sollten. Wir empfehlen Ihnen, zunächst ein **Existenzgründungsseminar** zu belegen oder sich bei einem der Berufsverbände (S. 12) für Heilpraktiker beraten zu lassen. Eine **steuerrechtliche Fachberatung**, die auf Ihre persönliche Situation zugeschnitten ist, stellt ebenfalls einen wichtigen Grundstein für eine wohlgeplante Praxisgründung dar.

Fazit – Das müssen Sie wissen

Umsatzsteuerbefreiung für Heilpraktiker

Grundsätzlich sind Heilbehandlungen im Bereich der Humanmedizin **umsatzsteuerfrei**, wenn sie von einem Arzt, Zahnarzt, Heilpraktiker oder Psychotherapeuten durchgeführt werden (§ 4 Nr. 14a UstG). Deshalb können diese Berufsgruppen **keinen Vorsteuerabzug** mit der selbst bezahlten Umsatzsteuer aus den Betriebsausgaben vornehmen, im Gegensatz zu umsatzpflichtigen Unternehmen.

Vorteile/Nachteile von Umsatzsteuerfreiheit:

- Wegen des Vorsteuerabzugs können **umsatzsteuerpflichtige** Unternehmen einen höheren Gewinn erwirtschaften. Viele Selbstständige in Gesundheitsberufen verzichten dennoch auf eine mögliche Umsatzsteueroption, da diese einen hohen organisatorischen und buchhalterischen Aufwand nach sich zieht.
- Die weitgehende **Umsatzsteuerfreiheit** ist für Heilpraktiker ein wichtiges Preisargument gegenüber den Patienten, da keine Umsatzsteuer in die Behandlungshonorare einzupreisen ist.

Zu entscheiden, welche heilkundliche Methode von der Umsatzsteuer befreit werden kann, ist **nicht** ganz einfach, da die Übergänge z. T. fließend sind. Dennoch kann man sich als Heilpraktiker merken, dass die Trennlinie prinzipiell zwischen **Behandlung** (umsatzsteuerfrei) und **Prävention oder Beratung** (umsatzsteuerpflichtig) verläuft. Heilpraktiker, die vermeiden wollen, dass sie Umsatzsteuer erheben und abführen müssen, sollten sich darum bemühen, dass sie auf der Grundlage einer konkreten **Diagnosestellung** mit einer daran anknüpfenden **naturheilkundlichen Behandlung** arbeiten. Der Praxisschwerpunkt muss auf der Heilbehandlung wegen **Erkrankungen** liegen.

5.4 Vertiefungsfragen

Vertiefungsfragen

Frage 1

Fall

Der Heilpraktiker Ludwig M.* bietet Rauchentwöhnungsseminare an. Er arbeitet mit einem 5-stufigen Coping-Modell und unterstützt es mit Mesotherapie (kleine Akupunkturnadeln werden mit geringer Stichtiefe in Akupunkturpunkte gesetzt, die der Rauchentwöhnung dienen sollen).

Die Teilnehmenden füllen für Ludwig M. einen umfangreichen Fragebogen aus, der wissenschaftlich evaluiert ist und den Grad der Nikotinsucht bestimmen soll. Nach dem Entwöhnungsseminar bietet er den Teilnehmenden an, sie weiter zu begleiten. Sie können sich per E-Mail an ihn wenden oder an Nachbesprechungsgruppen teilnehmen. In diesen Gruppen werden auch Visualisierungstechniken eingesetzt und über persönliche Therapieerfolge berichtet. Diese wertet Ludwig M. statistisch aus und stellt so fest, dass die Rückfallquoten in seinen Kursen gering sind. Er erfährt auch, dass in seinen Kursen ca. 90 % der Teilnehmer mindestens mittelgradig, wenn nicht sogar schwer an Nikotinsucht erkrankt sind.

Obwohl Ludwig M. als Heilpraktiker einen freien Beruf (S. 40) ausübt, verlangt das Finanzamt dennoch Umsatzsteuer. Die Einkünfte aus freien Berufen sind selbständige Tätigkeiten, welche nicht der Gewerbeordnung unterliegen, sodass keine Gewerbesteuer zu bezahlen ist. Das Finanzamt argumentiert jedoch, dass sich eine Umsatzsteuerpflicht dann ergebe, wenn die Krankenkassen die Kosten für eine Behandlung nicht übernähmen bzw. die privaten Kassen dies nur in Einzelfällen täten. Zudem sei Rauchentwöhnung reine Prävention und **keine** Therapie.

Dagegen wendet sich Ludwig M. und möchte von der Umsatzsteuer befreit sein. Da seine Teilnehmer überwiegend süchtig seien, sei er mit den Kursen psychotherapeutisch und naturheilkundlich tätig und verfolge ein wissenschaftliches Therapiekonzept. Das Finanzgericht Berlin-Brandenburg soll nun entscheiden, wer recht hat.

**Fallbeispiel in Anlehnung an ein Urteil FG Berlin-Brandenburg, (Urteil vom 29.10.2013, Aktenzeichen 2 K 2055/11) personenbezogene Daten frei erfunden.*

Fragestellung

Wie würden Sie für Ludwig M. beim Finanzgericht argumentieren?

Musterlösung:

Das Finanzgericht entschied hier, dass es sich bei der (Psycho-)Therapie im Rahmen der Rauchentwöhnungsseminare um eine **Heilbehandlung** im Bereich der Humanmedizin handele und Ludwig M.* als Heilpraktiker die erforderlichen Qualifikationen nachgewiesenermaßen besitze.

Für das Finanzgericht war es völlig unerheblich, ob die Krankenkassen die Kosten übernähmen oder nicht. Ausschlaggebend war hier allein, dass der Heilpraktiker eindeutig **Krankheitssymptome** (Nikotinsucht mit Rückfallwahrscheinlichkeit) **behandelt** hat und den Behandlungserfolg nachevaluierte.

Frage 2

Werbeaussagen für Heil- und Wirkaussagen werden bei Abmahnungen und Rechtsstreitigkeiten zu Werbeverboten strikt nach dem **Strengeprinzip** beurteilt. Dieses Verbot greift für Methoden, die nicht wissenschaftlich und gerichtstauglich bewiesen werden können und stellt erhöhe Anforderungen an den Wahrheitsgehalt der Aussagen. Vor Gericht und im Rahmen von Abmahnverfahren müssen getroffene Heil- und Werbeversprechen durch **naturwissenschaftliche** Beweise untermauert werden, was mithilfe von doppelverblindeten, randomisierten Studien möglich ist. Was ist eine Doppelblindstudie oder Blindstudie? Recherchieren Sie!

Musterlösung:

*Eine Doppelblindstudie ist eine randomisierte, kontrollierte Studie, in der es mindestens eine Experimentalgruppe und eine Kontrollgruppe gibt. Randomisiert bedeutet, dass die Studienteilnehmenden nach dem Zufallsprinzip der Experimental- oder Kontrollgruppe zugeteilt werden. Die Patienten der Experimentalgruppe bekommen den Wirkstoff und die Kontrollgruppe bekommt ein Placebo. Weder der Versuchsleiter der Studie noch die Probanden (Studienteilnehmende) selbst wissen, **welcher** Gruppe sie angehören.*

In medizinischen, klinischen Studien wird die Versuchsleitung i. d. R. von Ärzten übernommen und die Studienteilnehmer sind Patienten, die den zu untersuchenden Wirkstoffe verabreicht bekommen.

*Die „Verblindung" soll sicherstellen, dass die Ergebnisse möglichst **objektiv** ausgewertet werden können und keine Verzerrungseffekte entstehen. Diese Versuchsanordnung verhindert, dass die betreuenden Ärzte und die Patientendurch das **Wissen beeinflusst** werden, wer den Wirkstoff bekommt und wer nicht.*

***Verzerrende Beeinflussungen** können durch verschiedene Effekte entstehen. Eine wichtige Rolle spielen dabei die Erwartungen, Überzeugungen oder Vorurteile der Versuchsleitung, die sogenannten selbsterfüllenden Prophezeiungen. Sowohl bei den Patienten, die den Wirkstoff verabreicht bekommen, als auch bei denjenigen der Kontrollgruppe können allein durch die Aufmerksamkeit der betreuenden Ärzte positive gesundheitliche Verbesserungen eintreten. Deshalb ist die randomisierende Zuteilung der Teilnehmenden in die jeweiligen Gruppen so wichtig.*

Frage 3

Fall

Der Heilpraktiker Samuel R.*, den Sie schon aus dem Praxisfall aus Kapitel 4 kennen, behandelt seit kurzem die erfolgreiche Rechtsanwältin Mia B.* wegen Rückenproblemen und Burnout mit Osteopathie und der Dornmethode. Da Mia B. Unternehmerin ist, fragt sie Samuel R., ob er ihr nicht **2 Rechnungen**: eine mit Umsatzsteuer versehene Rechnung wegen „Coaching" ausstellen könne. Dies ermögliche ihr, die Vorsteuerabzugsberechtigung wahrzunehmen. Außerdem behauptet sie, die Behandlung sei ja eine Betriebsausgabe, da sie zum Wohlergehen ihrer Kanzlei ihre Kräfte wiederaufbauen müsse. Letztendlich diene die Behandlung damit ihrem Betrieb und ihren Angestellten (Arbeitsplätze).

**Fallbeispiel fiktiv, personenbezogene Daten frei erfunden.*

Fragestellung

Darf Samuel R. diese Wünsche erfüllen?

Musterlösung:

Samuel R. sollte auf die Wünsche von Mia B.* auf **keinen** Fall eingehen: Da er überwiegend manuelle Verfahren wie Osteopathie und die Dornmethode anbietet, hat er Maßnahmen aus dem Kernbereich der Therapie ergriffen, die umsatzsteuerbefreit sind.*

*Zudem scheint Mia B. Schmerzen zu haben. Auch ein Burnout kann krankheitswertige Züge haben. Folglich ist Mia B. wegen einer Krankheit behandelt worden. Stellt man nun die Rechnung „wie Coaching" aus, ohne dies therapeutisch rechtfertigen zu können, kommt **Abrechnungsbetrug** in Betracht. Außerdem würde man Mia B. bei einer **Steuerhinterziehung** helfen, was ebenfalls strafbar ist.*

*Eine Krankenbehandlung kann **keine** Betriebsausgabe sein, ein Coaching gegebenenfalls schon. Deklariert man nun die Behandlung als Coaching, würde man Mia B. ermöglichen, eine Betriebsausgabe anzusetzen, die es so nicht gegeben hat!*

Frage 4

Fall

Der Heilpraktiker Julius T.* verwendet für sein Praxislogo das Foto einer Statue von Julius Cäsar, das er im Internet gefunden hat. Eines Tages erhält er ein **Abmahnschreiben** der Fotoagentur, er dürfe dieses Foto nicht verwenden. Da er seine Website, auf der das Praxislogo abgebildet ist, schon seit drei Jahren am Netz hat, verlangt die Fotoagentur 11.000 € für drei Jahre Nutzung. Julius wendet ein, dass er sich Julius Cäsar schon wegen der Namensgleichheit sehr verbunden fühle und damit den „humanistischen Ansatz" seiner Praxis verdeutlichen wolle. Zudem sei die Statue antik und allgemein Kulturgut der Menschheit. Es können an ihr folglich keine Urheberrechte geltend gemacht werden.

**Fallbeispiel fiktiv, personenbezogene Daten frei erfunden.*

Fragestellung

Muss Julius T. das Praxislogo vom Netz nehmen und die weitere Verwendung unterlassen? Muss er die 11.000 € zahlen?

Musterlösung:

Das Praxislogo ist, aus der Sicht von Julius T., eine sehr teure Angelegenheit geworden. Zwar besteht an der Statue an sich kein Urheberrecht mehr, jedoch an der Art der Fotografie, bei der durchaus die **kreative Schöpfungshöhe** gegeben sein kann (Lichteinfall, Farbgebung, Winkel etc.). Julius T. hat folglich Urheberrechte verletzt.*

*Die 11.000 € Schadensersatz sind ein realistischer Preis für 3 Jahre Nutzung, da sich im Internet Bilder nahezu unkontrollierbar verbreiten können, wozu Julius T. beigetragen hat. Maßstab für die Höhe der **Schadensersatzzahlung** ist, wie viel Julius T. ansonsten für das Bild hätte bezahlen müssen. Weiter muss ein fiktiver Betrag angesetzt werden, der abbildet, wie viele potenzielle Patienten sich von diesem Bild haben beeindrucken lassen und deshalb einen Termin vereinbart haben, den Julius T. andernfalls nicht bekommen hätte (sogenannte „Marktverzerrung ").*

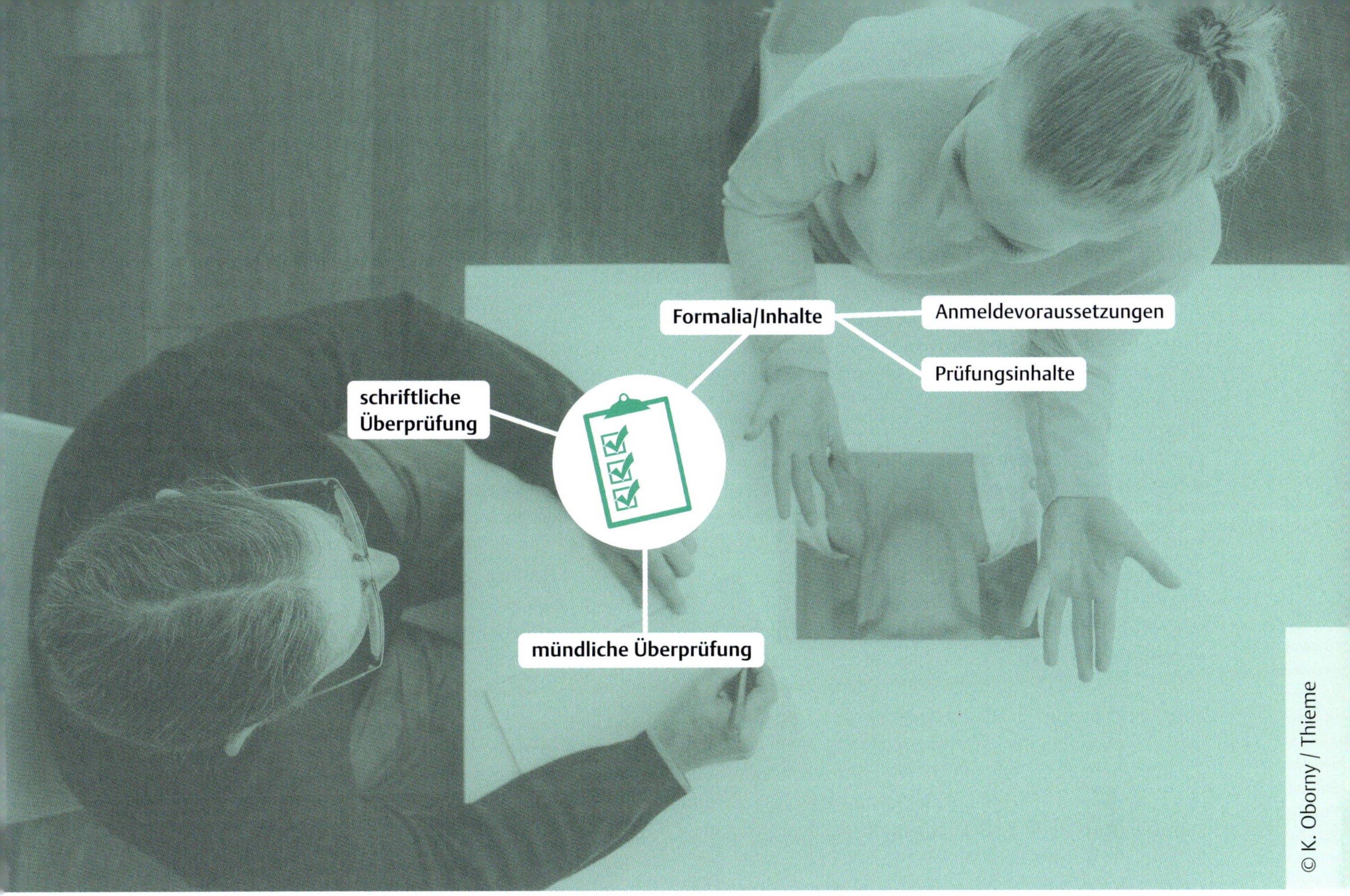

Formalia/Inhalte
Anmeldevoraussetzungen
Prüfungsinhalte
schriftliche Überprüfung
mündliche Überprüfung

6 Überprüfung beim Gesundheitsamt

6.1 Formalia und Inhalte der Überprüfung

In diesem Abschnitt lernen Sie die **formalen** und **inhaltlichen** Vorgaben für die Überprüfung beim Gesundheitsamt kennen. Die Entstehungsgeschichte und Intention der Überprüfungsleitlinen (S. 25) wurden bereits im ersten Kapitel beschrieben (siehe: Voraussetzungen (S. 25) und Maßnahmen zur Neuregelung des Heilpraktikerrechts (S. 24)).

6.1.1 Anmeldevoraussetzungen

Heilpraktikeranwärter können sich nur zur amtsärztlichen Überprüfung anmelden, wenn sie die zu Beginn dieses Lernmoduls beschriebenen **Anforderungen** nachweisen können (siehe:, Kap. 1.3). Die meisten Gesundheitsblätter halten hierzu ausführliche Merkblätter bereit.

Anmeldeunterlagen. Die Anmeldung geschieht, indem man die nachfolgend aufgelisteten **Unterlagen fristgerecht** beibringt:

- Einen Nachweis, dass man spätestens zum Zeitpunkt der Prüfung **25 Jahre alt** sein wird oder schon ist.
- Nachweis einer **abgeschlossenen Hauptschulbildung** (Mindestanforderung). Diese wird durch das Zeugnis über den Hauptschulabschluss nachgewiesen, das mit der Vollendung des neunten Schuljahrs automatisch erteilt wird. Dieses Zeugnis ist darf nicht mit dem sogenannten „qualifizierenden Hauptschulabschluss" verwechselt werden, der in einigen Bundesländern angeboten wird).
- Zum Zeitpunkt der Prüfung Vorlage eines **Bundeszentralregisterauszugs ohne Eintragungen.** Vereinfacht ausgedrückt ist dies ein Strafregisterauszug oder Führungszeugnis. Einige Ge-

Abb. 6.1 Ziel: Heilerlaubnis nach erfolgreich bestandener Heilpraktikerprüfung.

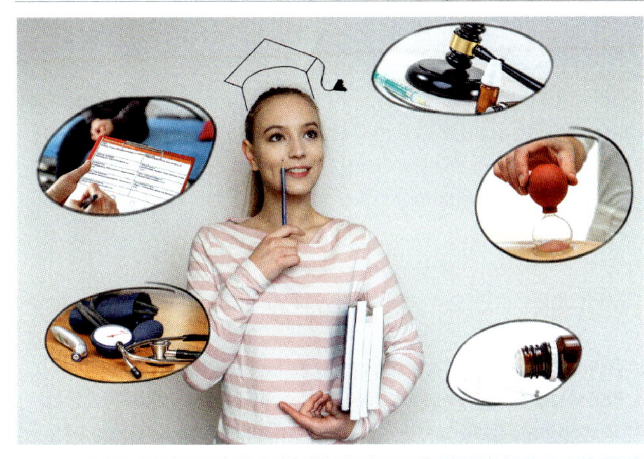

Symbolbild. *Foto: K. Oborny, Thieme Group*

sundheitsämter verlangen hier, dass es zum Zeitpunkt der Anmeldung zur Überprüfung nicht älter als 3 Monate ist.

- Ein **aktuelles ärztliches Attest** das bei den meisten Gesundheitsämtern nicht älter als 3 Monate sein darf. Es bescheinigt, dass die körperliche und seelische Eignung, sowie die Freiheit von Suchterkrankungen vorliegt. Liegen körperliche Einschränkungen vor, sollte zusätzlich bescheinigt werden, dass diese sich nicht negativ auf die Berufsausübung auswirken.
- Ein **Antragsschreiben**, dass man sich zur Überprüfung anmelden möchte, in dem man versichert, am Ort der Überprüfung zu wohnen oder die Praxis gründen zu wollen. Viele Gesundheitsämter behelfen sich hier mit einem **Fragebogen**, der ausgefüllt mit übergeben werden soll.
- Es muss eine **Geburtsurkunde** vorgelegt werden.
- Vorlage eines **Auszugs aus dem Melderegister**: hierdurch soll „Prüfungstourismus" vermieden werden.
- Vorlage eines **tabellarischen Lebenslaufs.**
- In einigen Bundesländern: Vorlage des **Nachweises von Ausbildungskursen.** Teilweise wird sogar der Nachweis von bis zu 200 Stunden in einem naturheilkundlichen Verfahren verlangt; dies muss im Einzelfall erfragt werden. Grund dafür ist, dass die neuen Leitlinien Kenntnis von Maßnahmen verlangen, die den alternativen Therapieformen zuzurechnen sind. Man muss sie erklären können und auf Nachfrage in der Lage sein, zu zeigen, dass sie ohne Gefährdung der Patientengesundheit angewendet werden können.
- **Einhaltung der Meldefristen:** Die Gesundheitsämter vor Ort bieten einige Gestaltungsmöglichkeiten. Konkrete Meldefristen teilen die Gesundheitsämter im Internet oder auf Anfrage mit. Als Faustregel gilt: Will man an der Oktoberprüfung teilnehmen, empfiehlt sich eine Kontaktaufnahme spätestens im Mai desselben Jahres. Teilweise werden Wartelisten geführt.
- Die **Meldegebühren** von derzeit bis zu 900 €, abhängig vom Überprüfungsort, sind ebenfalls fristgerecht einzuzahlen (gegebenenfalls sollte ein Überweisungsbeleg dem Antrag beigelegt werden).

6.1.2 Inhalte der Überprüfung

In den Heilpraktikerüberprüfungsleitlinien sind **erstmals** die Inhalte zur Überprüfung festgeschrieben worden (▶ **Abb. 6.2**). In den Inhalten der Überprüfung spiegelt sich wider, dass es sich bei dem Status **Heilpraktiker** nicht um eine konstituierende Berufszulassung, sondern um eine **behördliche Erlaubnis** handelt.

Es werden derzeit nur Kenntnisse und Fähigkeiten abgefragt, wenn sie dafür geeignet sind, zu **überprüfen**, dass der **Kandidat keine Gefahr** für die Gesundheit der Bevölkerung darstellt. Der Schwerpunkt der Fragen liegt daher auf der Gefahrenabwehr, also dem **Erkennen** persönlicher und fachlicher **Grenzen**.

4 Themenbereiche

4 Themenbereiche haben sich als Überprüfungsgegenstand etabliert.

- **Gesetzliche Grundlagen** des Berufs „Heilpraktiker".
- **Pathologie** und **Physiologie** einschließlich **Krankheitsbildern, Störungen, Diagnostik, Therapie, Differentialdiagnostik** des menschlichen Körpers. Außerdem werden umfangreiche medizinische Kenntnisse über den gesamten menschlichen Körper für alle Altersgruppen verlangt (vgl. Abschnitt : 1.5.3. der Leitlinien). Durch die oben in Kapitel 1 beschriebenen neuen Überprüfungsleitlinien sollte man auch in der Lage sein, anwendungsorientierte, wichtige Interventionen und gegebenenfalls Eckpunkte eines **Therapieplans** zu beschreiben. In diesem Zusammenhang können auch praktische Kenntnisse verlangt werden. Es ist beispielsweise möglich, dass mit einem der Prüfungsbeisitzer ein fiktives Therapiegespräch angedeutet werden soll (gegebenenfalls Rollenspiel). Einige Gesundheitsämter behelfen sich hier auch mit Fallangaben, die man bestmöglich in einem Phasenmodell ordnen sollte: Fallstellung, Fragestellung, Lösung (siehe hierzu diverse Praxisfälle und Vertiefungsfragen in den vorigen Kapiteln diese Lernmoduls).
- Das **Erkennen** von **Krisensituationen** und das **Verhalten** in **Notfällen** (siehe hierzu auch Lernmodul 18: „Notfälle und kritische Situationen").
- Grundkenntnisse in der **Psychotherapie** und im Betreuungsrecht.

Diese 4 großen Themenblöcke werden sowohl im schriftlichen als auch im mündlichen Teil der Überprüfung behandelt.

Inhalte der Überprüfungsleitlinien

In den Überprüfungsleitlinien werden die eben skizzierten übergeordneten prüfungsrelevanten Inhalte weiter präzisiert. Diese lassen sich folgendermaßen zusammenfassen (im Detail nachzulesen auf der Webseite des Bundesgesundheitsministeriums: www.bundesgesundheitsministerium.de/heilpraktikeranwaerter-leitlinie.html):

- **Berufs- und Gesetzeskunde** einschließlich **rechtlicher Grenzen** der nichtärztlichen Ausübung der Heilkunde, wobei neuerdings auch als Anforderung die Kenntnis bestimmter Gesetze präzisiert wurde. Verlangt werden Kenntnisse im Straf- und Zivilrecht sowie in anderen einschlägigen Rechtsgebieten, insbesondere die Kenntnis des Heilpraktikergesetzes, des Patientenrechtegesetzes, des Heilmittelwerbegesetzes und des Gesetzes gegen den unlauteren Wettbewerb. HP-Anwärter sollten in der Lage sein, berufliches Handeln im Interesse des Patientenschutzes nach diesen Regelungen auszurichten (siehe hier (S.27) im Abschnitt: Überprüfungsleitlinien).
- **Stellung** des **Heilpraktikers** im Gesundheitssystem.
- **Grenzen und Gefahren** diagnostischer und therapeutischer **Methoden**, die definiert sind durch die medizinrechtlichen Grenzen. Insbesondere die Grenzen und Gefahren beim Ausüben von heilkundlichen Tätigkeiten durch **Arztvorbehalte**, v. a. im Bereich des Infektionsschutzes, im Arzneimittel- oder Medizinprodukterecht. HP-Prüfungsanwärter sollen in der Lage sein, berufliches Handeln im Interesse des Patientenschutzes nach diesen Regelungen auszurichten.
- **Grenzen und Gefahren** diagnostischer und therapeutischer Methoden der Heilpraktiker unter **haftungsrechtlichen** Gesichtspunkten und **persönlicher** Einschätzung der eigenen Grenzen.
- **Qualitätssicherung: Dokumentation** der Patientenkommunikation und der Berufsausübung.

Abb. 6.2 Prüfungsvorbereitung: In den Überprüfungsleitlinien sind die Prüfungsinhalte detailliert aufgelistet.

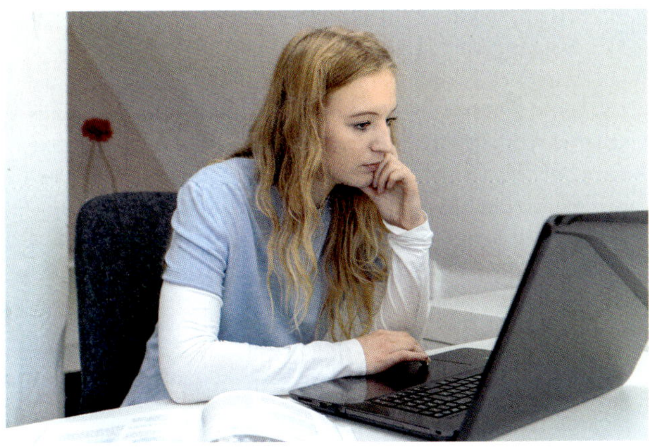

Symbolbild. *Foto: K. Oborny, Thieme Group*

- **Vertiefte Kenntnisse** in Anatomie, pathologischer Anatomie, Physiologie und Pathophysiologie, Pharmakologie (mit Fachterminologie).
- **Kenntnisse** in der allgemeinen Krankheitslehre sowie die Kenntnis akuter und chronischer Schmerzzustände.
- Erkennung und Erstversorgung akuter **Notfälle** und lebensbedrohender Zustände.
- Technik der **Anamneseerhebung;** Methoden der unmittelbaren **Krankenuntersuchung:**
  - Inspektion,
  - Palpation,
  - Perkussion,
  - Auskultation,
  - Reflexprüfung,
  - Puls- und Blutdruckmessung).
  - Ein Schwerpunkt liegt neuerdings auf der Anamnese sowie weiteren dem Heilpraktikerberuf angemessenen Methoden der Patientenuntersuchung.
- **Qualitätssicherung: Hygienevorschriften:** Praxishygiene, Desinfektion und Sterilisation.
- **Injektions- und Punktionstechniken**.
- Deutung grundlegender **Laborwerte** und anderer (auch psychopatholischer) Befunde.
- **Kommunikation** mit Patienten aller Altersgruppen.
- **Anwendungsorientierte** medizinische Kenntnisse:
  - Gefahren möglicher Kontraindikationen müssen berücksichtigt werden.
  - Ausreichende Kenntnisse, um eine berufsbezogene Diagnose zu stellen, aus der ein sachgerechter Behandlungsvorschlag hergeleitet werden kann. Dieser darf auch invasive Maßnahmen enthalten, soweit die Patientengesundheit nicht gefährdet wird.
- Kenntnis von **Maßnahmen**, die den **alternativen Therapieformen** zuzurechnen sind. Heilpraktikeranwärter müssen diese erklären können und auf Nachfrage in der Lage sein, zu zeigen, dass sie diese ohne Gefährdung der Patientengesundheit anwenden können.
- **Medizinische Kenntnisse:**
  - Erkrankungen des Herzens,
  - Kreislaufs und der Atmung,
  - Erkrankungen des Stoffwechsels und des Verdauungsapparats,
  - immunologische, allergologische und rheumatische Erkrankungen,
  - endokrinologische Erkrankungen,
  - hämatologische und onkologische Erkrankungen,
  - Infektionskrankheiten,
  - gynäkologische Erkrankungen,
  - pädiatrische Erkrankungen,
  - Schwangerschaftsbeschwerden,
  - neurologische Erkrankungen,
  - dermatologische Erkrankungen,
  - geriatrische Erkrankungen,
  - psychische Erkrankungen,
  - Erkrankungen des Bewegungsapparat,
  - urologische Erkrankungen,
  - ophtalmologische Erkrankungen,
  - Erkrankungen des Halses, der Nase und der Ohren.

Beachten Sie bitte auch die Lerntipps im Abschnitt: Überprüfungsleitlinien (S. 27) im Kapitel „Rechtsrahmen im Überblick".

Prüfungsverfahren und Heilerlaubnis

Nur wenn man den schriftlichen Teil besteht, darf man an der mündlichen Überprüfung teilnehmen. Die Heilpraktikerüberprüfung kann, bei Nichtbestehen, **beliebig oft wiederholt** werden, wobei die Meldegebühren dann jedes Mal erneut anfallen.

Gegebenenfalls sind auch **Rechtsbehelfe** möglich (siehe Kap. 6.3.2). Der grobe Ablauf lässt sich wie folgt skizzieren.

1. **Anmeldung:** Die Heilpraktikeranwärter melden sich an und zahlt die Gebühren ein.
2. **Schriftliche Überprüfung:** Am 3. Mittwoch im März oder am 2. Mittwoch im Oktober findet der schriftliche Teil der Überprüfungen bundesweit statt.
3. **Mündliche Überprüfung:** Nach Bestehen des schriftlichen Teils erhält man einen Termin für den mündlichen Teil, je nach Organisation vor Ort und Kandidatenaufkommen kann dies drei Wochen bis drei Monate nach der schriftlichen Überprüfung sein.
4. **Erteilung Heilerlaubnis:** Nach Bestehen der mündlichen Überprüfung erhält man die Erlaubnis **nicht sofort**. Bis diese ausgefertigt ist, kann es noch einige Zeit dauern. Heilkundlich **tätig werden** darf man dennoch schon, da die **Mitteilung**, man habe beide Überprüfungsteile **bestanden,** ein sogenannter „mündlicher Verwaltungsakt" ist, der durch die schriftliche Mitteilung im Erlaubnisbescheid nur noch einmal wiederholt und bestätigt wird. Eine Erlaubnisurkunde erhält man in manchen Regionen zusätzlich automatisch ausgestellt, in anderen kann man sie als „Schmuckblatt" unter Bezahlung zusätzlicher Gebühren beantragen.

6.2 Schriftliche Überprüfung

Die schriftliche Überprüfung besteht aus **60 Fragen** im Multiple-Choice-Verfahren, die von der zuständigen Prüfungskommission aus einem Fragenpool zusammengestellt wird.

Bearbeitungszeit. Für die Bearbeitung der schriftlichen Überprüfung hat man **60 Minuten** Zeit. In dieser Bearbeitungszeit sollte man unbedingt einkalkulieren, die eigenen Antworten in den offiziellen Prüfungsbogen zu übertragen. Nur dieser wird abgegeben und nur dort eingetragene Antworten werden berücksichtigt. Ganz wichtig ist es, **Übertragungsfehler** zu vermeiden.

Strenge Bewertung. Die Fragestellungen sind so gestaltet, dass, wenn auch nur eine Antwort falsch angekreuzt ist, die ganze Frage als unrichtig beantwortet gewertet wird. Bestanden hat man nur, wenn **mindestens** 75 %, also **45 Fragen**, richtig beantwortet werden.

Fragetypen. Die Fragestellungen der Überprüfung variieren. Es werden folgende Fragetypen gestellt:

- Es gibt es die **Einfachauswahl,** bei der nur eine einzige Antwort richtig ist.
- Bei der **Mehrfachauswahl** sind mehrere Antworten richtig.
- Am schwierigsten zu bewältigen ist die **Aussagenkombination**. Hier wird ein Themenbereich mit Merkmalen aufgezählt. Die zutreffenden Antworten müssen dann gedanklich verknüpft und angekreuzt werden und dann unter den Antwortoptionen diejenige ausgewählt werden, in der alle erfragten Merkmale richtig sind.
- Beim Fragetyp der **Verknüpfungsfragen** werden zwei Aussagen mit einer Art gedanklicher Verknüpfung angeboten, meistens durch die Konjunktion „weil". Sodann müssen die Prüflinge auswählen, ob die Verknüpfungsfrage einzeln, in Teilen, hinsichtlich der Verknüpfung oder gar nicht richtig ist. Verknüpfungsfragen wurden seit Jahren nicht mehr gestellt. Durch die neuen Überprüfungsleitlinien könnten sie aber eine Renaissance erleben, da Verknüpfungsfragen dem Kandidaten eine praxisorientierte Entscheidung abverlangen.

Lerntipps – Schriftliche Prüfung

Fragentyp erkennen – Fragestellung genau lesen – Signalwörter

Sehr wichtig: Vergewissern Sie sich zunächst, um welche Frageart es sich handelt. Kreuzen Sie bei einer Einfachauswahl nämlich mehrere Möglichkeiten an, ist die Antwort auf die Frage schon deshalb falsch zu werten, auch wenn eine der angekreuzten Möglichkeiten richtig war. Bei der Mehrfachauswahl wird immer benannt, wie viele Kreuze zu setzen sind. Auch hierauf sollten Sie sich unbedingt konzentrieren. Es liegt in der Natur von Muliple-Choice-Fragen, dass die Fragestellung **sehr genau** gelesen werden muss und variieren kann.
Viele Fragen orientieren sich:

- an therapeutischen Fragestellungen
- an den ICD-Leitsymptomen
- an den diagnostischen Kriterien
- im Bereich Recht oft am Gesetzeswortlaut selbst.

Es empfiehlt sich, zumindest für die Themen, auf die in diesem Lernmodul aufmerksam gemacht wurde, den **Gesetzeswortlaut** zumindest sinngemäß zu **erkennen**. Von den 60 Fragen sind in der Vergangenheit tendenziell 4 bis 8 Fragen dem Bereich „Berufskunde und Recht" entnommen. Ohne Rechtskenntnisse kann man daher die Überprüfung zwar bestehen, muss dann aber in allen anderen Fragestellungen nahezu perfekt sein. Wichtige **Signalwörter**, die man aus den anderen prüfungsrelevanten Fachgebieten kennt, wie z. B.:

- „immer"
- „in der Regel"
- „niemals"

kommen in Fragen zum Fachgebiet Recht sehr selten vor. Hier ist es wichtiger, Zuständigkeiten und Abläufe zu kennen, wie z. B. die Zuständigkeit des Betreuungsgerichts, um eine Betreuung anzuordnen. Häufig werden andere Personen genannt, die nicht dazu berechtigt sind.

6.3 Mündliche Überprüfung

6.3.1 Fragestellungen

Die Fragestellungen reichen hier vom einfachen „Nennen von zehn Rechtsgrundlagen" bis zum ausführlichen Fallbeispiel, in dem ein Behandlungsverbot erkannt werden muss. In diesen Fällen sollte, zunächst vom medizinisch-fachlichen Teil ausgehend, das Behandlungsverbot hergeleitet werden. Diese Fälle zeigen auf, dass sich Recht und Differenzialdiagnostik verknüpfen. Die einfache Antwort, man werde den Patienten zum Arzt schicken, reicht in der Regel nicht aus.

In der mündlichen Überprüfung wird sehr oft ein Schwerpunkt auf den Themenbereich Psychiatrie und Betreuungsrecht/Unterbringung gelegt. Wichtig ist es, zu wissen, wie die Zuständigkeiten des Betreuungsgerichts als Abteilung des Amtsgerichts sind, sowie die Unterscheidung von Unterbringung und Betreuung (siehe: Kap. 2.2.8).

Prüfungstipps – Mündliche Prüfung

Differenziert antworten – Interpretationsspielräume kennen!

An einigen Standorten interessiert sich die Prüfungskommission dafür, dass Sie die **Rechtsgrundlagen** benennen können. Wenn Sie mit entsprechendem Selbstbewusstsein sogar die dazugehörige Norm mit dem Paragrafen und Absatz zitieren können, kann es sein, dass das betreffende Fachgebiet nicht mehr vertieft überprüft wird.

Es ist prinzipiell für die mündliche Überprüfung sinnvoll, Wissensinhalte nicht nur „abzuspulen", sondern die Fragen **differenziert** zu beantworten, das heißt auf die entsprechende Problemstellung im geschilderten Fall konkret einzugehen.

Falls Wissenslücken bestehen, können Sie zumindest versuchen, darzulegen, dass Sie das rechtliche Problem erkennen und dafür ein Lösungsmodell erarbeiten können.

Sollten sie etwas nicht mehr genau wissen, empfiehlt es sich darzustellen, was man sich vorstellen könnte, worauf man achten möchte und was man in der eigenen Praxis an dieser Stelle tun würde. Nur **selten** gibt es in der Rechtsordnung einfache **Schwarzweiß-Lösungen**. **Häufig** eröffnen sich **Interpretationsspielräume**. Mit diesen können und dürfen Sie dann sprachlich umgehen. Im Zweifelsfall sollte immer in Hinblick auf die Behandlungsgrenzen und die Behandlungsverbote argumentiert werden.

6.3.2 Formalia und Rechtsbehelfe

Prüfungsprotokoll. Von der mündlichen Überprüfung, die insgesamt für alle Fachgebiete zwischen ca. **30 und 50 Minuten** (nicht länger als 60 Minuten lt. Überprüfungsleitlinien) dauert, wird ein Prüfungsprotokoll angefertigt. An manchen Standorten wird die Überprüfung sogar als Audioprotokoll aufgezeichnet. Es besteht auch die Möglichkeit, dass Prüfungskandidaten einen Prüfungsfall per Los bekommen, den sie dann kurz selbstständig bearbeiten und ihre Ergebnisse anschließend vor den Prüfern präsentieren müssen.

Etwaige **Notizen** sind dann mit **abzugeben** und werden Bestandteil des Protokolls. In der überwiegenden Mehrzahl der Fälle führen die Prüfer ein Ergebnisprotokoll in Stichworten und dokumentieren ihren ersten Eindruck vom Prüfungsgespräch.

Die Art der Protokollierung wird erst im Nachgang der Überprüfung wichtig, da die mündliche Überprüfung nur anhand des Protokolls auf ihre rechtstaatliche Richtigkeit vor dem Verwaltungsgericht überprüft werden kann. Dies ist der Fall, wenn Prüfungskandidaten die Prüfung nicht bestanden haben und das Prüfungsergebnis anfechten möchten. Wird ein schriftliches Prüfungsergebnis angefochten, werden die Lösungsbögen herangezogen, die eindeutige Rückschlüsse auf die Bewertung und deren Richtigkeit zulassen.

Rechtsbehelf. Der Rechtsbehelf zielt darauf ab, dass man darlegt, doch eine ausreichende Menge an richtigen Antworten gegeben zu haben und die Prüfungskommission dies rechtswidrigerweise verkannt hat. Dies hätte zur Folge, dass das Gesundheitsamt die Erlaubniserteilung fälschlicherweise verwehrt hat.

Einsicht Prüfungsakte. Einen Anspruch auf Audioprotokollierung oder wortwörtliches Mitschreiben hat man leider nicht. Einsicht in die eigene Prüfungsakte muss aber gewährt werden. Da jede mündliche Überprüfung eine gewisse subjektive Komponente (kommunikative Interaktion, erster Eindruck, Auftreten etc.) hat, ist sie in einigen Bereichen einer verwaltungsgerichtlichen Kontrolle entzogen. Zudem sind Prüfungskandidaten in Beweisschwierigkeiten, da die Prüfung in der Regel nicht öffentlich abgehalten wird. Wichtige Kriterien, die Rechtsstaatlichkeit herstellen sollen, werden also erst im Nachgang relevant. Sachverhalte, die im Nachhinein überprüft werden, sind:

- eine **korrekte Besetzung** der Prüfungskommission; mindestens ein Prüfer aus der Mitte der Heilpraktikerschaft,
- eine **nichtdiskriminierende Auswahl** der Prüfungszeit,
- eine Auswahl der Prüfungsfragen in **hinreichender Breite**
- und **andere Vorgaben** in der Durchführungsverordnung zum Heilpraktikergesetz und in den ergänzenden Verwaltungsvorschriften.

Widerspruchsverfahren möglich? Achtung: Will man Rechtsbehelfe einlegen, muss man sich vergewissern, ob im eigenen Bundesland das Widerspruchsverfahren abgeschafft wurde und man daher sofort beim Verwaltungsgericht klagen muss. Dies steht in der **Rechtsbehelfsbelehrung** zum ablehnenden Bescheid.

Hält man diesen schriftlichen Bescheid in Händen, beginnt ab dem Tag, an dem der Bescheid zugestellt wurde und im Briefkasten liegt, eine **Frist** von **einem Monat**, innerhalb deren man sich gegen das Handeln des Gesundheitsamts wehren kann.

Lerntipps – Mündliche Prüfung

Nur Mut!

Lassen Sie sich durch die Erklärungen zu einem möglichen Rechtsbehelf nicht verunsichern oder gar davon abhalten, zur Prüfung anzutreten. Es geht nur darum, dass Sie für den Fall der Fälle über Ihre Rechte Bescheid wissen!

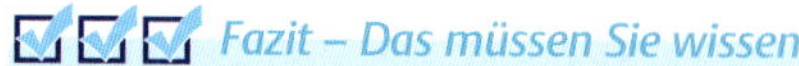

Überprüfung vor dem Gesundheitsamt

Heilerlaubnis – behördliche Erlaubnis

Eine bestandene Heilpraktikerüberprüfung vor dem Gesundheitsamt verleiht den Teilnehmenden den Status **Heilpraktiker.** Es handelt sich dabei nicht um eine konstituierende Berufszulassung, sondern um eine **behördliche Erlaubnis** (Heilerlaubnis). In der Überprüfung werden derzeit nur Kenntnisse und Fähigkeiten abgefragt, wenn sie dafür geeignet sind zu **überprüfen,** dass der **Prüfungskandidat keine Gefahr** für die Gesundheit der Bevölkerung darstellt. Der Schwerpunkt der Fragen liegt daher auf der Gefahrenabwehr, also dem **Erkennen** persönlicher und fachlicher **Grenzen**.

4 Themenfelder

Diese vier großen Themen werden sowohl im schriftlichen als auch im mündlichen Teil der Überprüfung behandelt:
- gesetzliche Grundlagen
- Pathologie, Differenzialdiagnostik (einschließlich Krankheitsbildern, Störungen, Diagnostik) und Therapieplan
- Erkennen von Krisensituationen und Verhalten in Notfällen
- Grundkenntnisse über die psychiatrischen Krankheitsbilder und das Betreuungsrecht.

Die Überprüfungsleitlinien im Detail: www.bundesgesundheitsministerium.de/heilpraktikeranwaerter-leitlinie.html

Ablauf einer Heilpraktikerüberprüfung

Der Weg zur Heilerlaubnis verläuft in **4 Schritten**:
1. **Anmeldung** und Bezahlung der Prüfungsgebühr.
2. **Schriftliche Überprüfung:** bundesweiter Stichtag: 3. Mittwoch im März oder 2. Mittwoch im Oktober eines Jahres (bundesweit).
3. **Mündliche Überprüfung:** Im Anschluss an den bestandenen schriftlichen Teil bekommen diejenigen Prüfungskandidaten ca. 3 Wochen bis 3 Monate nach der schriftlichen Überprüfung einen Termin für die mündliche Überprüfung.
4. **Erteilung der Heilerlaubnis:** Nachdem die mündliche Überprüfung bestanden ist, erhalten die Prüfungskandidaten die Erlaubnis nicht sofort. Bis diese ausgefertigt ist, kann es noch einige Zeit dauern. Heilkundlich tätig werden dürfen die Prüflinge ab dem Zeitpunkt, an dem sie den schriftliche Bescheid über die bestandene Prüfung vom Gesundheitsamt auf dem Postweg erhalten haben.

6.4 Vertiefungsfragen

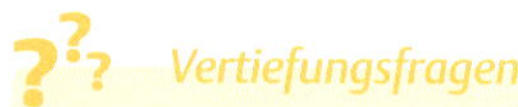

Frage 1*

Eva H. hat schon seit ihrer Kindheit den Traum, Heilpraktikerin zu werden, wie es ihre Tante war. Sie hat sich gründlich vorbereitet und zum Ziel gesetzt, dass sie ihre Geburtstagsfeier zum 25. Geburtstag im November 2022 bereits in den Räumen ihrer künftigen Praxis feiern möchte. Sie meldet sich im Februar 2022 zur Oktoberprüfung 2022 an und überweist gleich die Prüfungsgebühr, damit sie auf alle Fälle nicht auf die Warteliste kommt und rechtzeitig dran ist. Sie möchte keinesfalls bis zum März 2023 warten, um die Überprüfung abzulegen.
Hat Eva H. alles richtig gemacht, damit sie zur Überprüfung zugelassen wird?

Musterlösung:

*Eva hat sich rechtzeitig angemeldet, was zu empfehlen ist, und sie hat auch folgerichtig gleich die Prüfungsgebühr überwiesen. Allerdings kann sie von ihrem zuständigen Gesundheitsamt nicht zur Prüfung zugelassen werden. Der Grund: Sie kann nicht nachweisen, dass sie spätestens am Tag der Prüfung, den 2. Mittwoch im Oktober 2022, **25 Jahre alt** sein wird. Sie wird erst im November 2022 das 25. Lebensjahr vollendet haben (siehe § 2, Abs. 1, Buchstabe a 1. DVO zum HeilprG). Fazit: Eva H. kann frühestens im März 2023 zur Prüfung zugelassen werden.*

Frage 2*

Hermine M. hat ihre mündliche Heilpraktikerüberprüfung nicht bestanden. Sie kann sich nicht erklären "warum", da sie nach ihrer Erinnerung bis auf eine Frage alle Fragen beantworten konnte. Es lässt ihr keine Ruhe. Sie möchte gerne ihr Prüfungsprotokoll durchlesen und Einsicht in ihre Prüfungsakte nehmen, damit sie versteht, was nicht in Ordnung war an ihren Antworten. Sie ruft beim Gesundheitsamt an und bittet um einen Termin. Sie bekommt keinen Termin, da die zuständige Sachbearbeiterin meint, dass die Prüfungsakten streng unter Verschluss sind. Hermine M. möchte das so nicht hinnehmen. Wie beurteilen Sie die den Fall?

Fallbeispiele fiktiv, personenbezogene Daten frei erfunden.

Musterlösung:

Hermine M. hat das Recht, Einsicht in die eigene Prüfungsakte zu nehmen. Da ihr die zuständige Sachbearbeiterin beim zuständigen Gesundheitsamt die Einsicht verwehrt, kann sie dagegen einen Rechtsbehelf einlegen.

Sachverzeichnis